JN074356

「アジャイル式」

健康カイゼンガイド

アジャイル実践者・スポーツプログラマー
懸田 剛

保健師・看護師・産業カウンセラー
福島 梓

SE
SHOEISHA

本書内容に関するお問い合わせについて

このたびは翔泳社の書籍をお買い上げいただき、誠にありがとうございます。弊社では、読者の皆様からのお問い合わせに適切に対応させていただくため、以下のガイドラインへのご協力をお願い致しております。下記項目をお読みいただき、手順に従ってお問い合わせください。

●ご質問される前に

弊社Webサイトの「正誤表」をご参照ください。これまでに判明した正誤や追加情報を掲載しています。

正誤表　https://www.shoeisha.co.jp/book/errata/

●ご質問方法

弊社Webサイトの「刊行物Q&A」をご利用ください。

刊行物Q&A　https://www.shoeisha.co.jp/book/qa/

インターネットをご利用でない場合は、FAXまたは郵便にて、下記"翔泳社 愛読者サービスセンター"までお問い合わせください。
電話でのご質問は、お受けしておりません。

●回答について

回答は、ご質問いただいた手段によってご返事申し上げます。ご質問の内容によっては、回答に数日ないしはそれ以上の期間を要する場合があります。

●ご質問に際してのご注意

本書の対象を越えるもの、記述個所を特定されないもの、また読者固有の環境に起因するご質問等にはお答えできませんので、予めご了承ください。

●郵便物送付先およびFAX番号

送付先住所　〒160-0006　東京都新宿区舟町5
FAX番号　　03-5362-3818
宛先　　　　（株）翔泳社 愛読者サービスセンター

はじめに

　自分の身体や心に正面から向き合うようになってから10年が過ぎました。私はそれまで、なんとなく体重を気にして過ごしていました。思いついたように始めるダイエットはことごとく失敗し、これはと思った自転車通勤も結局続かず、健康とは縁遠い生活をしていました。

　それが、ふとしたきっかけで、自分の身体に目を向け始めてから、自分の身体の可能性に魅了されました。さまざまな書籍や論文を読み、スポーツプログラマーの資格もとり、自分自身で人体実験を繰り返していく中で、身体、運動、食事、休養、心の領域とのつながりを知れば知るほど、人体の持つ可能性や、人と環境のつながりに気づかされました。

　環境と人、人と人、心と身体、食事と身体、運動と身体、そして社会と私たち……すべては分かちがたい1つの全体であり、それをあたかも分割しても問題ないかのようにしている社会構造の中で、人は健康をはじめとする、現在のさまざまな問題に苦しんでいるという点に気づきました。

　そういった分けられない全体の中で、よりよい方向にどう少しずつ変えていくのか、そのヒントは、私が20年来携わってきたアジャイルソフトウェア開発（アジャイル）にありました。健康とアジャイル、一見まったく異なる分野の共通性について発見したことを周囲に伝えたい、そう考えた私は、2019年に、ソフトウェア開発者向けに『アジャイルカラダ開発』という同人誌として発表しました[1]。

　同人誌イベントに合わせた時間制約や筆者の力では、構想のわずかな部分しか表現することができませんでした。少しずつ、同人誌をバージョンアップして成長・発展させ、世の中に発表しようと考えていた矢先に、本書の企画を翔泳社の山本さんにお声がけいただきました。

　最初は、同人誌をベースにしながらも、複数分野の基礎知識と、具体的

[1]：https://booth.pm/ja/items/1869921

はじめに　　iii

なカイゼンパターン集を盛り込む内容を、なんとか1人で書き上げようと考えていました。しかしいざ走り出してみると、1人で書き上げるのは、想像以上に大変な道のりだと気がつきました。どうしようかと悩んでいたとき、ふと頭に浮かんだのが共著者の福島さんの名前でした。

第4章にも書いてありますが、福島さんはアジャイルつながりで10年ほど前に一緒に仕事をした仲です。IT業界を離れ、大学に入り直し、産業保健師となって現場で身体や心の支援の経験を積み、さらなる新しいキャリアを作り上げている福島さんの姿をSNS越しに眺めていました。

「もしかすると、福島さんなら、健康とアジャイルという一見関連のなさそうなつながりをわかってもらえるかもしれない」そう考えた私は、早速福島さんに連絡をして、企画を説明し、最終的に共著者として参加していただけることになりました。

「2人で書けば、早く終わる」そう考えていたのは、ほんのわずかな時間でした。本書の内容はさまざまな分野の専門知識をわかりやすくコンパクトにまとめる胆力、アジャイルのエッセンスをわかりやすく説明する表現力が必要です。その広さと深さに2人は何度も絶望しかけました。原稿はなかなか進まず、時間だけが過ぎていきました。福島さんを誘ってからあっという間に1年が経過してしまいました。

少し話をアジャイルに戻します。アジャイルは、それまで専門分化されていたソフトウェア開発を、1つの全体として再統合していった試みともいえます。20世紀までは、作る人と使う人という分断、元請けと多重の下請けという日本特有な業界の階層構造の分断、分析・設計・開発・テストなどといった専門性の分断が行われていました。それらをもとに人を役割や仕事に分け、別々に作業して最後に1つにまとめれば全体ができるという発想で、ソフトウェアシステムが作られていました。しかし社会やシステムが複雑になってそのやり方はうまくいかなくなりました。このように分断されていた断片を、少しずつ丁寧につないでいくことで、アジャイルが発展・進化してきたという背景があります。

そして分断された役割や仕事を、1つのチームという形に再昇華させることで、そこで働く人々はいきいきと変わっていきます。それまで以上に、仕事に誇りを持ち、やりがいを感じることができるからです。

　私たちの健康も、同じように、一般人と専門家という知識ギャップ、身体・運動・食事・休養・心などの高い専門性の間で分断されています。個人がそれぞれの専門性で分断されてしまうことで、全体が見えなくなっているのではないかと感じます。そして健康に関しての情報の膨大さ、専門家の間でも意見が割れる昨今の状況は、一般人はとてもついていくことはできません。

　身体が悪くなれば医者に行って薬をもらえばいい、身体の衰えを感じたら加齢のせいにし、車でスポーツジムに運動をしに行き、掃除をロボットにやらせながら運動不足だと嘆く。加えて、新型コロナによる社会の急速な変化、こういった社会状況の変動性・複雑性に翻弄され、専門分化された領域に分断され、私たちひとりひとりが、生物としての生きる力をどんどん失っているように感じます。利便性・効率性によって断片化された個人を、再び丁寧につなぎ合わせていくことで、個人のいきいきとした心身を取り戻すことができるのではないかと考えたのです。

　民俗学者の宮本常一は、『民俗学の旅』（講談社学術文庫）で次のように述べています。

（中略）

　いったい進歩というのは何であろうか、発展というのは何であろうかということであった。

　すべてが進歩しているのであろうか。

　停滞し、退歩し、同時に失われてゆきつつあるものも多いのではないかと思う。

> 失われるものがすべて不要であり、時代遅れのものであったのだろうか。
>
> 進歩に対する迷信が、退歩しつつあるものをも進歩と誤解し、時にはそれが人間だけでなく生きとし生けるものを絶滅にさえ向かわしめつつあるのではないかと思うことがある。
>
> 進歩の影に退歩しつつあるものをも見定めてゆくことこそ、今われわれに課せられているもっとも重要な課題ではないかと思う。
>
> （P.234）

「技術の進歩は本当に人間の進歩なのだろうか？」ITという分野に片足を突っ込んで技術の進歩を横目で見ながら、人間が本来持つ生命力をどう引き出すかというテーマを本書の中でどれだけ表現できたかは自信がありません。

私は、1つの仮説を立てています。それは、ひとりひとりが自分の心身を大事に扱って、まず自分自身とつながり、自分専門家としてセルフケアを行い、外部の専門家と協調しながら、自分の実現したい未来に向けて、いきいきとした人生を送ることは、技術の進歩と対立せずに実現できる、というものです。私自身も、上記の仮説を実践している真っ只中です。

人間は1人ではなにもできない弱者ではなく、いのち溢れる個体として、自らの力で健康を生成できる、という可能性を私は信じています。その未来に本書が少しでも役立てば幸いです。

このような、雲をもつかむアイデアに、プロフェッショナルとして積極的に関わってくれた福島さんには感謝しかありません。彼女がいなければ本書はこのような形で世に出ることはなかったでしょう。

そして、企画段階から親身に相談に乗っていただき、遅筆で遅れに遅れた原稿を、あたたかく見守ってくださり、自分たちのやっていることの意味を見失いそうな時に叱咤激励をしてくれた、翔泳社の山本さんには本当に感謝しかありません。

最後に、本書に至るこれまでのさまざまな体験にかかわっていただいた多くの人々に感謝します。皆様との出会いや経験がこの本に凝縮されています。

　アジャイル式健康カイゼンが、ひとりひとりの、いきいきとした人生を作り上げることに貢献できることを願います。

　本書の内容については、可能な限り、正確な情報を参照するように心がけました。内容について至らない点がある場合はすべて著者の責任です。誠意を持って対応させていただきます。

2022年4月 愛媛県松山市にて

懸田 剛

本書について

本書の構成

本書は大きく5つのパートに分かれています。

- 導入編（第1章〜第3章）：「アジャイル式」健康カイゼンが必要とされる社会的、時代的な背景、理由を説明しています。私たちを取り巻く社会についての認識から、私たちの健康への取り組みは決まってくるので、ぜひお読みください

- 「アジャイル式」の基礎編（第4章〜第7章）：「アジャイル式」健康カイゼンとはどのようなものなのか、どのように進めればいいのかについて解説しています。ITシステムの開発手法であるアジャイルソフトウェア開発と健康がどうつながるのかについてはこのパートをお読みください。進め方のプロセスについてもこちらで説明しています

- 健康の基礎知識編（第8章〜第11章）：健康カイゼンを進めるうえで役に立つ基礎知識を紹介しています。食事と栄養、身体活動と運動、ストレスとメンタルヘルス、睡眠と休養、という4つの領域に分かれています。気になる項目について随時参照してください

- カイゼンパターン編（第12章〜第15章）：健康の基礎知識編で紹介した内容を、生活の中で取り入れていくかについての具体的な取り組み集です。こちらから読み始め、必要に応じて健康の基礎知識編を参照してもらってもかまいません

■ カイゼン継続編（第16章〜第17章）：健康を維持・継続するために必要な専門家との協調や、健康カイゼンの継続を妨げる落とし穴についての対処法をご紹介しています。健康行動は継続がカギなのでぜひお読みください

　また、本文中に表記される《パターン名》は、カイゼンパターンを意味します。詳細はカイゼンパターン編の各章をお読みください。

　巻末には、本書を読んだあとで、さらに詳しく知りたい方に向け、参考書籍の一覧をご紹介しています。専門書や論文ではなく、できるだけ平易に解説された一般書を中心に選書しています。ご興味があればぜひ読んでみてください。

本書の公式サイト

　本書の付録として、第6章で紹介するチェックシート、第7章で紹介するカイゼンキャンバス、第9章で紹介するメッツ表などをPDFとして提供します。ぜひご活用ください。

■ https://www.shoeisha.co.jp/book/detail/9784798170701

本書の公式ブログ

　本書の公式ブログはnote.comで開設しています。本書には収めきれなかったカイゼンパターンや、本書に関連する各種情報を、著者の2人が発信します。本書とあわせてぜひご購読ください。

■ https://note.com/kkd/m/m3b7c70d6de64

導 入 編

第1章 「うっすら体調が悪い」のはなぜだろう？　　1

第2章 健康とは何か、何のためか？　　17

健 康 の 基 礎 知 識 編

第8章　食事と栄養の基本を知ろう　　115

カイゼンパターン編

第12章　カイゼンパターンの読み方

第13章　食事にまつわるカイゼンパターン　　257

第17章　カイゼンの落とし穴を知ろう　　399

第 1 章

「うっすら体調が悪い」 のはなぜだろう？

担当：懸田

あなたは健康ですか？

「うっすら体調が悪い」というつぶやきが、多くの人の共感を集めました。
本章では、健康について考える前にまず、そんな現代を生きる人々が、どういった状況にあるのかを考えていきます。

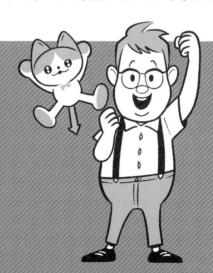

いきいき過ごせていますか?

「あなたは自分が健康だと感じますか?」
「あなたは調子がよく、毎日いきいきと過ごせていますか?」
「自分の状態に気を配り、身体の異変やアラートに気づけていますか?」

　このような問いかけに、自信を持って「はい、大丈夫です」と回答できるなら、とても素晴らしいことです。
　とはいえ、私たちは生活の中で、調子が悪くなることもありますよね。

「あまり身体の調子がよくない……」
「最近、寝不足が続いている……」
「ちょっと頭が痛い……」
「休日に何もやる気がしない……」
「仕事ばかりで、楽しいことをしていない……」
「食欲が湧いてこない……」

　初めは、ちょっとした兆しとして気づくことが多いでしょう。気づいたときに何らかの対応ができて、その後落ち着いているなら、調子が悪くなりかけていた状態を再びよい状態へと戻していることになります。自分なりに、うまくやりくりしている、といってもよいでしょう。
　しかし、このようなやや調子が悪い状態のときに、十分に対応できないまま調子が悪い状態が続いてしまうとどうなるのでしょうか?

毎日うっすら体調が悪い？

「調子が悪いときは休め」とよく言われますが、そんな声に対する回答がSNSで話題になり、多くの人の共感を得たことがあります※1。

■ https://twitter.com/macha1130/status/1228831935406804992

Twitterの人々「体調が悪い時は休めよ」
おっさん「基本的に毎日うっすら体調が悪い」

■ https://twitter.com/macha1130/status/1228832440271003648

年をとるごとに体調が基本的に悪いってのがデフォルトになっており、調子がいい日の方が珍しい。真の体調不良がどういうものなのか判別しづらい。

普通に考えれば、基本が「調子がいい」状態であり、不調を感じたときには、休養を取ったり、早めに寝たりして回復に努めることになるはずです。しかし実際には、このツイートのように「うっすら調子が悪い」というのが常態化していってしまい、いつしか「調子がいい」状態を実感できなくなります。またそれだけでなく、何をもって「体調が悪い」のかという物差しがあいまいになっていくため、判別すること自体が難しくなっていくようです。

このツイートに共感する人が多くいたという事実は、**「調子がいい」という状態を実感しにくい人が少なからずいる**ということなのでしょう。

※1：https://togetter.com/li/1469631

うっすら体調が悪かった体験記

　かく言う筆者（懸田）も、10年ほど前までは、日々「うっすら体調が悪い」カテゴリーに属していました。食べることが好きで、大盛り、食べ放題、ラーメンなどは当たり前。特に運動もせずに、仕事や、仕事に関する勉強会が大好きで、週に何度も勉強会に参加して、懇親会で仲間たちと飲み歩いたりする、そんなごく普通の会社員生活をしていました。

　その当時を思い出してみると、毎年、必ず何度かは体調不良で会社を休んだり、急な腹痛に襲われたりして苦しんだりしていました。

　歩数計などは持っていませんでしたが、家と最寄り駅、会社までの距離を計算するとおそらく毎日5,000〜7,000歩程度は歩いていたと推測されます。

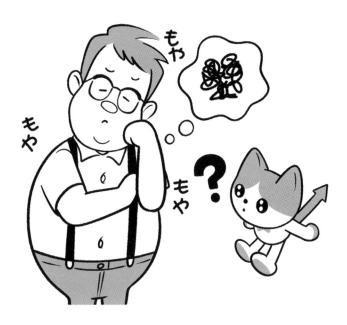

たまに体調を崩して会社を休んだり、片頭痛に苦しめられて通院したりしたこともありましたが、なんとか日々を過ごすことができる状態でした。特に体調がいいわけでもないけれど、どうしようもないほどでもない、そんな「うっすら体調が悪い」ことを受け入れて過ごしていました。

地方への移住がもたらした変化

しかし、あるときを境にライフスタイルが大きく変わりました。2010年に、家庭の事情で妻の実家がある愛媛県に移住したのです。

愛媛に移住してからは、会社に所属せずにフリーランスになり、自宅で作業することが増えました。コロナ禍の現在（2022年）ほどではないですが、オンラインで打ち合わせなどをこなして仕事をすることができました。毎日の通勤もなくなって、出張以外では歩く習慣もなくなりました。

しばらくすると、徐々に体重が増え始めました。東京にいる頃は「うっすら体調が悪い」だったのですが、愛媛移住後はそれに加えて体重が増加してきたのです。

東京にいる頃は意識していませんでしたが、実は毎日の通勤が運動だったのです。地方に移住し、その通勤がなくなってしまったため、徐々に運動不足になって体重が増えたのでしょう。もちろん加齢による代謝の低下もありますが、たった2年で顔が変わるほど体形が変わってしまったのです。

テレワークが広く行われるようになったことで、昨今、多くの人が同様の体験をしているかもしれません。

健康は環境によって決定される？

　筆者は都心から地方への移住をしましたが、テクノロジーの恩恵を受けて、地方にいながら自宅で東京での仕事ができるようになりました。その一方、通勤という身体活動がなくなったため、どんどん太っていきました。本人の意識的な行動は変わっていなくても、そのライフスタイルや周辺環境の変化は人の身体に影響を与えますし、健康状態も変わってしまいます。健康は、生活習慣や遺伝子だけで決まるものではありません。家庭環境や学歴、収入、地域や職場での人とのつながり、他にも地球環境や国政、宗教など、さまざまな要因が絡み合っています。

　社会的な環境の格差がそのまま健康状態につながることを**健康格差**と呼びます。環境によって起こる健康格差は、本人だけの責任とは言い切れず、社会の不平等によるものだとも言えるでしょう。このような健康格差を生み出す要因を**健康の社会的決定要因**と言います[2]。

　一例を挙げましょう。都心部では公共交通機関網が発達しており、電車でどこにでも移動することができます。しかし地方に住むと、そのようなアクセスしやすい環境はごく一部だと気づきます。自家用車通勤の割合が多くなり、ドアツードアで自宅と会社の往復をすることで、当然、自分の脚で歩く機会が激減します。つまり身体活動量に差が生じてしまうのです。

　また、「所得の差が健康状態を大きく左右する」という現実も明らかになっています[3]。野菜や肉、魚などの生鮮食品は保存がきかず値段も高くなりがちです。一方、米やパンなどの炭水化物は値段も安く、保存もきくため、

---

[2]：WHO健康都市研究協力センター、日本健康都市学会、特定非営利活動法人 健康都市推進会議「健康の社会的決定要因：確かな事実の探求 第二版」(https://www.tmd.ac.jp/med/hlth/whocc/pdf/solidfacts2nd.pdf)

[3]：『健康格差 あなたの寿命は社会が決める』NHKスペシャル取材班 著、講談社 刊

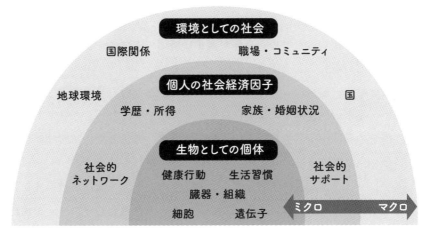

※近藤克則「幸福・健康の社会的決定要因——社会疫学の視点から」
（http://cws.umin.jp/paper/2010_kondo_koufuku.pdf）をもとに作成

食費を抑えたい場合にはどうしても安価で満腹感を得られる炭水化物を過剰に摂取しがちになってしまいます。その結果、肥満になったり、生活習慣病にかかってしまったりすることにもなりかねません。

このように、知らず知らずのうちに私たちは、置かれた環境によって健康状態が左右されてしまっているのです。

進化ミスマッチ

他にも、「個人の身体」という視点に立つと、「産業革命以降の技術革新の数々が問題を引き起こしている」という側面も見えてきます。

人類は、非常に長い時間をかけて二足歩行へと進化してきました。ケント大学の環境人文学の准教授であるヴァイパー・クリガン＝リード氏は、

『サピエンス異変』（飛鳥新社 刊）の中で、そんな人類の歴史をひもときながら「身体的な進化速度をはるかに超えるスピードで技術革新によるさまざまな変化が起こったため、**身体が変化に適応できずに、多くの障害を引き起こしている**」ことを丁寧に解説しています。

　定住を始め、農耕によって穀物主体の食生活になった結果として、虫歯が増え、家畜の過密飼育により伝染病が媒介しやすくなったことであったり、椅子の発明やデスクワークの増加によって、本来なかった腰痛が現代人に多く生じていることなどが、その例として挙げられます。

　同じように、進化生物学者のダニエル・リーバーマン氏は、技術変化と身体的変化のギャップによって問題が起こることを**進化的ミスマッチ仮説**と名付けました。この仮説を筆者なりに要約すると次のようになります。

　　周囲の環境変化にゆっくりと適応し進化してきた人の身体が、急激な文化的変化には適応できずに、その結果としてさまざまな病気や障害を引き起こす

　わかりやすい例で言うと、自然界で生きるうえでは必要だった「効率よくエネルギーを脂肪に変換する」ための仕組みが、現代の飽食社会ではむしろ肥満を引き起こしていることが挙げられます。もともとは生き残るために進化した特徴でしたが、現代社会においてはむしろマイナスに作用している一例です。

　また、それとは逆の例もあります。スリムを美徳とする文化的な価値観によって「やせたい」という意志が強くなりすぎると、**拒食**という状況が起こります。肥満も拒食も、自然の摂理に反した文化的生活の結果がもたらす状態だと言えるでしょう。

　他にも、消化吸収が早く、保存がきき、おいしさを兼ね備えた「必要な成分のみに精製された食事」ばかりを取ることも身体に変化をもたらします。自然界よりも消化吸収が速まって、エネルギーの摂取過剰になってしまうのです。「白砂糖」「白米」「精製小麦のパン」などがその一例でしょう。

　人類は、移動を楽に、効率的にするためにさまざまな移動手段を生み出してきました。その結果、自分の身体を使わなくなり、身体的な活動量が減りました。さらにデスクワークが主流になったことで、下半身だけでなく上半身も動かさなくなったため柔軟性が低下したり、腰痛になったりもしています。

　この数年で、お掃除ロボットが広く普及してきましたが、**掃除機を1時間かける消費カロリーは1時間歩くのと同じぐらい**と言われます。ロボットが仕事を肩代わりしてくれる結果、私たちはその分だけ、別の場所でより多く動かなければならなくなったのです。

　つまり、人類の身体は、文化的進化にまだ適応しきれていないため、**何も考えずに技術革新に頼りきっていると、結果として身体のほうが対応しきれずにさまざまな問題が起きてしまう**のです。

NCD（非感染性疾患）の台頭

　厚生労働省が公開している、「主な死因別に見た死亡率（人口10万対）の年次推移」を見ると、昭和22年（1947年）の死因第1位だった結核（感染症の一種）は減少の一途をたどっています。一方で悪性新生物（がん）は毎年上昇を続けており、ご存じのとおり、現代では日本人の死因のトップになっています。日本人の死因のトップ3である、悪性新生物、心疾患、脳血管疾患などは、いずれも**生活習慣病**と呼ばれます。

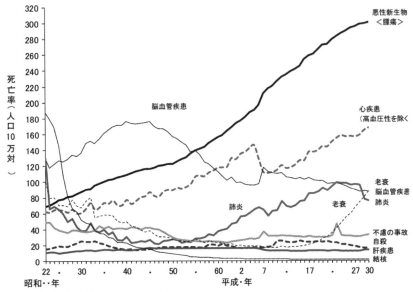

グラフ内ラベル：悪性新生物＜腫瘍＞、脳血管疾患、心疾患（高血圧性を除く、老衰脳血管疾患肺炎、肺炎、老衰、不慮の事故、自殺、肝疾患、結核、死亡率（人口10万対）、22・30・40・50・60・2・7・17・27 30、昭和・・年、平成・年

注：1）平成6年までの「心疾患（高血圧性を除く）」は、「心疾患」である。
　　2）平成6・7年の「心疾患（高血圧性を除く）」の低下は、死亡診断書（死体検案書）（平成7年1月施行）において「死亡の原因欄には、疾患の終末期の状態としての心不全、呼吸不全等は書かないでください」という注意書きの施行前からの周知の影響によるものと考えられる。
　　3）平成7年の「脳血管疾患」の上昇の主な要因は、ICD-10（2003年版）（平成7年1月適用）による原死因選択ルールの明確化によるものと考えられる。
　　4）平成29年の「肺炎」の低下の主な要因は、ICD-10（2013年版）（平成29年1月適用）による原死因選択ルールの明確化によるものと考えられる。

※厚生労働省「令和2年（2020）人口動態統計月報年計（概数）の概況」（https://www.mhlw.go.jp/toukei/saikin/hw/jinkou/geppo/nengai20/dl/gaikyouR2.pdf）より引用

　WHO（世界保健機関）は、不健康な食事や運動不足、喫煙、過度の飲酒、大気汚染などにより引き起こされる、がん、糖尿病、循環器疾患、呼吸器疾患、メンタルヘルスを始めとした慢性疾患をまとめて**NCD（非感染性疾患：Non-communicable diseases）**と呼んでいます。WHOの統計は、全世界の死因におけるNCDの割合が**70％以上**にもなることを示しています[4]。

　特に肥満は、さまざまなNCDの危険因子として指摘されています[5]。内臓脂肪の蓄積によって慢性的な炎症が起きることが明らかになっています

※4：https://www.who.int/news-room/fact-sheets/detail/noncommunicable-diseases
※5：Gonzalez, A. B. de et al. Body-Mass Index and Mortality among 1.46 Million White Adults. New Engl J Medicine 363, 2211–2219 (2010)

し、2020年以降、世界中に感染者が広がった新型コロナウィルスについても、肥満が感染後の重症化や死亡のリスク要因となり得ることが示されています※6。

変化の激しい世界で健やかであるために

　私たちの生活する現在社会は、日々目まぐるしく変化しています。社会的な変化、技術的な変化、企業の変化など、さまざまな要素が複雑に絡み合って、より大きな変化の波が生まれています。

　このような時代のことを「VUCAの時代」と呼びます。VUCAは、

- **不安定さ**（Volatility）
- **不確実さ**（Uncertainty）
- **複雑さ**（Complexity）
- **あいまいさ**（Ambiguity）

という4つの単語の頭文字に由来する言葉です。もともとは軍事用語でしたが、現在ではそれが転じてビジネス用語としても知られています。現代は「変化が激しく、先が見通せず、複雑で、答えがわからない」時代なのです※7。

　まさに今、ビジネスの世界において、こうしたVUCA時代の変化の激しい状況に適応するために、仕事に取り組むうえでの考え方や仕組みも変化

※6：Popkin, B. M. et al. Individuals with obesity and COVID － 19: A global perspective on the epidemiology and biological relationships. Obes Rev 21, e13128 (2020)
※7：『VUCA 変化の時代を生き抜く７つの条件』柴田彰・岡部雅仁・加藤守和 著、日本経済新聞出版刊

が求められています。そして輪をかけるように、新型コロナウィルスによる世界的なパンデミックが始まり、変化はさらに加速して、とどまるところを知りません。

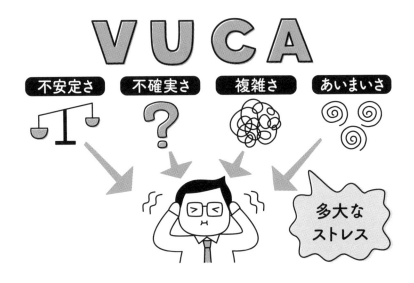

　このようなVUCA時代は、私たちの日常生活にも大きな変化を与えています。オフィス通勤から在宅ワークへの変化に代表される、さまざまな業態・ワークスタイルの変化、外出の機会や人との触れ合いの減少、オンラインでのコミュニケーションの増加、各種イベントの中止や自粛などです。私たちは、そういった変化の荒波の中で、知らず知らずのうちに身体的にも精神的にも多大なストレスを受けています。

　スマートフォンで常に大量の情報を閲覧することも、私たちにとっては大きなストレスになるといわれています。会社でも「変化しろ」と言われ、日常生活においてもさまざまなものごとが目まぐるしく変化していく状況は、それだけでストレス過多なのかもしれません。

　それでも私たちは、この世界で生きています。変化の激しい世界に**適応しながら**、なんとかやっていくしかありません。

頭優位、身体軽視の現代

再び「うっすら調子が悪い」ことについて考えてみましょう。

私たちは「身体の調子が悪くなったら、病院に行けばいい」と考えます。しかしほとんどの人は「あまり調子はよくないけれど、今すぐなんとかしないといけないほどでもない」状況では病院には行かないでしょう。仮に、そういう状態で病院に行ったとしても「問題はありませんね」と言われて終わりになることが多いと思います。

私たちの体調とはあくまで身体の「感覚」であり、そのままでは数値に表すこともできません。他人にはわからない自分だけの感覚であり、強い痛み、ひどい倦怠感など、日常生活に支障をきたすほどでなければ、やるべき仕事や目まぐるしい変化に追われて身体のことは後回しになりがちです。

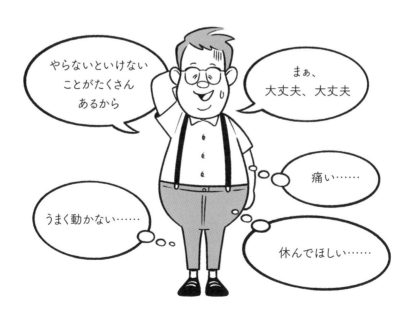

しかし、この状況をもう少し深く考えてみると「何かおかしいかな？」と身体が発する感覚は、身体からのフィードバック、つまり「**身体からの声**」です。

「うっすら調子が悪い」ことを続けている状況は、身体が一所懸命にフィードバックを送っているのに、当の本人が頭で「大丈夫、問題ない」と無視し続けているのと同じではないでしょうか。「うっすら調子が悪くても他にやることがあるから」と日常生活を送っている状態は、実は「身体の声を無視した頭優先の日常生活を送ってしまっている」、つまり**自分自身（身体）にうそをつき続けている**ことになるのかもしれません。

とはいえ、病院に駆け込むほどでもないけれど何か違和感があるのは、自分自身で何とかするほかありません。

さまざまな外的要因を認識しよう

これまで見てきたとおり、個人の健康には、その人の生活習慣だけではなく、むしろ周辺の社会環境やその格差、さらに文明的な進化と身体のミスマッチといった、個人レベルではどうにもならない要因が大きく影響しています。私たちがさまざまな健康不安におびやかされたり、実際に健康を損ねてしまったりするのは、個人の責任や、やる気の問題というよりも、社会や文化のあり方そのものが大きな要因です。

技術革新によって、どんな病気や症状であってもその根本的な原因から解決できる世界になっていれば、これまで述べてきたことを心配する必要はないかもしれません。「薬を飲めば何でもすべて治る」ことを夢見る人もいるかもしれませんが、現実は（まだ）そんな状況にはなっていません。

一個人で、社会環境が抱える進化的ミスマッチや変化のすべてを克服す

ることはできません。しかし、私たちが日常生活の中で「**無自覚に過ごしていると、それだけで不健康な状態に向かってしまう可能性が高い**」という認識を持つことが、私たちにとって不都合な現実に向き合う最初の一歩だと言えます。

　そして、その状況認識から、あなたが何をすべきかが見えてくるのです。

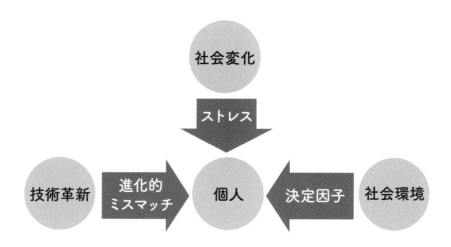

地方移住と環境適応

　冒頭のエピソードにもあるように、筆者は愛媛に移住してから
どんどん太ってしまいました。しかしあることをきっかけに「走
る」ことを趣味とするようになりました。その結果、体重は激減
して身体を動かすことが苦ではなくなり、食事にも気をつけるよ
うになって、身体の不調感は消えていきました。

　都心と違い、愛媛は近くに山や川が多く、自宅から走って行け
ます。そのおかげで河川敷のランニングや、低山でのトレイルラ
ンニングという趣味に広がりました。

　地方都市という環境に適応して、その場にある資源を生かすこ
とで、新しい趣味を見つけることができました。これも1つの環
境への適応と言えるでしょう。

　その一方、東京や神戸であれば、比較的高い山に行くのに、自
動車を使わずとも電車で手軽に行けることを知って羨ましく思う
こともあります。環境ごとの資源を有効活用しましょう。

第 2 章

健康とは何か、何のためか？

担当：懸田

「うっすらと体調が悪い」と感じている人の状態は、果たして健康といえるのでしょうか？
病院で診察や健康診断を受け、「異常なし」なら健康なのでしょうか？
本章では、「健康」と「不健康」の線引きから、健康について考えていきます。

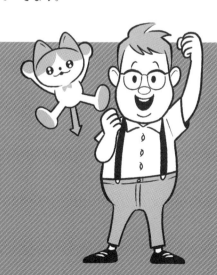

健康と不健康の境目

　さて、ここで少し考えてみたいのが「健康と不健康」の線引問題です。「うっすらと体調が悪い」状態は、果たして健康でしょうか？それとも健康ではないのでしょうか？

　「うっすら体調が悪い」とは、そもそも「健康な状態＝体調がよい状態」がわからない、ということでした。うっすらでも体調が悪いので「健康ではない」気もします。しかし、病院に行くほど悪くもないため「健康である」と言える気もします。

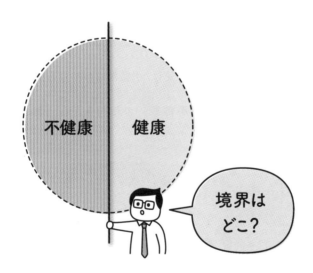

　それでは、病院に行って医師の診察や健康診断などを受けて「異常なし」なら健康、「異常あり」なら不健康となるのでしょうか。それとも、即通院という状況でなければ健康なのでしょうか？

　そうやって考えていくと、健康か不健康かの境界をどこで決めればよいのかもわからなくなってきます。この線引きは、意外と難しいのです。

失ってから気づく
「当たり前」のありがたみ

　幸い、筆者はこれまで大きな病気やケガをしたことはありませんが、一度だけまったく動けなくなるほどの腰痛（ギックリ腰）になったことがあります。

　フルマラソンを完走した翌日に「腰が痛いなぁ」と思い、念のため整形外科を受診しました。診察が終わって帰ろうと椅子から立ち上がった瞬間、「ピシッ！」と腰にものすごい痛みが走り、そこから1歩も動けなくなったのです。

　ギックリ腰のことを「魔女の一撃」と呼びますが、そのとおりだと実感した強烈な一撃でした。

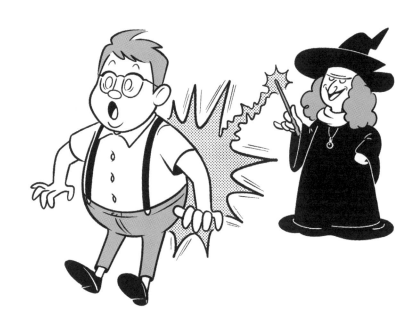

その後、診察室から1歩も動くことができなくなり、妻に電話をして車で迎えに来てもらいました。自宅についてからは、横になった瞬間から寝返りすら打てなくなりトイレにも寝床から這うようにして移動し用を足すまで何分もかかりました。

幸い、数日間でなんとか日常動作ができるまでに回復しましたが、当日や翌日は真剣に「このまま一生立ち上がれなかったらどうやって生きていこうか?」とまじめに考えたほどです。

扉を開ける、トイレに行く、寝返りを打つ、という普段何気なく行っている動作一つ一つが、ほぼできない状態でした。

このときにはっきりと気づいたのは、自分が何一つ不自由なく身体を動かせることがとてもありがたい状態であり、**当たり前に身体が動くということはそれだけでとても幸せだ**ということです。

料理をしているときに包丁で指先をケガしたことがある人は、それが指先のようなほんのわずかな部分でも、日常の何気ない動作が不自由になる経験をしたことがあるかもしれません。普段、私たちは無意識に日常の動作をしていますが、不自由になって初めて、当たり前がどれだけ貴重なのかに気づかされるのです。

このような起床、移動、食事、排泄などの日常的動作のことを専門用語で**ADL**(Activities of Daily Living)と呼び、ADLが困難になると生活の質(QoL:Quality of Life)を大きく損ねてしまいます。このようなことは文章を読んで頭ではわかったようになりがちですが、実際にADLを損ねた経験をして初めて「**当たり前にできることがありがたいことなんだ**」と気づくのです。筆者もこの経験から、「当たり前」が今後も続くよう、日々意識していくことが重要だと痛いほど(比喩ではなく本当に痛かった!)わかりました。

心と身体を分けない

　では、身体に気をつけていさえすれば健康であるか、というとそういうわけでもありません。「病は気から」という言葉もありますが、心の問題は身体に大きな影響を与えています。

　2021年の自殺者数・自殺者率の統計によると、自殺者率は全体の死因の16.8%にものぼります。また男女差を見ると、女性の自殺率が11%なのに対し、男性の自殺率は22.9%です。つまり、男性は女性の倍以上も自殺しやすいという結果になっています[※1]。

　たとえ身体が健康であっても、心が病んでいると自殺という結末を選んでしまうかもしれません。もちろん心が健康であっても、身体が不健康では病気に苦しんだり、亡くなってしまったりすることもありえます。

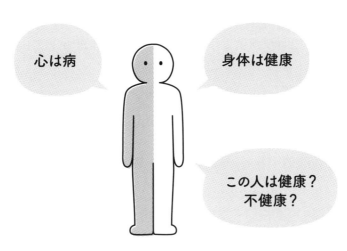

※1：厚生労働省自殺対策推進室、警察庁生活安全局生活安全企画課「令和3年中における自殺の
　　状況」（https://www.mhlw.go.jp/content/R3kakutei01.pdf）

つまり「身体が健康」とか「心が健康」というように切り分けてしまっては、本当のその人の健康状態は見えてきません。**身体と心を不可分な全体**として見た結果をその人の健康状態としてとらえなければなりません。

心・身体・環境の相互作用

　実際に、身体と心の関係性を示す研究、特にうつ病の患者さんが運動をすることでその症状が軽減するという研究結果や、運動療法と呼ばれる、うつ病の患者さんに運動を処方する事例は数多くあります[※2]。

　うつ病に対する運動の効果は、それが運動により分泌される脳神経物質による直接的な効果なのか、運動することにより睡眠の質が上がった結果なのかはまだ明らかにはなっていません。ただ間違いなく言えるのは、うつ病と運動については何らかの相関があるということです[※3]。

　また、男性の更年期障害と呼ばれる加齢性腺機能低下症（LOH症候群）は、加齢やストレス、環境の変化などの理由でテストステロン（男性ホルモン）の低下が起こり、それが原因で不安、うつ、イライラなどの症状が発生する病気です。テストステロンは、筋トレ、ウォーキングやジョギングなどの有酸素運動によって分泌されるため、実際に男性の更年期障害の外来ではテストステロンの処方と同時に、筋トレや有酸素運動を処方する

※2：Pedersen, B. K. & Saltin, B. Exercise as medicine – evidence for prescribing exercise as therapy in 26 different chronic diseases. Scand J Med Sci Spor 25, 1–72 (2015)
※3：日本うつ病学会治療ガイドラインでは、運動療法はエビデンスが不十分ということで薬物療法や精神療法との併用療法として扱われている。
　　参考：日本うつ病学会気分障害の治療ガイドライン作成委員会. 日本うつ病学会治療ガイドラインII. うつ病（DSM-5）／大うつ病性障害 2016

そうです※4。

　これらはいずれも心の問題が身体によって改善される一例と言えるでしょう。

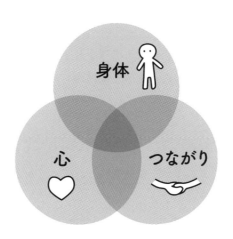

　他にも、アメリカのカリフォルニア州バークレーで行われた「アラメダ郡研究」は、社会的な条件が健康状態に大きな影響を与えることを明らかにしました。この研究では例えば、社会的に孤立している人や貧困を抱えている人が、そうでない人よりも死亡率が高まるという結果が得られています※5。家族、兄弟、友人、趣味のサークル、会社など、さまざまな社会的ネットワークの存在は、私たちが考えている以上に、その人の健康状態に大きな影響を与えているのです。

　これらの例からわかるのは、「**心、身体、社会的つながりは不可分だ**」という事実です。心や身体、そして社会性を分けて考えたり対応したりするのではなく、**かかわり合う全体として**、よい状態を保ち続ける、という考え方が必要です。

※4：『「男性医学の父」が教える 最強の体調管理 テストステロンがすべてを解決する！』熊本悦明 著、ダイヤモンド社刊
※5：Kaplan, G. A. & 森本兼曩. 老人の健康を決めるもの：アラメダ研究での行動的、心理社会的、社会的経済的要因. (2000)

健康の定義

　ここで今一度、健康とは何か考えてみましょう。

　WHO（国際保健機関）は、「健康とは何か」について次のような定義を掲げています[6]。

> 「健康とは、病気でないとか、弱っていないということではなく、肉体的にも、精神的にも、そして社会的にも、すべてが満たされた状態にあることを言います。」
>
> (Health is a state of complete physical, mental and social well-being and not merely the absence of disease or infirmity.)

　この定義自体には異論もありますが、重要な点が2つあります。まず1つ目は「**病気である／病気でない**」ことが「**不健康／健康**」の境界ではないということです。明らかな病気ではないとしても、うっすらと調子が悪いのであればそれは不健康／健康の度合いで考えてみると不健康に寄っていることになりますし、逆に持病を抱えていても、満たされた状態であれば、むしろ健康に寄っていると考えることもできます。

　2つ目は、健康とは、肉体的な部分だけでなく、**精神的にも、社会的にも満たされた状態である**ということです。これは先ほども述べたように「身体が健康である」というだけにとどまらず、心の健全さや、社会的（会社や家庭や友人関係など）なつながりと不可分であり、**全体としての調和によって健康状態が決まる**ということを意味しています。

※6：https://japan-who.or.jp/about/who-what/identification-health/

健康生成論

　イスラエルの医療社会学者であるアーロン・アントノフスキー氏は、健康の定義を、「健康か不健康か」の二分法でとらえるのではなく、健康と健康破綻（疾病）を両端に置いた度合いと考えて、その状態を**健康側へと向かう力**としてとらえることを提案しました。

　人は誰でもさまざまなストレスに直面します。その際人は、そのストレスに対して適切に対応して、より健康の度合いの望ましい側へと向かう、と考えることを**健康生成論**（salutogenesis：サルートジェネシス）と呼びます。

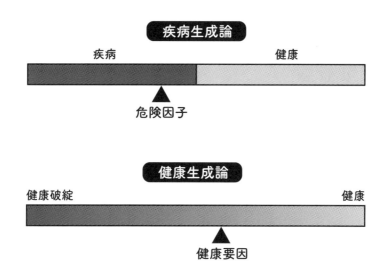

　健康生成論では、不健康になる（病気やケガ）要因を取り除いて健康になるという方向性よりも、今の状態をより健康的に向かわせる要因（**健康要因**）に目を向けます。その健康要因で最も重要とされているのが次に紹介する首尾一貫感覚です。

首尾一貫感覚

首尾一貫感覚（Sense of Coherence：SOC）とは、アントノフスキー氏が、ナチスドイツの強制収容所に収容された経験を持つユダヤ人女性の聞き取り調査を行う中で、過酷な体験をしながらも更年期になっても健康良好状態を維持し続けた人たちに共通する特徴を分析して名付けた概念です。

首尾一貫感覚は、以下の3つの感覚からなっています。

- 把握可能感（comprehensibility）
- 処理可能感（manageability）
- 有意味感（meaningfulness）

把握可能感

把握可能感とは、「自分の置かれている状況や今後の展開を把握できる、想定外のことが起こってもそれを把握できるという感覚」のことです。自分がどういう状況にいて、何が起きたのか、今後何が起こりそうか、というある程度の予測がつくのであれば、把握可能感があると言ってよいでしょう。

例えば、体重が増えてしまったときに「ああ、ここ最近、仕事のストレスで食べすぎちゃったせいだな」と状況を把握できているような感覚です。

処理可能感

処理可能感とは、「自分に降りかかるストレスや障害にも、自分や周りを巻き込みながら対処できる、なんとかやっていけると思える感覚」のこと

です。これは自分自身でできる、というだけでなく、自分が利用可能な資源（人的サポート、関係性、金銭、もの）を使って**なんとか乗り越えられる**という感覚のこととです。

　例えば、体重が増えてしまっても「このくらいの増加ならば、しばらくご飯を減らして、週2でジョギングすれば戻るだろう」と自分なりの対応を描けるような感覚です。

有意味感

　有意味感とは、自分の人生や、自身に起こるどんなことにも意味があると感じることや努力や苦労のしがいも含め、やりがいや生きる意味を感じられる感覚のことです。これはここ数年で、世界中で認知されるようになった日本の生きがいの概念や、「すべてのできごとには意味がある」という人生観もかなり近いと考えられます。

　例えば、仕事で多忙な日々を過ごしたあとに「仕事を抱え込んで、睡眠時間を削り、ストレスをためてしまうと、やっぱりいろいろ身体に影響が出てしまうなぁ。今回の経験でよくわかったよ」などと**できごとに対して自分なりの意味づけ**ができている感覚です。

　あくまでもこれらは「〜と思う」という主観的な感覚のことであり、実際に「〜できる」という効力感とは異なります。首尾一貫感覚があるということは、現在、何が起きているのかがわかっていると感じ（把握可能感）、今の状況で何をすればいいのかがわかっていると感じ（処理可能感）、できごとに対して自分なりの意味づけができている（有意味感）ことで、より健康側へ向かうことができる、ということになります。

SOCとレジリエンスの違い

SOCの概念は、心理学でいわれる「諦めない力、折れない力」という意味合いの「レジリエンス（resilience）」の概念に近いようにも思えますが、いくつかの違いがあります。

第1に、レジリエンスがストレスへの対処のあり方であるのに対し、SOCは「健康を作り出す」という点が含まれるということです。

第2に、レジリエンスが主に「自分の内面性」が中心であるのに対し、SOCには「周囲の環境や資源、関係性のような世界との相互依存」も含まれている点です。

第3に、SOCでは「諦めること」「折れること」「捨てること」も重要な点としている点です。人生にとって大事なことに「挑戦する」ことがあるのと同時に、重要でないことについては「挑戦しない」という選択もありえるのです[7]。

ポジティヴヘルス：
健康の新しいとらえ方

先に述べたWHOの健康の定義では、完全である「満たされた状態」を基準として、健康であるかどうかを決めています。

※7：『健康生成力SOCと人生・社会：全国代表サンプル調査と分析』山崎喜比古 監修、戸ヶ里泰典編集、有信堂高文社 刊

そういった「健康の定義」に疑問を感じて、別の観点からの健康定義が提唱され始めています。その1つが**ポジティヴヘルス**（ポジティブではなく、ポジティ**ヴ**と表記します）という健康概念です。

ポジティヴヘルスは、オランダの医師マフトルド・ヒューバー氏らの国際的な研究グループ[8]が提唱したことに始まる、「完全な状態であるかどうか」という健康定義ではなく、**「社会的・身体的・感情的問題に直面したときに、困難な状況に適応し対処し自己管理する能力**(the ability to adapt and self manage in the face of social, physical, and emotional challenges)」という新たな視点で健康をとらえる考え方です[9]。

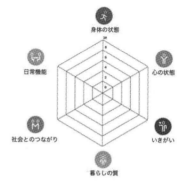

※「ポジティヴヘルスが用いる6つの側面（スパイダー）日本語版」(https://note.com/orange_be_happy/n/nc8e4e88a558d) より引用。

この「自己管理」をもう少しかみ砕いてみると、「その場の状況に**適応**して、なんとか**対処**しながら、**やりくり**していく、**しなやかさ**」のことだと言えます。つまり、ポジティヴヘルスの枠組みで健康をとらえると、健康とは**よい状態を保ち続けようとする能力**ということになります。

※8：Institute for Positive Health（iPH）。本書で引用しているレーダーチャートの原典（英語）も同グループのサイトから確認できます（https://www.iph.nl/en/positive-health/what-is-it/）。
※9：松田純「WHO の健康定義に代わる新しい健康概念の意義について」（http://life-care.hss.shizuoka.ac.jp/jmatsuda/wp-content/uploads/2019/02/health-Huber.pdf）の説明をもとにしています。

健康へ向かおうとする姿勢

　健康生成論やポジティヴヘルスの考え方も加味して、あらためて、「うっすら体調が悪い」という状態は健康と言えるのかを考えてみます。

　これまで述べた健康感の視点に立てば、その答えは外部が決めつけるのではなく、本人の調子の悪い状態にどのような態度で向き合っているのかによって変わる、と考えることができます。

　調子が悪い状態において、「自分の調子のよいときの状態」を認識し、以前のよい状態を取り戻そうと前向きな行動をしたり、調子が悪い原因を自分なりに理解し、何らかの対応を検討したりしていれば、健康な状態に向かおうとしているといえます。

　一方、調子が悪い状態で、特に対応もせずに放置しているのなら、その人は健康崩壊と健康の中間地点にいるといえるでしょう。放置状態が長引いていくと、もしかすると健康崩壊の側に向かっていくのかもしれません。

　いろいろ試してみても、やっぱり調子が悪いままなときもあるかもしれません。そんなときでも健康な状態へ向かおうとしていることは間違いありません。

　本書では、**健康と不健康は1本の線で境界を引いて判別するものではなく、どんなときでも、完全ではなくても状況の中で、なんとかやりくりして、健康の側に向かおうという姿勢と行動が、その人の健康状態を示す**という立場に立ちます。

　もし「自分は健康なのだろうか」と疑問に思ったら、「自分は健康と健康破綻のどちらに向かおうとしているのだろう？」と自分を見つめてみてください。

健康は何のため？

　ところで、健康であることはよいことなのでしょうか。一見当たり前のようにも思えますが、この考え方が行きすぎて「健康第一主義」（**ヘルシズム**：healthism）となってしまうと、逆に問題となることがあります。ヘルシズムの極端な例として、個人の健康増進を目的に、国家が個人の健康管理を始めることや、組織で健康第一を推し進めた結果として、肥満の人や障害を持つ人が差別を受けるような可能性が考えられます。また、他人に対する「もっと健康的になるべきだ」といった価値観の押し付けも起こってしまうかもしれません。

　こうしたヘルシズムに陥らないためにも、まずは個人として「なぜ自分は健康でありたいのか」という問いに対して、自分なりの理由を考えておく必要があります。筆者らは、健康であることを最終的な目的地ではなく**自分らしくいきいきと人生を過ごすために必要な条件の1つ**だと考えます。つまり健康はゴールではなく、人生の目的地にたどり着くための大事な要素の1つであり、過程なのです。

　仕事をバリバリこなしたいのに、身体を故障して長期間入院してしまっては困ります。

　仕事以外にも、

- 子どもが健やかに成長するのを見届ける
- 不摂生を避け、パートナーと末永く楽しく過ごす
- 自分のやりたいことを、できるだけ多くかなえる

など、さまざまなことのためにも、健康は必要な要素です。

　その際、必ずしも「完全なる状態」でいる必要はなく、そのときの状況

下において、自分にできることを行い、どんな状況でも「なんとかうまくやっていける」と感じていればよいのです。健康を絶対的なルールや目的にはせず、あくまで**今の状況にうまく適応していい感じにできる力**だととらえてみましょう。

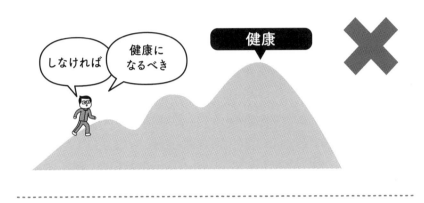

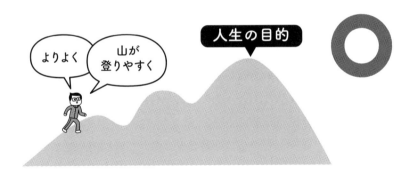

　ただ漠然と「いい感じ」と思うのではなく、健康に関する「現実」や「基本」は押さえておくべきです。第1章で触れた進化的ミスマッチ、を起こす現代社会のパラドックスを始め、基礎知識編（第8章〜第11章）で紹介する内容などを理解したうえで、把握可能感覚を高め、自分が今の状況で何ができるのか（処理可能感覚）を身につけていきましょう。

看護で有名なナイチンゲール氏は、健康についてこのように述べています。

健康とは何か？　健康とはよい状態を指すだけでなく、**われわれが持てる力を十分に活用できている状態**を指す。

※「ナイチンゲールの名言集」（https://nightingale-a.jp/words-of-nightingale-edit/）より引用

つまり「健康になるために生きる」のではなく「**生きるために健康になる**」のです。そして私たちが持てる力を最大限に活用できる状態でよい仕事をし、趣味を楽しんで友人や家族との時間を過ごし、そのときそのときを快活にいきいきとあり続けることが、健康であり続けることの意味なのです。

私たちは、現代の文明社会や周辺環境といった外部要因という荒波に翻弄されてしまいがちです。そんな中でも環境に流されっぱなしになってしまうのではなく、さまざまな情報を知り、**自らの意志で、自分の生き方を選択して、一瞬一瞬を精いっぱい生き抜く**ことが後悔しない生き方ではないでしょうか。

まとめ

- ■ 健康は単に身体だけの話ではなく、あなたの多面的な状態全体としての健全性として考えなければならない
- ■ 心と身体は不可分であり、さらに個人と社会も密接にかかわり合っている
- ■ 健康とは、将来、長生きするためだけでなく、「今、ここ」を精いっぱい生きるためのよい状態であり、よい状態であり続けようとすることが大切

筆者の「心を身体が支えた」話

　第1章で、筆者が東京から愛媛に引っ越した話を少し記しましたが、知人がいない新しい土地に移ってから、仕事上のトラブルや精神的不安でかなりまいってしまいそうな時期がありました。

　その心のトラブルをなんとか踏みとどまらせ、乗り越えさせてくれたのが「走ること」でした。

　東京では運動をほとんどしていなかった筆者が、愛媛移住後、あるきっかけでたまたま走ることに目覚めて、走ることにのめり込みました。精神的に苦しい時期も、走ることでリセットすることで、どうにか乗り越えられたと感じています。

　あとになって、ランニングが「うつ病の運動療法」として効果があると知って「確かに」と気づいたのです。

第 3 章

なぜ健康行動は続かないのか？

担当：懸田

健康になりたい、そんな意識を持っている人は少なくないはずです。

それでも健康行動がなかなか続けられないのはなぜなのか、本章では行動変容のメカニズムをもとに、継続するための方法を考えていきます。

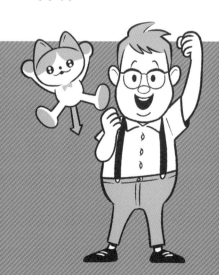

継続が難しい健康行動

　第2章ではあらためて健康の定義について考えました。心身ともに健康に向かっていきたい、と思えたら、ひとまずはチャンスです。

　何か新しいことを始めるには、ささいでもきっかけが必要です。本書を手に取ったこともその1つでしょう。新たな気持ちでチャレンジしてみよう、と前向きになってスタートを切れるのであれば、それは素晴らしいことです。

　きっかけがあって新しい行動を始めることはできますが、その行動を一定期間続けること、成果を出すこと、そして生活習慣化になって人生の一部になるには、地続きのようであっても、途中にいくつも落とし穴が潜んでいます。

　筆者（懸田）も、過去に何度も始めてみたものの挫折した経験が多数あります。本章では、始めたあと継続するため、生活習慣にするためには何が必要なのかを考えてみたいと思います。

　本書を手に取った皆さんの中には、ダイエットが続かない、運動が継続できないという経験をお持ちの方も多いのではないでしょうか。

　厚生労働省が毎年実施している「国民健康・栄養調査」によれば、令和元年度で運動習慣を6カ月以上続けている人の割合は、20歳以上の総計で男性が16%、女性が17.7%です。つまり、男女ともに2割程度の方しか運動習慣を持っていないと言えます[1]。

　他にもサントリーが2020年に実施した健康意識への調査結果によれば、

※1：厚生労働省「令和元年 国民健康・栄養調査結果の概要」
　　（https://www.mhlw.go.jp/content/10900000/000687163.pdf）

約**60%**の人が健康意識が高まって行動に移したという結果がありましたが、それが習慣化できている人の割合は**全体の36.5%**だそうです[2]。

　これらの結果を踏まえると、運動習慣などの健康意識を持ち、持続できている人は全体の**30%以下**のようです。それぞれが健康意識を高めて行動し始めたものの、それが継続できている人は少数派になってしまう現実が垣間見えます。

　そこで本章では「なぜ健康行動が継続できないのか？」について考えてみることにしましょう。

行動変容ステージモデル

　健康のために行動を変える（行動変容）ための方法論で有名なのが、**多理論統合モデル**（TransTheoretical Model：**TTM**）です。TTMでは**行動変容ステージモデル**というものが提唱されており、厚生労働省の保健指導ガイドラインとしても使われています[3]。このモデルによると、行動変容は次に示す5つのステージがあるとされています。

- 前熟考期：6カ月以内に行動変容に向けた行動を起こす意思がない時期「考えても、思ってもいない」
- 熟考期：6カ月以内に行動変容に向けた行動を起こす意思がある時期「やったほうがいいかな？」

※2：サントリー100年ライフプロジェクト「ウェルビーイング トレンドサーベイ2020」. (https://www.suntory.co.jp/news/article/mt_items/SBF1053.pdf)
※3：「標準的な健診・保健指導プログラム【平成30年度版】」(https://www.mhlw.go.jp/stf/seisakunitsuite/bunya/0000194155.html)

- 準備期：1カ月以内に行動変容に向けた行動を起こす意思がある時期
  「ちょっとだけ試してみた」「調べてみた」
- 実行期：明確な行動変容が観察されるが、その持続がまだ6カ月未満
  「始めてみた」「誘惑に負けそう……」
- 維持期：明確な行動変容が観察され、その期間が6カ月以上続いている
  「すっかり当たり前になった！」

　ステージモデルという名前からも、これらのステージ（状態）が順番に流れていき、最終的にゴールの維持期までたどり着くように思うかもしれません。しかし、実際にはそんなに単純ではありません。

　準備まではやるけど、結局実行できなかったり、いったん実行してみたけど、やっぱりやめてしまったり、各ステージから別のステージに移る道筋はいくつもあります。実際TTMにおいても、スパイラル状に上昇していくイメージで維持し続けていくとされています。

失敗体験と行動変容ステージモデル

　それでは一例として、筆者（懸田）のこれまでの健康行動の挫折経験をこのステージモデルで表現し、実際にどのような変遷になったかを見てみましょう。

ジム通いの挫折経験

　30代前半の頃、自宅からすぐ近くにある区の体育館にはプールやトレーナーが常駐するトレーニングジムがあり、一念発起してシューズやウエア

を買いそろえ、通い始めることにしたのです。

　ジムでは、さまざまなトレーニング機器の使い方を教わり、ストレッチ、フィットネスバイク、機器でのトレーニングを行っていました。しかしそのうち、トレーニング機器の待ち時間や、利用における細かなルールなどが気になり始めました。仕事で帰りが遅くなり、営業時間に間に合わないことも多々ありました。

　致命的だったのは、単純な動作の繰り返しにはすぐに飽きてしまう筆者の性格です。値段も安く、家からも近く、トレーナーも常駐していて、本来文句の付け所がないはずなのに、「楽しい」「続けたい」と思えず、実行期から維持期に行くことなくやめてしまいました。

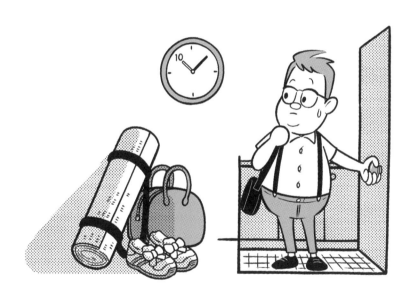

食事制限の挫折経験

　同じく30代前半の頃、体重を減らしたいと食事制限を行ったことも何度かありました。1回目は9品目ダイエット、2回目は昼食抜きで1日2食ダイエット、といった具合です。

　いずれも成果がちゃんと出て、体重も10kg程度は落ち、習慣化したと感じていました。しかし最終的には継続できませんでした。

　9品目ダイエットのときは、食材を毎食9品目そろえるのが大変になって続きませんでした。昼食抜きダイエットのときは、徐々にお昼に軽食をつまんでしまったり、同僚とお昼を食べる習慣がなくなってしまったのが苦になったりして、結局ダイエットよりも同僚との食事を選んでしまいました。

　こうして、食事制限で体重を減らそう、という試みは挫折してしまったのです。ジム通いと同様に、実行期から維持期に行かずにやめてしまいました。

自転車通勤の挫折経験

　続いて30代半ばの頃には、自転車通勤にもチャレンジしたことがありました。当時通っていた職場へは電車だと1時間以上かかるのに、自転車だとなんと半分の時間で通勤できると知ったからです。また、自転車通勤は終電の時間を気にしなくてよいという利点もありました。

　決して自転車通勤は運動のために始めたわけではありませんでしたが、結果的に身体もスリムになり、妻にも褒められご満悦でした。

　しかし、転職で移動距離が片道20kmにもなり、何度かトライしてみたものの、電車通勤に戻りました。

　それからも「そのうちまた自転車で通いたい」という気持ちを持っていましたが、結局再開することはなく、徐々に体形も元どおりになりました。せっかく実行期から維持期に移行したにもかかわらず、状況の変化に適応できずにやめてしまいました。

習慣化すれば安心?

　いくつかの筆者の失敗談を例に、行動変容ステージモデルの変遷を紹介してみました。

　最初の「ジム通いの挫折」は、典型的な継続できない失敗パターンでした。まず、始める動機づけがあいまいですし、目標設定もありません。何となく始めて、何となくやめてしまいました。ジムとしての環境条件は大変よかったのにもかかわらず、自分自身の動機づけが弱く、性格的に合わないことも重なって継続できなかったのだ、と今になってわかります。

　食事制限は、効果は出ていたのですが、続けること自体がつらくなったためにやめてしまいました。一方、自転車通勤のときは、効果は出ていて、継続に前向きだったのですが、環境が変わって継続が難しくなり、自然消滅してしまいました。

　たとえ成果が出ていても、継続することが難しくなれば、やはり続きません。成果が出そうな別のやり方を探せばよかったのかもしれませんが、実際にはそれもできず、当時はそのような考えすらありませんでした。

習慣化の逆戻りプロセス

　このように、習慣化したあとは安定して維持できるのかというと、必ずしもそうではないのです。これを**逆戻り**と呼びます。

　運動習慣の逆戻りのプロセスは、次の表のような過程をたどるとされて

います。

プロセス	内容
スリップ（slip）	1、2回の停止
ラプス（lapse）	1、2週間の停止
リラプス（relapse）	1、2カ月間の停止
コラプス（collapse）	完全な停止

　これらのプロセスは、天候・体調・旅行・生活環境の変化などでたびたび発生します。スリップやラプスは誰しもが経験するものですが、リラプスに陥ると元の状態に復帰するのが難しくなる可能性が高まります。そのため、1〜2週間の停止であるラプスにどのように対処していくかが、習慣化を維持するためのカギの1つとなります。

　先に上げた失敗事例をひもとくと、いずれもだんだん回数が減っていき、いつしか習慣が失われてしまいました。つまり、**ラプスをどう乗り越えるかの対策がなかった**と言えるのです。

継続できない理由は何か

　先に紹介した、厚生労働省の「国民健康・栄養調査」では、健康的な食習慣・運動習慣の妨げとなる理由として「特にない」「仕事が忙しい」「面倒くさい」がトップ3を占めていました。同じく先に紹介した、サントリーのアンケートの結果では、健康行動ができていない理由のトップ3は「意志が弱い」「お金がかかる」「時間が取れない」でした。

　これらの理由を行動変容ステージモデルに照らし合わせてみると、次のようになります。

■「特にない」：前熟考期→熟考期に移行しない
■「仕事が忙しい」「お金がかかる」「時間が取れない」「面倒くさい」：熟考

期→実行期に移行しない

■「意志が弱い」：実行期→維持期に移行しない

　ここからは、なぜこれらのステージの移行が行われないのかを考えてみましょう。

行動が一時停止しないために

　行動変容ステージモデルでは、ステージを遷移する際に、次のような10の変容プロセスがあるとされています※4※5。

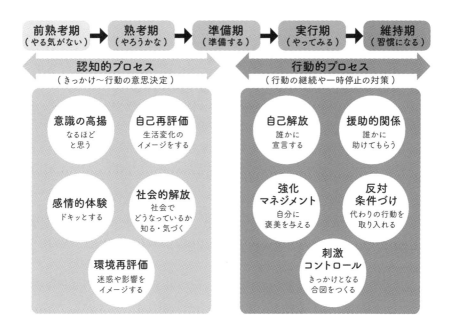

※4 : Prochaska, J. O., DiClemente, C. C. & Norcross, J. C. In search of how people change: Applications to addictive behaviors. _Am Psychol_ 47, 1102–1114(1992)

※5 : 『健康運動指導士養成講習会テキスト　下』公益財団法人 健康・体力づくり事業財団 著、公益財団法人 健康・体力づくり事業財団 刊

習慣化の逆戻りプロセス

平たく言うと、認知的プロセスとは**行動のきっかけから意思決定の支援**、行動的プロセスとは**行動の継続や一時停止を防止するための過程**のことです。継続できないという結果は、たとえ行動を始めても、何らかのきっかけで行動が一時停止してしまい、そこから逆戻りプロセスをたどって完全停止することにより起こるのです。

　完全停止のリスクが高まる週単位の停止を乗り越えるためには、行動の一時停止状態をいかに乗り切るかの工夫が必要です。例えば、一時停止しないように代替行動を取り入れる（反対条件づけ）、専門家の助けを借りる（援助的関係）、継続の報酬として自分にご褒美をあげる（強化マネジメント）などの方法が考えられます。

継続のための3つのポイント

　これまで述べた継続できない理由に対して、本書で強調したい3つのポイントを紹介します。

①自己効力感を高める

　人は、何か行動を起こそうとする前に、2つの予測を行います。1つ目は行動ができるかどうか（効力予期）、2つ目は行動によってどのような結果が出るか（結果予期）です。そして、この効力予期があること、つまり、自分でもできそうと感じることを、**自己効力感（セルフ・エフィカシー）**と呼びます。

　最初に試してみようと考えて行動したときは、少なからず自己効力感はあるはずです。しかし、行動を継続できなくなる場合には、自己効力感が

下がっている可能性があります。

　自己効力感を高めるには次の4つの方法があるとされています[6]。

1. 達成経験：振る舞いを実際に行った成功体験
2. 代理経験：他人の行動の観察する
3. 言語的説得：自分・他者からの言葉による説得
4. 生理的状態：感情や生理的反応の変化の把握

　1つ目の方法は、**自分で成功体験を積むこと**です。初めて行うことであっても、それをこれならできそうというレベルにまで敷居を下げることで自己効力感が増し、さらに実行することで成功体験を積んでさらに自己効力感を高めることができます。一方、成功体験を積めないと自己効力感は下がってしまいます。

　2つ目の方法は、**他者の行動の観察**です。自分はやったことがなくても、他人が実際にできているのを見たり、経験談を聞くことで「あの人がやっているのであれば、自分でもできそう」と自己効力感が高まります。一方「あの人だからできたんだ、自分には無理だ」「あの人と比べて、自分はダメだ」と考えてしまうと自己効力感は下がってしまいます。

　3つ目の方法は、**自分や他者からの声がけ**です。例えば専門家に「とてもいいですね、この調子でいきましょう！」と評価の言葉をもらうことで自己効力感は高まります。一方「それではダメです、間違いです」と言われると自己効力感は下がってしまいます。

　4つ目の方法は、**身体や心の状態を知ること**です。例えば苦しかった階段の上り下りが、ある日ふと「苦しくない」と感じたとき、自己効力感は高まります。一方、これまで楽だったことが苦しく感じてしまうと自己効力感が下がってしまうかもしれません。

※6：Bandura, A. Self-efficacy: Toward a unifying theory of behavioral change. Psychol Rev 84, 191–215 (1977)

継続のためには、できるだけ自己効力感を下げずに、高めることを行っていくことが重要となります。

驚きの身体年齢で一念発起？

筆者（懸田）が「このままではいけない」と思い知らされたきっかけの1つは、実家を訪れて体重計に乗ったことでした。ちょうど40歳頃、実家ではオムロン社製の体組成計を使っていたのですが、この機種は体重だけでなく体脂肪率や身体年齢なども測定できる高性能なものでした。

お風呂上がりに面白がって測定してみると、身体年齢が「48歳」と出ました。実年齢よりも大幅に高い結果が出たのでそれなりにショックだったのですが、それだけならその場できっと流してしまったことでしょう。

問題は、実父の測定値を聞いたときでした。筆者の父は野鳥の写真撮影が趣味で、休みの日にはカメラを持ってあちこちを歩き回る人です。そのため年齢の割にはよく身体を動かす人だとは思っていましたが、当時70歳の父の身体年齢は筆者よりも**若かった**のです。さすがにこれには絶句しました。

このできごとは、唯一ではないにせよ、筆者の生活習慣を変えるきっかけになったことは間違いありません。

②自律的動機づけ（自己決定理論）

　ベルギーのルーヴェン・カトリック大学で、人の感情の持続時間の違い
を調べた興味深い研究が行われました。その結果によると、恐れや羞恥心、
嫌悪といった感情は持続時間が非常に短い（1時間以内）のに対し、喜び、
希望、満足感といった感情は持続時間が長く（24時間以上）なったという
のです[7]。

　この結果から読み取れるのは、否定的な感情（危機感、羞恥心、不快感
など）は、そのときの行動のきっかけとしては有用かもしれないが、持続
しないということです。そういえば、ことわざにも「喉元過ぎれば熱さを
忘れる」という言葉がありますね。

　最初は危機意識で始めたとしても、継続のためには、その行為自体が楽
しかったり満足したりする、あるいは未来のなりたい姿をイメージして前
に進みたいと思う「ワクワク感」などのポジティブな感情が必要です。

　運動を継続している人が何を動機としているかについて調べた研究[8]に
よると、継続者の動機では運動継続することで得られる利益のためという
よりも運動そのものから得られる効果のほうがより高く現れていました。
特に、運動がもたらす楽しさや高揚感という要因について、継続できない
人と比べて最も大きな差が出ていました。

　何かの目的（健康になりたい、など）、義務感、行動の便益のために行う
のではなく、**行動そのものが楽しいから実行している**ということです。

　この状態を**内発的動機づけ**と呼びます。「行動そのものが楽しい」という
状態まで持っていければ、手段と目的が一体化されて簡単に続けられるよ
うになります。

　とはいえ、いきなり内発的動機づけを目指すのは難しいのも事実です。

※7： Verduyn, P. & Lavrijsen, S. Which emotions last longest and why: The role of event importance and rumination. Motiv Emotion 39, 119–127(2015)

※8： 江口泰正, 井上彰臣, 太田雅規 & 大和浩「運動継続者に見られる継続理由の特色」日本健康教育学会誌 27, 256–270(2019)

そこで最初は、外発的動機づけ（義務・報酬・危機意識など、外部で与えられた動機づけ）によって始める必要があります。

外発的動機づけにもいくつかの段階があると言われています。最初は「誰かに言われたから行う」「やらないと恥ずかしいから行う」のように、「仕方がないから始める」動機づけの状態から、「自分の価値と合うので行う」「生き方の一部として行う」というように「自分で選択したうえで行動する」という状態に変わってきます。

自分で行動を決めて実施する状態を先に紹介した内発的動機づけを含めて**自律的動機づけ**と呼びます。自律的動機づけ状態になることで、行動の継続性がより高まります[9]。

最初のきっかけは何であれ、自分で選んで行動をしているという自律的動機づけに変化させていくことが、継続のためには必要不可欠なのです。

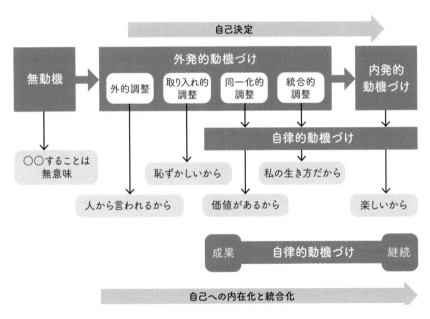

※ http://www-2022.h.kobe-u.ac.jp/sites/default/files/general_page/ikiikisiryou_2.pdf をもとに作成

※9：Deci, E. L. & Ryan, R. M. The "What" and "Why" of Goal Pursuits: Human Needs and the Self-Determination of Behavior. _Psychol Inq_ 11, 227-268(2000)

③継続的なフィット感の調整（環境適応）

　最後に、短期的な実行を超えて、継続し、生活習慣として定着し続けるために不可欠なのは、状況へのフィット感です。ここで言う状況とは、あなたの日常生活・環境・身体の状態・個性などのことです。

　「運動」の意味でよく使う**フィットネス（fitness）**という言葉は、もともとはフィット（fit）つまり「ピッタリ合う、適合する」という単語が転じて「健康であること」という意味が付け加わりました。先ほどのフィット感は、この語源どおり「**ピッタリ合う、適合する**」という意味です。

　身体によいと評判だが、非常に高価なスーパーフードを例にすると、そのスーパーフードを定期的に購入できるような経済状況がなければ、（一時的ならまだしも）購入を継続できないことがわかります。また、身体が重たいにもかかわらずいきなりジョギングを始めると、膝を痛めるリスクが高くなります。ケガをするとしばらくは中断せざるを得ないでしょう。他にも忙しくて続けられないという理由は、健康行動を継続するうえで常に大きな障害となります。忙しい・時間がない、というのも1つの状況であり、制約だと言えます。

　こうしたさまざまな制約の中では「**無理なくできるのか？**」という視点が不可欠です。頑張らないとできないことは、どこかに無理が生じているからです。

　「有名人がやっていたから」「著名な専門家が提唱しているから」「友達がやっているから」「効果がありそうだから」「科学的なエビデンスがあるから」などの言葉は、あなたが行動を継続できるという保証をしてはくれません。なぜなら、**手法の提唱者を取り巻く状況と、あなたの状況は異なるからです**。多くの人が実践して効果が出て継続できている方法はいくつもありますが、あくまでもそれは確率の問題であって、あなた自身にフィットするかどうかは別問題なのです（もしまねるのであれば、できるだけ自分に近い人の行動を参考にするとよいでしょう）。

　たとえ何かを我慢して継続していたとしても、その我慢はいつか負担と

なって継続が途切れてしまいます。無理をしては結局続きません。自分自身で、環境・身体の状態・好みといった状況の中で、無理なく続けられる、自分や環境にフィットしたやり方へと最適化していく必要があるのです。

　そしてその最適化は、あなたの生活が変わるたびに変化・適応させていく必要があります。つまり**あなたの環境に適応し続ける**ことが重要なのです。

第 4 章

フィット感を「アジャイル式」で手に入れよう

担当：懸田

本章では、無理なく健康行動を継続していくための考え方として、ソフトウェア開発の方法論として始まり培われてきたアジャイルソフトウェア開発と、それを応用した「アジャイル式」とは何かについて解説します。

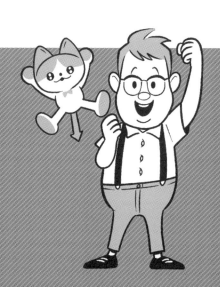

アジャイルとは何か

　アジャイルとは、もともとは英語の「Agile（機敏な）」という意味の単語です。20世紀終わり頃から始まったアジャイルソフトウェア開発（以下、アジャイル）と呼ばれる、世界的に広まっているITシステムのソフトウェアを構築する際の進め方についての考え方や原則、具体的な取り組みの総称を指します。

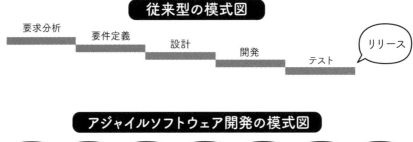

従来型の模式図

要求分析　要件定義　設計　開発　テスト　リリース

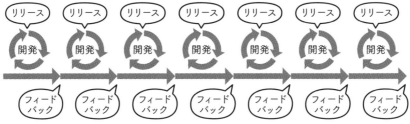

アジャイルソフトウェア開発の模式図

リリース　開発　フィードバック（×7）

　従来、ソフトウェアは、顧客の要望をもとに「分析」→「設計」→「開発」→「試験」→「納品」という一連の流れで開発・構築されてきました。それぞれのフェーズは原則として後戻りしないため、この方法はウォーターフォール型（滝のように水は下流に流れる一方である）とも呼ばれることがあります。

　しかしITシステムが複雑になってくると、最初に「欲しい」と思ったも

のがあとで必要でなくなったり、当初は思いも寄らない機能が必要なことがわかってきたり、という状況になることが増えてきました。

さらに、ITシステムを取り巻く社会変化がものすごいスピードになってきた現在では、例えばたった2年後でも、何が必要なのか、もはや誰にもわかりません。今必要とされるITシステムを素早く提供し、その結果をもとにさらに必要な機能を明らかにして、継続的に追加しながら全体を作り上げていく必要が出てきたのです。

「変化に抵抗するのでなく、変化を喜んで受け入れ、その時々の環境に適応したITシステムを継続的に作っていく」のがアジャイルソフトウェア開発の骨子です。

アジャイルについての要点をまとめた「アジャイルソフトウェア開発宣言」という宣言文[1]があります。

> 私たちは、ソフトウェア開発の実践
> あるいは実践を手助けをする活動を通じて、
> よりよい開発方法を見つけだそうとしている。
> この活動を通して、私たちは以下の価値に至った。
> プロセスやツールよりも**個人と対話**を、
> 包括的なドキュメントよりも**動くソフトウェア**を、
> 契約交渉よりも**顧客との協調**を、
> 計画に従うことよりも**変化への対応**を、
> 価値とする。すなわち、左記のことがらに価値があることを
> 認めながらも、私たちは右記のことがらにより価値をおく。

この宣言文に凝縮されているように、最初に決めたことを粛々とこなしていくのではなく、顧客と対話を繰り返して協調しながら、実際に動くも

※1：「アジャイルソフトウェア開発宣言」
　　 https://agilemanifesto.org/iso/ja/manifesto.html

のを作って試してみて、その結果を元に本当に必要な機能を漸進的に作り上げていきます。そうすることで、変化に対応したITシステムが出来上がっていきます。

　アジャイルで作り上げるITシステムは、最初は小さくちょっとだけ動かせるような機能しかありませんが、少しずつ機能を改善したり追加していくことで、徐々に全体像が現れていきます。このプロセスのことを、「**有機的プロセス**」とも呼ぶことがあります。生き物が、徐々に成長を遂げて周辺環境に適応していくように、少しずつ社会変化や利用者の手になじみ、役に立つITシステムが生まれ成長していくのです。

アジャイルと健康

　ここで、筆者らの出会いを簡単に紹介します。

　懸田はITエンジニアとして、アジャイルが日本に紹介された2000年から研究・実践・指導してきました。福島もアジャイルを実践し、社内のアジャイル導入支援や教育コンテンツの作成などに携わっていました。

　筆者ら2人が出会ったのはアジャイル研修コンテンツの作成プロジェクトでした。アジャイルによって製品をどのように作り上げていくかという研修を一緒に作り上げ、実際に提供していたのです。

　その後、福島は会社をやめ、産業保健師を目指して大学に入り直し、看護の勉強・実習を重ねて念願の保健師となりました。一方懸田は、地方移住をきっかけに生活習慣や自身の健康を見直してさまざまな試行錯誤を繰り返して人生が大きく変わりました。

　ともに異なる道のりで健康に向き合い、再び出会ったときに、健康とアジャイルというまったく異なる両者について、大変似通った見解を持って

いることに気づきました。

健康とアジャイルの関係

　両者に共通するのは、環境に適応しながらよりよい状態に向かい続けるプロセスです。

　アジャイルは、顧客に価値あるプロダクトの提供を目指し、少しずつ作り、フィードバックを受けながら改修していくプロセスです。一方、ポジティヴヘルス（第2章）などの健康の概念も、よい状態に向かって身体のフィードバックをもとにそのときできることを試行錯誤し、環境に適応していくプロセスや考え方、能力です。

　ITシステムのような人工物ですら、アジャイルのような有機的プロセスで作り上げられていきます。私たち自身が有機体そのものであり、環境の変化に適応して調和を取り続けていかなければなりません。筆者はこの方法を、これまでなじんできたアジャイルから借りて**アジャイル式**と呼ぶことにしました。

改善とカイゼンの違い

　もう1つ、**カイゼン**（カタカナ表記した「改善」）という言葉を本書では用います。世界的な自動車メーカーであるトヨタで行われている「**継続的**

な仕事のやり方の改善」のことをカタカナでカイゼンと表記することがその由来です。アジャイルにおいてもカイゼン（KAIZEN）が重要な活動となっています。

ITシステムの改善にとどまらず、仕事のやり方や環境をふりかえり、よりよい取り組みを導入したり、有効ではなくなったやり方をやめてムダを取り除いたりと、カイゼンには終わりがありません。

私たちの生活を取り巻く環境は変化し続けています。そのような環境変化に敏感になり、より無理がなく、効果的で、心身ともにいきいきした調和を取り続けて健康に向かい維持し続けるプロセスのことを、本書では**アジャイル式健康カイゼン**と呼ぶことにします。

具体的には何をするの？

アジャイル式健康カイゼンでは、目指したい未来像や目標を設定し、そこに向けて試したいアイデアを選び、一定期間で実験して評価することを繰り返していきます。そして定期的に目標に到達したかを省みて、変更の必要があれば目標や未来像も随時変えていきます。

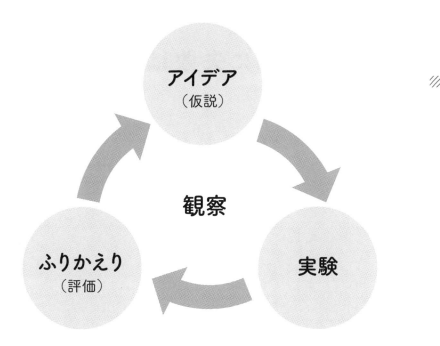

　ビジネスの世界で「PDCA」という改善プロセスの用語を聞いたことがある方も多いかもしれません。計画を作り（Plan）、それを実施して（Do）、結果を検証して（Check）、次の改善アクション（Act）を決めて、再度計画を立てる、という流れです。専門家がクライアントの健康改善を進めていく際にも、上記のようなプロセスが基本となっています。

　しかしここで紹介するアジャイル式では、専門家の力も借りますが、基本はあなた自身で、自分のライフスタイルをカイゼンしていくことになります。そのため「計画」「実施」「結果」のように重くなりすぎないように、「アイデアを試して、実験を繰り返す」というカジュアルさを重視しています（具体的なプロセスの詳細は第7章で解説します）。

アジャイル式に失敗はない

アジャイル式では「失敗」は存在しません。

試してみて、うまくいかないことはあるかもしれませんし、自分に合わないこともあるかもしれません。しかしそれらは「失敗」ではなく「学び」と考えます。うまくいかなかったなら「うまくいかないやり方がわかった」という学びなのです。

第1章でも述べましたが、現代は社会全体で意図せず不健康になる状況を作り出していますし、誰もが仕事や生活で必死に生きています。そのため、その中で自分に合うやり方や習慣を見つけだすのは、決して簡単なことではありません。そういう大変な状況で、何かやったときに自分自身で「失敗」という評価判断をしてラベリングし、自己肯定感を下げることにはまったく意味がありません。

地球上の生物は、長い年月の中でそれぞれの環境に適応する形で進化してきました。私たちも、人生という短い時間の中で、その時々の状況に適応し、調和を生み出していく必要があります。

人生の中で、私たちはさまざまな実現したいことに出会いますが、健康的なライフスタイルはその実現のために必要な要素です。

健康的なライフスタイルを生きるにあたり、きっかけは専門家を含めていろいろな人が与えてくれます。しかし、最終的には、自分自身で実験を繰り返しながら、あなたの状況にフィットしたライフスタイルを見いだしていくほかありません。

そう考えてみると、アジャイル式健康カイゼンとは、単に健康的な生活を実現するだけでなく、**自分の人生を作り上げる大きなプロセスの一部な**のです。

さぁ、あなたも、アジャイル式健康カイゼンに飛び込んでみましょう！

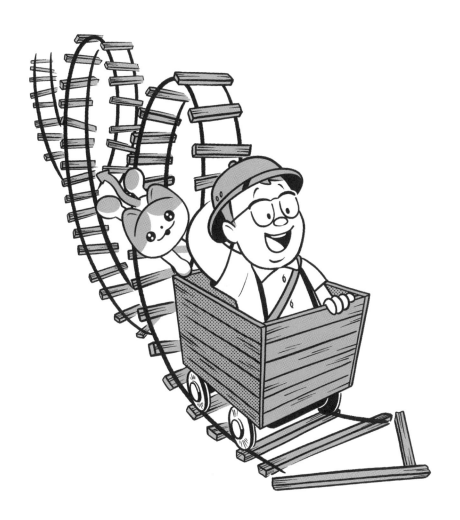

第 5 章

アジャイル式カイゼンの価値と原則

担当：懸田、福島

本章では、健康行動につなげるために、より具体的にアジャイル式健康カイゼンの価値と原則を定義します。繰り返し本章の内容を読み込むことで、以降の章の理解が深まるはずです。

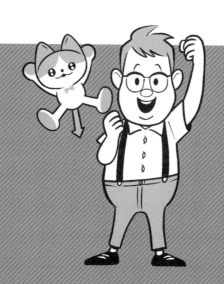

本章では、アジャイル式の健康カイゼンを行ううえで、覚えておきたい価値（大事にすること）と原則（行動の指針）を紹介します。これらは、第4章で紹介した「アジャイルソフトウェア開発宣言」に書かれている宣言文や原則をイメージして書き起こしました。

　これらの価値と原則は、具体的な取り組み（ダイエット・運動など）を実践するうえでの、基本的な考え方や作法です。私たちはつい具体的な取り組みに飛びついてしまいがちですが、より高い効果を得るために、具体的な取り組みの根底に流れる考え方を知っておくことがとても重要です。

　ぜひひととおり眺めてみて、あなたがこれまで「やってきたこと」や「やろうとしていたこと」と何が異なっているのか、そして、なぜ「価値と原則」が必要とされるのかについて、ぜひ自分なりに考察をしてみてください。

価値

　「価値」とは、生活習慣をカイゼンしていく際に大事にすることです。本書では、筆者（懸田）の経験をもとにして、次の5つの宣言文としてまとめてみました。

- プロセスやツールから、自分との対話へ
- 部分的な取り組みから、全体的な取り組みへ
- 計画やルールに従うことから、状況変化への対応へ
- 短期的成果から、長期的継続へ
- 専門家への依存から、専門家との協調へ

これらの宣言文は、すべて「Aから、Bへ」という形式になっています。これは「Aも大事にするけど、よりBを大事にする」という「A＜B」という意味と、「最初はAを大事にしてもいいけど、少しずつBも大事にしていきましょう」という「A→B」という2つの意味が込められています。

プロセスやツールから、自分との対話へ

さまざまな情報がありますが、その中で自分が実施してみて効果を実感し、なおかつ継続できるのはどれほどでしょうか？

現代社会において、健康をテーマにした情報は、膨大な量が日々発信されています。健康情報の洪水といっても過言ではありません。

それらはいずれも「決定的」「究極」「科学的」「医者がすすめる」といった効果効用や確からしさをうたっています。しかしこれらのキャッチコピーが乱立し、さまざまな方法論があるからといって、自分の環境でまったく同じ効果が得られるかというと、それははまた別の話です。

効果のありそうなやり方を参考にすることは大事ですが、それ以上に大切にしたいのは**自分との対話**、つまり日々の自分の感情・身体の感覚・痛みなどに耳を傾けるということです。

心や身体の調子、違和感といった、身体が発するわずかな感覚を味わい、何を訴えているのを読み解いてみましょう。傷んでいる食べものを食べたらお腹が痛くなりますが、これはとてもわかりやすい例であり、「傷んだものは食べてはいけない」という身体のメッセージです。

例えば「朝起きてもスッキリ目覚められない」としたら、その感覚から身体が何を訴えているかを想像して必要な対応を考えましょう。身体が発する感覚や湧き上がる感情は、あなたの身体が発するサインです。それを無視することなく丁寧に感じとり、正しい原因への適切な対応をしていくことのほうが、何か新しい取り組みを行うよりも大切なのです。

自分の身体が発するフィードバックをしっかり受け取ることを大事にしましょう。

部分的な取り組みから、全体的な取り組みへ

「○○だけダイエット」や「○○だけエクササイズ」は、どれだけ継続できるでしょうか?

何か1つを特定した取り組みはキャッチーかつシンプルで始めやすいのですが、それだけですべてがうまくいくかは疑問です。また、特定の何か（例えば炭水化物）を「仮想敵」として、食事制限などで対立する構図はわかりやすいのですが、いささか単純すぎるとも言えます。

最初は部分的な取り組みから始めても、少しずつ全体的な取り組みに変化させていきましょう。最初のきっかけは食事制限かもしれませんし、運動かもしれません。しかしそこから幅広い生活習慣へと範囲を広げていくことが継続のカギです。

例えば、全体的な取り組みへの意識があれば、ウォーキングだけから始めても、次に食事を見直し、睡眠や休養、そして日常生活の一つ一つの行動というように、より健やかな日常を送るためにオセロゲームのように変わっていくことになります。このように「部分的から始めて、全体に広げていく」ことで、カイゼンは部分的な取り組みではなく、生活全般に広がっていくのです。

そうなれば、「健康的な生活」という当たり前な状態を維持する形に変わっていくことでしょう。「部分から全体へ」というのは **きっかけとなる行動から始めて、行動の元となる意識を変えていくこと**とも言えるのです。

計画やルールに従うことから、状況変化への対応へ

決めたから、言われたから、といって何も考えずにひたすら計画どおりに動いていませんか?

最初は、本に書いてあるとおりに「専門家の提示しているルールや計画」や「自分で決めたルールや計画」を守って粛々と行動しようとするかもしれません。もちろん、右も左もわからない最初のうちは、言われたとおり、

書いてあるとおりに行うのも大切です。

　しかし、その決めたことが身体や環境の変化を考慮していなければ、状況に合わないため、その行動を続けることでかえって無理が生じる場合があります。例えば、脚が痛むにもかかわらず、一度決めたからといって無理して走り続け、ケガを悪化させてしまうような場合です。

　状況に応じて休養したり、強度や頻度を下げたり、もう少し楽なところから始めたりなど、工夫する余地はいくらでもあります。決められた・決めたことを機械的に守るだけでなく、**そのときのあなたの状況に応じた行動**を取るようにしましょう。

　アジャイル式は「変化に適応していく」ということです。常にあなた自身の状況の変化に敏感になり、常に、計画やルールよりも、今の状況との調和を大事にしましょう。

短期的成果から、長期的継続へ

　気がつけばまた元どおり。それを繰り返しているばかりで、いつになったら継続できるのでしょうか。

　短期的に成果を出せると、とても気持ちがよいものですし、そのときは達成感もあります。しかし、そこでやめてしまって、少しずつ元の体形・体重・健康状態に戻ってしまっては成果を出したときの勢いが続きません。

　身体や心、生活環境も、継続することでゆっくりと深く変わっていきます。そのことを重視しましょう。たとえ最初は小さな変化であっても、長期的に継続していくことで大きな変化へと育てていくことができます。短期的に作った生活習慣は、同じように短期的になくなってしまうリスクがありますが、じっくりと生活に組み込んだ習慣はすぐにはなくなりません。

　もちろん、目が覚めるような短期的な結果はとても魅力的です。しかし短期間で元どおりになってしまうのであれば、その結果にさほど意味はないでしょう。モチベーションを高めるためであったり、成功体験を得るための成果は大事ですが、短期で大きな成果を上げることばかりに着目して

しまうと、継続についての工夫がおろそかになってしまうかもしれません。そして何より、短期間での大きな変化は、身体や心にとってはむしろ負担となります。

常に、**長期的な継続の視点**を持つことに目を向けるようにしましょう。

専門家への依存から、専門家との協調へ

専門家にただ従うだけになってしまっていませんか？

私たちの周りには、心身や健康に関するさまざまな専門家がいます。そのそれぞれが専門的な教育を受けて、クライアントのために日々考えて実践を続けています。彼らは、心身についての問題・疑問・相談があるときには、とても頼もしい存在です。自分だけでは気づけないことも気づかせてくれるなど、自分以上に心身を知ってくれる存在だといえます。

しかし忘れてはいけないのは、**あなたの心身や生活習慣の専門家はあなた自身**だということです。自分の心身が何を感じているか、日々どのような生活をしているか、そして自分がどのような方向に向かって生きていきたいか、それらを考えるのは専門家の役割ではなく、あなたの役割なのです。

専門家の所見やアドバイス、提案は大変貴重ですが、その前に**自分自身が、自身の心身や生活について自分なりの状況を認識し、仮説や疑問を持ち、そのうえで専門家に相談するようにしましょう**。何から何まで専門家の言うことをうのみにして頼りきりになるのではなく、「自分自身の専門家」として考えや意見を持ち、主体的に専門家と協調するべきです。

自分の状況や意見、希望をはっきりと専門家に伝えることができなければ、あなた自身のことは誰にも伝わりません。**自分で前向きに考え行動する前提条件があって初めて**、専門家の力を借りながらよりよい生活習慣へと変化させていくことができるのです。

原則

　ここからは、カイゼンに関しての原則をまとめてみます。原則とは「具体的な取り組みを行ううえで守るべき指針」であり、自分で何か工夫して具体的な改善方法を考えるときに、参考となる基本的な指針でもあります。

　具体的な工夫に取り組む前にこの行動指針を一度ひととおり眺めておくと、より失敗しにくく、うまくいくはずです。

- 小さなステップ
- なりたい姿（ビジョン）
- 実験
- 計測・可視化
- リズム
- 楽しさ
- コミュニティ・仲間づくり
- 目的の多重性
- 度合い思考
- 無理なし
- 心のゆとり

小さなステップ

　いきなり高いハードルを乗り越えようとすると、難易度が高く続けられません。最初に道具をそろえてモチベーションを高めても、それだけで継続するのは困難です。人によっては何かを買っても、途中で飽きてムダにしてしまうかもしれません。

したがって、まずは**始める**ことが苦にならず、**継続できそうなことから行いましょう**。何かの器材をそろえたり、準備をしないとできなかったりすることよりも、**今日明日すぐにでも始められること**を優先しましょう。

　そして、自分のできそうな**最も小さなステップから**スタートしましょう。それから、それを継続しながら少しずつレベルアップしていきましょう。そうすれば少しずつできることが増えていき、その結果、身体や心もより健康的になっていきます。

　そのように、少しずつ始めて、小さな成功体験を積み重ねることで「自己肯定感」を育てながら、徐々により広く・深い行動に変えていきましょう。

なりたい姿（ビジョン）

　何となく「やせなければ」「運動しなければ」と考えている方もいるかもしれません。しかし、その「○○しなければならない」という強迫観念や問題意識だけでは、何かを始めるきっかけにはなっても、第3章でも述べたように継続させることはできません。

　継続するために必要なのは、不安や恐れに駆り立てられた行動ではなく、目的意識や自分の意志にもとづく、未来のなりたい姿（ビジョン）です。

　まずは「あなたのありたい未来」をイメージしましょう。例えば「やせたい」や「運動しないといけない」と思い立ったのであれば、その理由は何でしょうか。そして、その先には何がありますか？

　「若い頃に着ていた服が着られるようになりたい」「夏の海で自信を持って水着姿になりたい」「フルマラソンを完走してみたい」など、何でもかまいません。あなたが本心から望むワクワクするなりたい姿を最初にイメージしましょう。

　未来のありたい姿をイメージして、そこに向かいたいと思うことこそが、人間の創造力を使っていることになります。なりたい姿は行動していくうちにどんどん変わっていきます。その場合はあらためてアップデートしていきましょう。

実験

　実際にやってみるとしっくりこなかったり、やる前には気づかなかったことに気づくことも多くあります。事前に念入りに調査をしても、やってみないとわからないことはたくさんあるのです。

　したがって、健康カイゼンの取り組みは、常に実験と位置づけましょう。そして、試した結果をもとに評価判断しましょう。別の言い方をすると取りあえずやってみて考えてみる、というわけです。

　実験であれば、必ず評価する期間が必要です。「自分の生活環境になじんでいるかの変化を見る」という意味でも、少なくとも1カ月間試してみてください。1カ月間継続できて効果も出ているのであれば、習慣化の可能性が高まります。

　逆に言えば、実際にやってみて自分に合わなそうだったり、効果を感じないときは、このまま続けるのかどうか、一度考えてみましょう。

　現代はさまざまな情報が飛び交う時代だからこそ、気になったらまずは実験しましょう。自分の生活習慣に合わなかったり、継続するのが難しかったり、効果を感じることができないならやめてしまえばよいのです。

計測・可視化

　身体の変化が目に見えるまでには時間がかかります。いくら継続性を重視するからといっても、日々の変化をまったく感じられないとモチベーションが続かないかもしれません。

　日々行っている小さな積み重ねが、未来の大きな成果につながることを実感したいと思うのは自然なことです。そのため、日々の行動や変化をどんなに小さくても計測・記録して可視化しておきましょう。

　スマートフォンやスマートウォッチを持っているならば、さまざまなアプリがさまざまな運動・食事内容・睡眠などの記録や計画づくりの助けになってくれます。単にウォーキングするだけであっても、アプリが提供す

るGPSを使った経路・距離・時間・消費カロリーなどを記録し続けている
だけで、モチベーションの助けになります。現在の状態が数値化されてい
れば「もうちょっと動こう」「ちょっと休もう」という気持ちが作りやすい
はずです。

リズム

　日々の行動を積み重ねるのは重要ですが、自分がどのように変わったの
か、今後どうやって進んでいくかを見直す機会がないと、なかなかうまく
修正できません。

　そこで、**自分の行動や成果を見直す定期的なリズム**を作りましょう。そ
うすると方向修正がしやすくなります。

　行動を見直したり、数値の変化を確認するには週単位をリズムにするの
がおすすめです。体重や体組成の変化も、日々の変動を見るより週単位の
変動で見ていくほうが、細かいノイズが減ってパターンが見やすくなりま
す。日単位で「できた／できない」「増えた／減った」に一喜一憂するので
なく、週という単位のリズムで見ることで、中期的視点を持って行動する
ことができます。

　また、実際に身体に現れる変化を感じるには、もっと長い期間が必要に
なります。**最低でも1カ月間（できれば3カ月間）**という期間が必要にな
ると考えてください。

　そのため、新しい取り組みを始めたらまず1カ月間は試してみて、その
効果を評価・判断しましょう。そのうえで、**効果は1カ月間以上、行動は
1週間**というリズムを刻んでみると始めやすいでしょう。

楽しさ

　どんなに効果がある活動でも、その活動や活動に向けての過程を楽しむ
ことができなければ、継続することは困難です。

したがって、目的を達成するために歯を食いしばって厳しいことをやり抜くというよりも、成果を得ることだけでなくその過程も思いっきり楽しむという気持ちで取り組みましょう。その状況下において、自分ができることに1つずつ取り組み、その小さな取り組みや成果を一つ一つ味わい、楽しんでください。

第3章でも述べたように、自律的動機づけは健康行動の重要な継続要素となります。楽しいと感じるものごとは人それぞれ違い、そこに正解はありません。ゲーム感覚で行うことに楽しみを感じる人もいれば、自分で試行錯誤し工夫することに楽しみを見いだす人もいます。目標達成そのものを楽しいと感じる人もいます。

あなたの楽しみの源泉がどこから生まれるかに目を向けて、その源泉に沿った楽しみ方を見いだしましょう。そうすれば、行為自体を楽しむことができ、（義務感ではなく）好きでやっていることになり「怖いものなし」な状態になります。

コミュニティ・仲間づくり

健康カイゼンは自分自身と向き合う活動であり、淡々と1人で進めることになりがちですが、同じように取り組んでいる人たちと交流することもまた、とても重要です。

健康そのものが社会的決定要因にも含まれるように、**他者との関係性**が重要な役割を果たします。同じように健康カイゼンにおいても、他者とのかかわりや交流が重要な役割を果たすのです。

たった1人で孤独にやっていると、ついサボったり怠けたくなったりすることもあるかもしれません。一方で、他の人の活動を見ていると「自分もやらなきゃ」という気持ちが湧いてきますし、逆にあなたの行動が他の人の助けになることもあります。互いの取り組みのうち、効果のあることを共有して学び合ったり刺激し合うこともできます。アプリでも「みんなでチャレンジする」ようなものがありますが、その多くに見られるように

互いに切磋琢磨できることも魅力と言えます。

　そこまでいかずとも、運動を単にグループで行うのも楽しいものです。「一緒に歩く」「一緒に走る」「山に登りに行く」など、普段1人で行っているようなことをグループで行うことで、また違った楽しみが見えてきます。こうした共通の目的を持つ人とのつながりは、どんな場合においても人生をより豊かにしてくれるのです。

目的の多重性

　実際に何かをやろうとしても、その目的が「健康のため」とか「やせるため」だけではいまいち動機が弱いかもしれません。

　何かを行うときには、その行動の目的を**2つ以上重ね合わせて多重に意味づけしてみましょう**。例えば、自転車通勤は「通勤」と「運動」という2つの目的が重なっています。この場合、「自転車で運動する」という単一目的よりも行動する動機づけが強くなります。

　単に「健康のため」だけでは動機づけが弱い方は、運動しながら何かをする「ながらエクササイズ」によって、より一層ハードルを下げられます。

　単体では億劫な活動は、できるだけ目的の多重性を使って価値の高い活動に変えましょう。

コラム

「水やりラン」と「雑草取り」

　筆者（懸田）の例だと、約1年間「水やりラン」を実施していました。これは市民農園を8km先に借りて、そこに水やりへ行くために自分の脚で走って移動していたのです。これは「ランニングする」という目的と「畑に水をやる」という2つの目的を重ね合わせることで、実際に行動する理由が半ば強制的に発生して

いました。「通勤ラン」「自転車通勤」も同じような構造になっています。

　最近では、自宅の庭の「雑草取り」に目的を重ねています。1つはポッドキャスティングを聞く時間にするという目的、もう1つは下半身のストレッチという目的、そしてメインの目的である「雑草の駆除」です。普通に考えると億劫な庭仕事を「勉強にもなり、身体のためにもなり、庭もキレイになる」という3つの目的を重ね合わせた結果、とても価値の高い活動になりました。

度合い思考

　私たちは、何か行動するとき、つい「やる／やらない」の二元論で考えがちです。「結局、今日もウォーキングをやらなかった」「筋トレをサボってしまった」「また食べてしまった」などがその例です。

　普段はできることでも、仕事で疲れているときにはやる気が起きないこともよくあります。そんなときに「何もできなかった」と考えてしまうと、「自分が状況をコントロールできないからだ」となって打ちのめされた気分になります。そうして、一つ一つの「できなかった」という体験が失敗体験として心に刻まれてしまい、どんどんモチベーションが低下してしまいます。

　したがって、**行動は「やる／やらない」の二元論ではなく、「やる」〜「やらない」の間に何段階かの度合いを設定**しましょう。

　例えば、「元気なとき／普通のとき／疲れているとき」というように、レベルを何段階かに設定して、それぞれについてやることをデザインしてみるのです。このように、自分なりの行動の度合いを設けて「やる／やらない」の二元論を回避してみましょう。

　こうすることで、私たちは、外的要因にただ翻弄される弱者ではなく、

自分なりに外部の荒波に適応することができるのだという自信が身につき、継続につながるのです。

無理なし

やるぞと決めて、きっちり計画を立てて、そのとおりにまじめに取り組むことがもしできれば、それは非常によいことです。仕事が少し忙しくても頑張って深夜にランニングをしたり、寝不足のままジムに通ってトレーニングしたりするのもモチベーションが続いていれば可能でしょう。

しかし、長期的視野でものごとを見据えた場合には頑張りすぎないことが必要です。もし取り組みを続けるために無理をし続けないといけないならば、**今のあなたにフィットしていないというフィードバック**かもしれません。

そのときには、無理して何かしようとするのでなく「どこに無理が生じているのか?」を立ち止まって考えてみましょう。カイゼンは小さな階段を少しずつ上っていくことが基本であり、**現状よりもちょっと上を目指せばよい**のです。無理をして一段飛ばしで階段を上るような行為を続けると、途中でバテてしまうかもしれません。

仕事が忙しくて運動の時間が取れないのならば、まずは通勤の往復で早歩きをしてみましょう。外食ばかりでバランスの取れた食事が取れない場合は、コンビニでお弁当に加えてサラダなどを買い足しましょう。その状況で無理なくできることを行うことが大切です。

心のゆとり

人が1日に我慢できることには限りがあります。仮にこれを「我慢の器」と呼びましょう。朝、目が覚めてから夜眠るまで、皆さんはどのくらい我慢をしていますか?

例えば、もう少し寝ていたいけど我慢して起きよう、嫌だけど仕方なく

満員電車に乗って出勤しよう、気乗りしないタスクもあったり、苦手な方とのお付き合いもあったり？ 昼食はがっつり大盛りにしたいところを我慢して普通盛りにしたり。

もしこんなふうに我慢ばかりしていたら、器からあふれてしまいます。我慢の器の大きさには限りがあるので、もし新しいことを始めたり、これまでの習慣をやめたりするときには、器の空き容量、つまり我慢の余力を残しておく必要があるのです。

我慢の器は、心のゆとりとも言い換えられます。心にゆとりがない場合、新しいことに取り組んだり、変えたりすることは大きな負担になりかねません。また、無理をして、なんとか取り組むことができたとしても、継続することはとても難しいでしょう。すでに今精一杯生きているなかで、生活に何か変化を加えることは容易ではありません。

もし、今はあまり心にゆとりがないと感じたら、まずはゆとりづくりから始めましょう。忙しくてゆとりが確保できないときは、一段落するまで待つことも1つの方法です。その際は、第10章の内容が参考になるかもしれません。

また、**変化は少しずつ**が基本です。あまり大きな変化は、その分反動などはね返そうとする力も大きく生じやすいため、元の状態に戻ってしまう可能性が高くなります。あなたの生活や周囲の環境、自身の状態などを鑑みながら、自分のペースで取り組んでいきましょう。

まとめ

「アジャイルソフトウェア開発宣言」を参考に、価値と原則をまとめてみました。具体的な取り組みはさまざまなものがありますが、これらの価値・

原則を押さえておくことで、自分で工夫したり、より継続しやすい形へと変化させていくことがしやすくなります。

　アジャイルでは**持続可能性**を重視します。製品を成長させて顧客に価値を与え続け利益をもたらすためには、短期的に成果を上げるよりも、長期的な成果と継続が欠かせないからです。

　これと同じく、健康カイゼンにおいても、短期的に体重が減った、筋肉がついたというのではなく、長期的に自身が快活で充実した人生を送れるように生活習慣や心身を変化させて、維持・成長し続けることが重要です。

　これらの原則を使って、皆さんなりの工夫をしてみてください。

第 6 章

自分を知るところから始めよう

担当：懸田、福島

何かを新しく始めようとする際には、つい「何をするか」や「どうするか」に目が行きがちです。

しかし実際には、「何をするか」よりも「今の状況はどうなのか」を認知することのほうが重要です。

本章では、客観的な視点で、自分の状況を認知する方法を解説していきます。

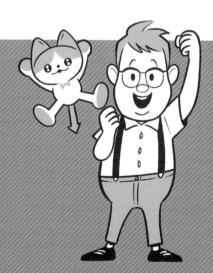

自分を知ることから始める

　「さぁ始めよう」とする前に、ちょっとだけ考えてほしいことがあります。それは、今の自分を知ることです。

　もう少し詳しく言うと、自分の健康状態、自分を取り巻く環境や生活習慣を認識してみよう、ということになります。

　自分の状態を知ることは、スタート地点をしっかり見つめることにつながります。そうすることで、あなたの向かいたい方向や、ゴールへの道筋がよりはっきりと見えてきます。

　「今の自分を知る」と聞くと、「今さら何を？」と思うかもしれません。しかし、これはただ漠然と感じていることではなく、外部の視点や質問から、あらためて自分自身を見つめ直すことを意味します。

　「いきなり始めたいんだけど」と感じるのであれば、必ずしも今の自分を知ることから始めなくてもかまいません。しかし、どこかのタイミングでは、ぜひとも今の自分を見つめてみてください。

　自分を客観視することは、どのタイミングにおいても必要です。そのことで、自分の向かいたい方向が見えてくるはずです。

　本章では、「全体像」「生活リズム」「個性」の3つの観点から、今の自分を見つめる方法を紹介します。なお、以降紹介する自分を知るためのワークについて、以下の本書の公式ページよりワークシート（本書付属データ）がダウンロードできます。

■ https://www.shoeisha.co.jp/book/download/9784798170701

全体像を俯瞰する

　第2章でも述べたように、健康とは「さまざまな要素が絡んだ全体の状態」のことを指します。そのため、多様な視点で「自分を中心とした全体」を俯瞰して認識することがとても大事です。

　まずは、自分がどのような現況なのかを多面的・客観的に見てみましょう。

　あなたの全体像を見つめ直すには、いくつかの評価軸を使って自分自身をとらえることをおすすめします。ここではそうした現状を見つめ直すフレームワークとして「心身の調子」「食事」「運動」「睡眠」「休養」「社会とのつながり」という6つの視点を用意してみました。

　ここで1つお伝えしておきたいのは、これらの軸はそれぞれつながっていて、どれかだけ突出していたとしても、どこかが低すぎたりして**全体の調和が崩れてしまう**可能性があるということです。

　次の6つのカテゴリーの質問に対し、それぞれ「○、△、×」で回答してください。自信があるなら「○」、やや自信がないなら「△」、まったく自信がないなら「×」としてください。

　質問に回答したあと、その結果を眺めながら以下の基準で点数化してください。結果は最終的にレーダーチャートとして表示してみましょう。

- ○　→　2点
- △　→　1点
- ×　→　0点

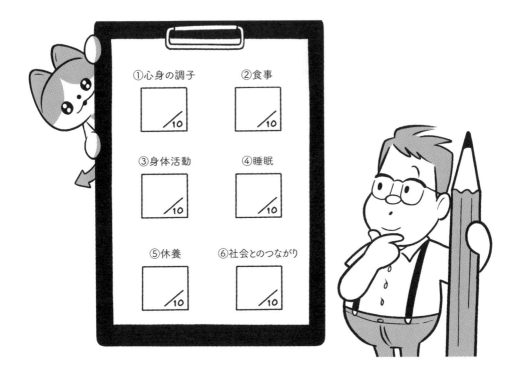

①心身の調子

　この項目は心と身体の調子についてです。主観でかまいません。日光は窓越しではなく、外に出て浴びているかで評価しましょう。

1. 心身ともに健やかであると感じる
2. 日常的な痛みやだるさ、不調感はない
3. イライラや不安、ゆううつ感はない
4. 毎日外に出て日光を浴びている（目安は15〜30分）
5. 自分の心や感情、身体を大事にしていると感じる

　　カテゴリーの自己評点は？　→　【　　　】／10

②食事

この項目では食事について見ていきます。

1. 食べすぎや極端な制限をせず、自分に合った量を食べている
2. 食事の内容やバランスを考えて食べている
3. 夕食を終えてから寝るまで3時間以上空いている
4. 食事はゆっくり時間をかけて食べている（目安は20分以上）
5. 食事は誰かと一緒に取っている

カテゴリーの自己評点は？　→　【　　　】／10

③身体活動

運動や身体活動についての項目です。リモートワークなどで活動量が減ったと感じる方は、現在の状況を踏まえて回答してください。

1. 1日の活動量（時間や強度など）は十分だと感じる
2. 定期的に運動をしている（目安は週2回以上）
3. 身体を動かすときに痛みや動かしにくさは感じない
4. 長時間同じ姿勢（立ち・座り）を続けないようにしている
5. 少し激しい動きをしてもすぐに疲れることはない（階段の上り下りや短いダッシュなど）

カテゴリーの自己評点は？　→　【　　　】／10

④睡眠

睡眠についての項目です。太陽光については窓越しではなく、外出して

いるかで評価してください。

1. 床に入って30分〜1時間で入眠できる
2. 朝スッキリ目覚め、よく眠れたと感じる
3. 就寝中、途中で目が醒めることはない
4. 平日と休日の起床時間の差は2時間以内だ
5. 起床後1時間以内に日光を浴びている

　　カテゴリーの自己評点は？　→　【　　　】／10

⑤休養

　休養についての項目です。リモートワークになって日常生活と仕事の区別がなくなり、働きすぎていると感じる方は要注意項目かもしれません。

1. 自分なりのリラックスする時間を持てている
2. 体調の悪いときは休養をとるようにしている
3. 仕事の合間にこまめに休憩を挟んでいる（1時間に1回程度）
4. 仕事以外の趣味の時間を持っている
5. 他のことを忘れて没頭できる時間がある

　　カテゴリーの自己評点は？　→　【　　　】／10

⑥社会とのつながり

1. 日常的に近所の人とあいさつをしている
2. 楽しく過ごせる友人と定期的に会っている（オンライン／オフラインともに）
3. 悩みを相談できる人がいる／場所がある

4. 自分の居場所と感じられる集まりや場が複数ある

5. 自分は一人ではないと感じる（孤独や孤立がないか）

カテゴリーの自己評点は？　→　【　　　　】/10

気づきを書いてみる

　これらの結果をもとにレーダーチャートを作成してみましょう。チャートを見ながら、次の問いについて考えてみてください。

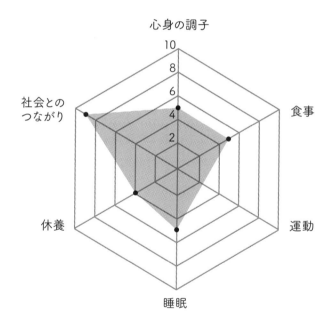

- それまで何となく感じていた感覚と結果を比較して、ギャップはありましたか？
- 自分の体調に関係していそうな項目はどれだと思いますか？
- 最初に強めたいと感じた軸はどこですか？
- 強めるのが難しいと感じた軸はどこですか？

始めたい順に並べる

　これらの結果を踏まえ、次は始めたい順に並べてみましょう。単純に、低いところを上げたり、全体の面積を広げようとするのではなく、**今の自分が前向きに取り組めそうなところを見つける**ことが重要です。

　例えば特に低いのが「身体活動」であっても、もともと運動するのがあまり好きでない場合などは無理に動くことを始めるのではなく、他の項目から始めてもよいでしょう。

　どこから始めたいかについては、基礎知識編（第8章～第11章）、カイゼンパターン編（第12章～第15章）などを読んだあとで、あらためて見直してみてください。興味がある項目が見つかるかもしれませんよ。

全体像の俯瞰まとめ

　全体像の俯瞰では、このチャートを使って、自問自答しながら6つの軸を表現することで、他人ではなく、**あなた自身が全体のバランスに気づく**ことが大切です。何となくわかっていたことも、あらためて図示化することで、発見があります。行動変容は「気づいて意識を向ける」ことから始まります。

　全体像は「すべてを上げなければならない」「低いところを上げなければならない」というものではありません。あくまでも、**あなたが自分の現況を知る**きっかけに過ぎません。「低いから○○を高めなければならない」という危機感からではなく、「○○を高めてみたらどうなるんだろう？」という好奇心を持てるところに着目してみましょう。

生活リズムの見える化

　普段、何気なく過ごしている日常をあらためて書き出し客観的に見ることで、自分の生活をあらためて見直してみることは、健康カイゼンのうえで重要な役割を果たします。

　生活の全体像の俯瞰は、どこに着目すべきかを考えるのに役立ちますが、もう少し解像度を上げて生活を見直すためには、具体的、時系列で生活リズムを可視化してみましょう。1週間のうち、平日と休日をどう過ごしているかを、24時間ごとの行動を書き出してみます。

　日常生活は「自分のことだから何となくわかっている」と思っていても、案外意識していないことも多いはずです。あえて書き出してみることで、それらを客観的に見ることができます。

　次の手順で行っていきましょう。

①平日と休日の行動を書き出す

　1日24時間を、どんなことをして過ごしているかを時系列で書き出してみましょう。ざっくりと1時間単位でかまいませんが、書ける人は30分単位でもいいでしょう。

　1日の大まかな行動と、具体的に「どうしているか」という補足を含めて、平日版と休日版を書いてみましょう。案外、「あれ、この時間帯は何をしてたっけ？」というのがあるのに気づくかもしれません。習慣として決まった時間にやっていることと、そうでないことが見えるようになります。

平日

	行動	
6:00	起床	
7:00	朝食	体操しながら
8:00	家事	洗濯物干し、ゴミ出し、食器洗いなど
9:00	移動・仕事・瞑想	徒歩3分、瞑想10〜20分
10:00	仕事	
11:00	仕事	
12:00	移動・昼食	徒歩3分
13:00	移動・仕事	徒歩3分
14:00	仕事	
15:00	仕事	
16:00	仕事	
17:00	移動・家事	徒歩3分
18:00	家事・運動	ランニング30〜60分
19:00	夕食	
20:00	入浴	
21:00	ダラダラ	読書、仕事（必要なら）
22:00	ダラダラ	読書、仕事（必要なら）
23:00	就寝	
0:00	就寝	
1:00	就寝	
2:00	就寝	
3:00	就寝	
4:00	就寝	
5:00	就寝	
合計		

休日

	行動	
6:00	起床	
7:00	朝食	体操しながら
8:00	家事・読書	
9:00	庭仕事・ランニング	走るときは90〜120分
10:00	庭仕事・ランニング	走るときは90〜120分
11:00	庭仕事・ランニング	走るときは90〜120分
12:00	昼食	
13:00	子どもと遊ぶ	習いごと付き添いか遊びに行く
14:00	子どもと遊ぶ	習いごと付き添いか遊びに行く
15:00	子どもと遊ぶ	習いごと付き添いか遊びに行く
16:00	ダラダラ	
17:00	ダラダラ	
18:00	家事・ダラダラ	
19:00	夕食	ダラダラ話していることも
20:00	入浴	
21:00	ダラダラ	読書、仕事（必要なら）
22:00	ダラダラ	読書、仕事（必要なら）
23:00	就寝	
0:00	就寝	
1:00	就寝	
2:00	就寝	
3:00	就寝	
4:00	就寝	
5:00	就寝	
合計		

②活動時間を集計する

　書き出した行動をもとにして、それぞれにどのくらいの時間をかけているかを集計してみましょう。以下の項目について、どれくらいの時間を取っているのかについて集計してみてください。

○は時間に含め、×は時間に含めません。

■ 身体活動時間
  - ○：運動
  - ○：軽い体操やスポーツ
  - ○：椅子に座らない家事、通勤、庭仕事、など
  - ×：椅子に座っている、横になっている、寝ている

■ 睡眠時間
  - ○：入眠中
  - ×：夜中に目が覚めてしまった時間
  - ×：就寝しているが目が覚めている

■ リラックス時間
  - ○：ヨガ、散歩などのゆっくりとした動き
  - ○：読書、瞑想
  - ○：積極的に身体を動かしているがリラックスしていると感じるとき
  - ×：スマホ、パソコン、TVゲームをプレイしているとき（画面を見ることで交感神経が活発になってしまうため）

■ 食事の時間
  - ○：食事にかけている時間（会話を含む）
  - ×：昼休みなどの食事後の休憩時間

平日

時刻	行動		身体活動（分）	食事（分）	睡眠（時）	リラックス（分）
6:00	起床				0.5	
7:00	朝食	体操しながら	10	20		15
8:00	家事	洗濯物干し、ゴミ出し、食器洗いなど	30			
9:00	移動・仕事・瞑想	徒歩3分、瞑想10～20分	3			20
10:00	仕事					
11:00	仕事					
12:00	移動・昼食	徒歩3分	3	20		
13:00	移動・仕事	徒歩3分	3			
14:00	仕事					
15:00	仕事					
16:00	仕事					
17:00	移動・家事	徒歩3分	3			
18:00	家事・運動	ランニング30～60分	30			
19:00	夕食		5	30		45
20:00	入浴					30
21:00	ダラダラ	読書、仕事（必要なら）				15
22:00	ダラダラ	読書、仕事（必要なら）				15
23:00	就寝				1	
0:00	就寝				1	
1:00	就寝				1	
2:00	就寝				1	
3:00	就寝				1	
4:00	就寝				1	
5:00	就寝				1	
合計			87	70	7.5	140

休日

時刻	行動		身体活動（分）	食事（分）	睡眠（時）	リラックス（分）
6:00	起床				0.5	
7:00	朝食	体操しながら	10	15		15
8:00	家事・読書		20			
9:00	庭仕事・ランニング	走るときは90～120分	30			30
10:00	庭仕事・ランニング	走るときは90～120分	30			30
11:00	庭仕事・ランニング	走るときは90～120分	30			30
12:00	昼食			15		
13:00	子どもと遊ぶ	習いごと付き添いか遊びに行く	15			
14:00	子どもと遊ぶ	習いごと付き添いか遊びに行く	15			
15:00	子どもと遊ぶ	習いごと付き添いか遊びに行く	15			
16:00	ダラダラ					
17:00	ダラダラ					
18:00	家事・ダラダラ		15			
19:00	夕食	ダラダラ話していることも	5	30		45
20:00	入浴					30
21:00	ダラダラ	読書、仕事（必要なら）				15
22:00	ダラダラ	読書、仕事（必要なら）				15
23:00	就寝				1	
0:00	就寝				1	
1:00	就寝				1	
2:00	就寝				1	
3:00	就寝				1	
4:00	就寝				1	
5:00	就寝				1	
合計			185	60	7.5	210

③ 気づきを書き出す

　生活リズムの見える化で次のような箇所をチェックして、気づいたことをチェックシートに書いてみましょう。

- 身体活動は1日に30分以上行っていますか？
- 睡眠やリラックス時間を十分取れていますか？
- 食事時間はゆっくり取れていますか？
- 平日、休日のリズムを書き出して気になったところはどこですか？
- 全体像での評価結果と比べてみて、気づいたことはどんなことですか？
- 「ここを変えたい」と感じたところはありますか？
- その他、気づいたことは何がありましたか？

　いくら生活リズムを見える化したからといって、どこを変えたいか、どう変えたいかなどが簡単に見つかるわけではありません。本書の基礎知識編（第8章〜第11章）や、カイゼンパターン編（第12章〜第15章）には、生活を変えるヒントやアイデアが書かれています。これらの章を読んだあとで、ぜひ、生活リズムに戻って「ここを変えたい」というポイントを見つけてみてください。

個性を知る

　最後に押さえておきたいのが、あなたの性格・個性です。あなたは何かをコツコツ続けるのが得意ですか？　それとも苦手ですか？　これまで何か運動を続けたことはありますか？　それとも続きませんでしたか？

人にはそれぞれの個性があり、画一的なやり方ではなかなかうまくいかないことがあるのは、その人の置かれた環境が違うのと同時に、それぞれの個性が異なるからです。

　本書では、ざっくりと2つの軸で見ていくことにします。

　例えば、次のように2つの軸で個性を考えたときに、あなたはどこに位置しますか？　図を見ながら、自分のこれまでの経験と照らし合わせて考えてみてください。明らかに「こっち！」というものがなくても、傾向として対極のどちらに向いているかを見てください。どうしても「どちらでもない」というときだけ「どちらでもない」を選んでください。

■【A】継続・変化軸：継続することと、変化することのどちらがやりやすいですか？

　1. 何かを始めたらコツコツ続けるほうだ（継続重視）

　2. 何かを始めてもやめたり別のことをしたりするほうだ（変化重視）

　3. どちらでもない

■【B】手段・成果軸：成果を出すことを重視するほうですか？　成果に向かう手段を重視するほうですか？

　1. 成果が出せれば手段は選ばないほうだ（成果重視）

　2. 成果よりも手段が自分に合っていたり楽しくないと嫌なほうだ（手段重視）

　3. どちらでもない

　これら2つの軸で考えたときに、あなたは四象限の中でどのあたりに位置するでしょうか。それぞれの四象限にピッタリハマる人も、中間地点に位置する人もいると思います。それぞれのタイプによって、少しずつ気をつけるポイントが変わってきます。

　ここで重要なのは、**自分の個性によって、進め方は違っていい**ということです。成果が出るまで必死に続けるのが向いている人もいれば、自分に合ったやり方に次々と変えていくほうがよい人もいます。ある程度の評価

成果にこだわる

・中長期的に成果が出るやり方 ・じっくり継続してみる ・継続することで成果が出る	・短期的に結果が出る ・どんどん新しいことに取り組む ・結果的に成果を出し続ける

コツコツ継続　←　　　　　　　　　　　　　　　　　→　飽きて変える

・続けられるやり方を探す ・じっくり継続してみる ・継続することで成果が出る	・自分がこだわるやり方を探す ・どんどん新しいことに取り組む ・こだわり続けて成果が出る

手段にこだわる

期間は必要ですが、中長期視点で考えたときに「**自分にしっくりくる、ピッタリ合う**」やり方を見つけることのほうが重要です。

　個性は強みにもなれば、弱みにもなります。自分の性格に合わないやり方を努力して身につけるのもよいですが、自分の個性を認識したうえで、その個性を生かした無理ない進め方を探し出すほうがより楽にカイゼンできるのではないでしょうか。

　以下に個性に合った進め方の例を挙げていますが、あくまでも目安であってとらわれる必要はありません。大事なのは「今のあなたの状況に合っているか？」という観点だけです。

　正しいやり方が1つだけあるわけではなく、あなたに合わせた進め方がその人の人数だけあるということです。定期的に「自分に合った進め方だろうか？」と評価するために、第7章で紹介するアジャイルの**ふりかえり**を実施します。

■ **成果重視**
　– ポイント：短期的な小さな成果と長期的な大きな成果を定義する
　– 注 意 点：短期的成果ばかり求めてしまう
■ **手段重視**

- ポイント：自分に合うやり方を探求していけば、成果はあとから付いてくる
- 注意点：やることにこだわりを持つが成果は思ったように上がらない
■継続重視
- ポイント：定期的に成果や満足度を確かめながら継続していく
- 注意点：惰性で成果が上がらないことを続けてしまう
■変化重視
- ポイント：身体の変化の速度に合わせてゆっくりとやり方も変えていく
- 注意点：ころころやることは変わり続けるが成果は見られない

　自分の性格をマッピングしたあとは、何を重視したほうがよいかを整理してみましょう。

自分の現況をまとめてみよう

　最後に、ここまで出してみた自分の現況について、まとめてみましょう。

■【全体像】
- 全体像をチェックして気づいたことは何ですか？
- 今後強めていきたい軸はどこですか？
■【生活リズム】
- 生活リズムをチェックして気づいたことは何ですか？
- 具体的にどのあたりをカイゼンしていきたいですか？
■【個性を知る】
- あなたの個性はどのあたりですか？
- あなたに合ったやり方は何を重視したほうがよいと思いますか？

ここで書いた項目は、以降の章で実際に見ながら進めていきますし、カイゼンを進めるうえでも見直していくポイントになります。

　行動を起こすことで、状況はどんどん変わっていきますし、行動によって新たな発見や学びが生まれます。そのつど状況を見直して現状を把握していくことが大事です。

　現状把握は「一度やって終わり」というわけではなく、常に続けていきます。定期的に現状把握を行うことをおすすめします。

コ ラ ム

健康診断の結果を確認する

　健康診断は、あなたが会社に所属していれば必ず受けることになっています。その結果は、あなたの現状を知るのにまたとない情報です。

●内容をチェックしよう

　まず、最も基本的なことから確認しましょう。**健康診断の結果はちゃんと見ていますか?**

　健康診断の結果のうち、総合判定は、一般的に4～5段階の評価で示されます。「異常なし」以外の評価の場合、必ず医師の指示に従いましょう。生活習慣をどのように改善すればよいかは、医師、栄養士、保健師からの助言をもらうことができます。

　検査結果について、不明点や質問事項などがあれば、検査機関に問い合わせることが可能です。健康診断の基準値や判定などは検査機関によって異なりますが、内容について詳しく知りたい場合は、わざわざ健康診断の結果を持って近くの病院の医師に相談しに行くのではなく、まず直接検査機関に問い合わせてみましょう。特に「要経過観察」の項目がある場合は、その項目について

の確認をしてみるとよいでしょう。

　身体の不調や健康診断での結果は、あなたの生活習慣の1つの現れです。もし経過観察のような項目でも「今は大丈夫だから気にしなくていいや」のように「猶予がある」ととらえるのではなく、「この兆しは何を自分に伝えているのだろう？」と考えるきっかけとして有効に使ってください。

　健康診断の結果の見方の本がいくつか出版されています。興味のある方はぜひ参考にしてください※1 ※2。

●個人事業主も受診しよう

　個人事業主の方々の中には、健康診断を何年も受けていない人もいるかもしれません。個人の立場で仕事をしている場合、**身体は最も重要な資本であり、身体を健康に維持することは最重要課題である**とも言えます。身体を壊して初めて「健康にいられることが一番大事だ」と気づかされる前に、ぜひ積極的に健康の維持・増進に取り組みましょう。

　加入している健康保険組合や地方自治体の健康診断などによっては、健康診断を安価で受診できる場合があるので問い合わせてみてください。また費用はかかりますが、人間ドックもおすすめです。検査項目が多いため、自分の身体を多方面から把握できます。

　健康診断はどちらかと言えば「悪いところがないかをチェックする」という認識が強いかもしれません。しかし筆者は**「健康であることを定期確認する」**という意識で受ける健康診断をおすすめします。

※1：『最新版 ちょっと心配な健康診断の数値がすぐにわかる本』和田高士 著、学研プラス 刊
※2：『ほんとは怖い健康診断のC・D判定 医者がマンガで教える生活習慣病のウソ・ホント』近藤慎太郎 著、日経BP 刊

第 7 章

健康カイゼンの実践

担当：懸田、福島

本章では、健康カイゼンのプロセスを考え、思考ツールである カイゼンキャンバスを紹介します。

以降の章で、これらを具体的な行動内容につなげていきます。

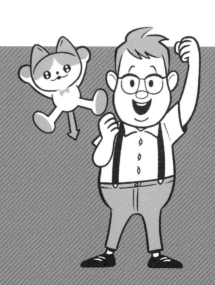

第6章では、現況確認を行って、あなたの生活リズムや健康感の全体像を認識し、その生活リズムをもとに「何に注目したらよいか」を見ていく方法を説明しました。本章では、そうして確認した現況をもとに、健康カイゼンを具体的にどうやって進めていくかを紹介します。

　まず最初にプロセスの全体像とポイントを示し、その後に筆者の実例をもとに、どのように変えていくのかを説明します。

プロセスの全体像

　全体を大きく分けると、次のような流れになっています。

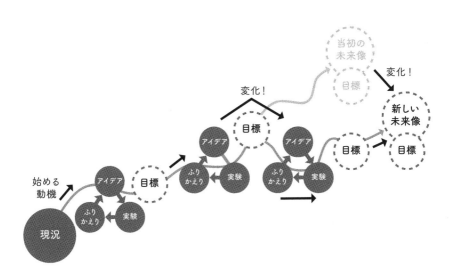

目的地を定める

　動機やビジョン、目標を明らかにします。**なりたい姿**原則のとおり、向かいたい未来像が明確であれば明確であるほど、その方向に向かう力も湧いてきます。仕事でも人生でも、「ワクワクした未来を描く」ことは重要です。

　ともすると、ビジネスのように「最初にビジョン・目標ありき」と考えてしまいますが、実際に健康カイゼンをする段階で、最初から明確なビジョンが描けるかどうかは状況次第です。心のゆとりがないときには、先のことは考えられず、目の前のことで一杯一杯です。

　そのため、あなたの状況に応じて、考えられる範囲でまずは先のことを考えましょう。すると、進めていく中で明らかになっていくことや、学んだこと、目指したいことが出てきます。それが生まれてきたら、あらためて明確な目的地を定めると、より進めやすくなります。

　ここは第6章の個性の四象限が強くかかわってくるところでもあります。目標駆動の人は目標設定を明確に行い、そうでない方は最初は漠然としていてもかまいません。なりたい姿が想像できなくても、進めるうちにビジョンが見えてきます。

実験する

　方向が定まったら、実際に小さく実験をしていきます。**実験**原則そのものです。アイデアを選び、実際に試して、結果をふりかえる、この繰り返しです。ライフスタイルやあなたの個性、そして変わっていく心身の変化に適応させていきましょう。

　この実験の繰り返しで、さまざまな体験や学び、そして結果的には成果を手にすることができます。実験は、すべてがあなたの貴重な財産です。

新しい目的地に向き直る

　実験を繰り返しながら進めていくことで、当初イメージしていた未来ばかりでなく、思いもよらなかった未来が見えてくることがあります。必要であれば未来像を描き直しましょう。

　目的地を定めてそこに向かうというと、直線的なイメージを持つかもしれません。しかし実際にはいくら明確な目標を設定しても、その道のりは紆余曲折です。目の前の状況に対応して適応しつつ、遠くの目的地の方向へ向かい続けることができればよいのです。

維持のために適応し続ける

　ある程度健康カイゼンを進めていくと、目的地に向かうというよりも、安定してきて維持期に移っていきます。しかし、維持も実は変化の連続です。なぜなら、身体は変化し続けますし、生活スタイルも人生の局面によって変わっていくからです。**変化に適応し維持し続けていくこと自体**が、最終的な目的地となります。

　アジャイル式健康カイゼンのプロセスは、**常に最良の心身を維持するために、状況変化に応じて変わり続けていくのです。**

カイゼンキャンバスの上で考えてみる

　本書では、具体的な健康カイゼンの進め方を説明するにあたり、視覚的に扱いやすいカイゼンキャンバス※1というツールを使っていきます。

※1：事業計画を作ったり分析したりするのに使うビジネスモデルキャンバスというフレームワークを参考にしています。

目的・動機		未来像		目標と期限	
状況	なんとかしたい		アイデア	期待する結果	
考慮点			予防・対応策		

　このツールを使うのは必須ではありませんが、本書では構成上このツールを使っていくことをご了承ください。

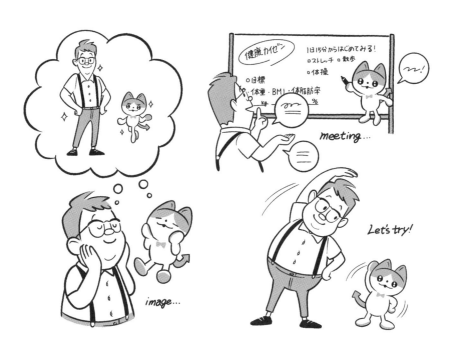

目的地を定めよう

　実験を始める前に、どのような方向に進みたいのかを明確にしましょう。すべてをきっちり埋めないと先に進めないというわけではなく、できる範囲で目的地を明確にしてみましょう。最初に設定しておしまいというわけでなく、何度も見直して設定し続けましょう。

　カイゼンキャンバスでは上部の項目を埋めていくことになります。

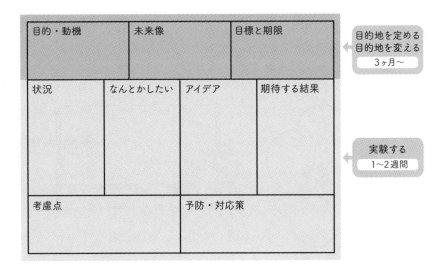

①目的・動機

　まず最初に、なぜ健康カイゼンを始めようとしたか、動機を確認しておきましょう。目的と言い換えてもかまいません。あらためて言葉にして外部化することが重要です。

　最初に始めた思いを書いておけば、いつでも初心に立ち戻ることができ

ます。動機や目的には正しさも、間違いもありません。ただ、あなたの当初の想いを書いておくことが、あとあと道に迷ったときに明かりを照らしてくれることになります。

②未来像

　未来像とは**なりたい姿**のイメージです。健康カイゼンの先にある未来像をイメージしてみてください。現況の全体像がカイゼンされた未来では、あなたはどのような状態になっていますか？　第6章の内容を参考にしてみるとよいでしょう。

　よい未来像を描くポイントを列挙します。

　1つ目は、未来の情景を想像して感じることです。未来のいきいきとした喜びにあふれた自分や生活を想像します。その未来像が実現されることを考えてワクワクするなら素晴らしいです。**目を閉じて**想像すると、イメージが膨らみやすいです。

　2つ目は、**できる／できないは考えない**ことです。実現可能性の判断は保留して、ただ、**こうありたい**という未来像を想像してください。

　3つ目は、**絵や文章で表現する**ことです。できるだけ詳細な描写にするほうが、具体的にイメージしやすくなります。

③目標と期限

　未来像はありたい姿のイメージでしたが、目標はもっと具体的なものであり、**達成できたと客観的に評価できる**のが重要です。

　目標は、未来像の一部分を切り取ったものです。そして具体的な数字を設定すると、現状との比較が簡単にできます。体重や体脂肪率、マラソン完走のタイム、期限を設定することで、その目標に向かって到達しやすくなります。健康診断のような定期イベントや、スポーツイベントなどは期限として使いやすいので（第14章）、うまく活用しましょう。

期限を設定する場合には、行動変容ステージモデルの説明（第3章）でも述べたように、**半年**を1つの目安にするのをおすすめします。身体の変化には、ある程度の期間が必要であり、さらに習慣化していくのにも時間はかかるためです。

　半年が長いと感じるのであれば、**3ヵ月**を中間目標として期限設定しましょう。時間をかけてライフスタイルに合った習慣に変え、心や身体を作り変えていきましょう。

　アジャイル式が最終的に目指すのは、人生を通じていきいきとした状態を維持し続けることです。期限はあくまでも中間的なものです。

実験しよう

　第5章の実験原則でも述べたように、アジャイル式においては、何かを試すことを「**実験**」と呼びます。やってみてうまくいかなかった結果（失敗）を許容し、むしろ「**失敗ではなく、自分の環境には合わなかったという発見であり学びである**」と考えます。

　私たちは、アイデアを実行する前にもかかわらず、ついつい想定した結果が出ることを期待してしまいます。そして、思ったようにうまくいかなかったときの残念感や失望感が生まれます。何でも、やってみないと、自分に合うかはわかりません。失敗を恐れるよりも、試してみたいと思った**アイデアをさっさと実験してみる**ことのほうが重要です。

　初めのうちは、実験は1〜2週間のリズムで繰り返していきます[2]。

※2：アジャイルではこのリズムのことをイテレーションやスプリントと呼びます

①実験について考える

　実験は、シンプルにいうと**よさそうなアイデアを選んで試してみる**だけです。その際、考えておくとやりやすいポイントがいくつかあるので、ここではそれらを紹介します。カイゼンキャンバスでいうと、下の部分を埋めていくことになります。

　キャンバスは実験の前に埋めることができればいいのですが、無理やりすべてを埋める必要はありません。もし埋まっていない項目があるのなら、そこが実施の際の落とし穴になるかもしれない、ということだけは想定しておいてください。

　キャンバスの以下の項目を考えてみます。

- 状況
- なんとかしたい
- 考慮点
- アイデア
- 予防・対応策
- 期待する結果

　1つ目の**状況**には、実験を始める際に、あなたの状況を客観的に書き出します。第6章から見えてきた点を書き出してみましょう。忙しい、睡眠時間が足りない、運動が足りない、人と会っていない、食べすぎる、などなど、自分の現況で気になるところを書き出していきます。

　悪いところを書くだけでなく、うまくいっているところも書き出してみましょう。あなたの生活のダメ出しをしているわけではなく、客観的に書き出すのがポイントです。

　2つ目の**なんとかしたい**には、状況の中のよりよくしたい点のうち、まず、なんとかしたい点を1つだけ選びます。ここは小さなステップ原則（第5章）のとおり、無理せず1つずつにするのが無難です。

3つ目の**考慮点**には、ある状況で、アイデアを試すときに、考慮しておくべきことを書き出します。**ここを考えないと何をやってもうまくいかない**、という項目を考慮点として明記しておきましょう。仕事が忙しくて時間が取れない人は、時間が取れない、というのは考慮点になります。飽きっぽい、という自分の個性も考慮点になります。

　4つ目の**アイデア**には、状況を変えることができる試したいアイデアを選びましょう。知識も経験もないのに、自分の状況に合ったアイデアを考えるのは困難です。本書では、基礎知識編（第8章〜第11章）、カイゼンパターン編（第12章〜第15章）やカイゼン継続編（第16章〜第17章）で、さまざまな知識や工夫、取り組みを紹介しています。試してみたいと感じる取り組みを探してみてください。

　他にも、テレビ、ネット、雑誌や書籍、専門家の協力、友人が試しているさまざまな工夫を取り入れるのもよいでしょう。アイデアは、小さなステップ原則、楽しさ原則、目的の多重性原則、度合い思考原則、無理なし原則（いずれも第5章）を考慮して選ぶと継続しやすくなります。

　5つ目の**予防・対応策**は、考慮点についての予防・対応策です。可能であれば、事前に考えておきましょう。事前にわからずやってみて初めて気づくことも多々あります。

　6つ目の**期待する結果**は、アイデアの実施に対して、どんな結果を期待するのかを明確にします。週単位のことなので、小さくてささいなものでかまいません。

②試す

　選んだアイデアを、実際に1〜2週のリズムの中で試していきます。試したことは、計測・可視化原則（第5章）のとおり、できるだけ記録していきましょう。第13章〜第15章ではそれぞれ、食事・運動・休養や睡眠についての記録のカイゼンパターンを取り上げています。ぜひ参考にしてください。

③ふりかえる

　最初の実験でアイデアを1〜2週のリズムのてみたら、週の終わりに**ふりかえり**を行います。アジャイル式では、ふりかえりが非常に重要です。ふりかえりによって、やってみた体験や結果を通じて学び、より環境や自分に適応させていきます。

　第3章でも述べた**フィット感**をどのように作り出していくかが、アジャイル式健康カイゼンのカギとなります。フィット感は1回で得られるものではありません。生活の変化や身体の変化は継続して起こり続けるので、同じように継続的にふりかえり続けます。

　ふりかえりは、実験したアイデアが、あなたの身体やライフスタイルにフィットしているか、ビジョンに向かっているか、を自分自身で確認する機会となります。また、最初の段階では、成果を追い求めるよりも、ふりかえりを通じて自分のライフスタイルに合った形に適応させていくことを最優先にしていきましょう。

　具体的なふりかえりのやり方として、本書では**YWT**という手法を紹介します。やったこと（Y）、わかったこと（W）、試したいこと（T）、という枠組みを使ってふりかえりを行っていきます。

　例えば、カイゼンキャンバスの下に「YWT」の項目を作ってふりかえってみましょう。

目的・動機	未来像		目標と期限	
状況	なんとかしたい	アイデア		期待する結果
考慮点		予防・対応策		
Y	W		T	

ふりかえる
1〜2週間

　1つ目の**やったこと（Y）**では、自分が行ったこと、しなかったことを、できごとを事実ベースでふりかえってみます。試したことを記録している場合は、そのデータもやったことの一部となります。もし、何かできない場合でも、できなかったことに罪悪感を持つのではなく、事実として「**していないこと**」だけを確認しましょう。

　何かの行動をしたときに、その結果をダメだったと評価判断してしまいがちですが、ふりかえりの際は、事実（やったこと）と評価（事実をどのようにとらえたか）は分けて考えてください。

　2つ目の**わかったこと（W）**には、実験してみてわかったことを、学びとしてまとめておきましょう。自分の感じたこと、うまくいった秘訣、逆にうまくいかなかった理由など、いろいろなことがわかります。やってみて考慮すべき点が新たに見つかることもあります。実験とは**学びを得るためのもの**です。うまくいったことよりも、むしろ**うまくできなかったこと**のほうが学びが多いのです。

　3つ目の**試したいこと（T）**では、わかったことをもとに、次はどうすればできるか、やりやすくなるか、効果が出やすくなるか、継続しやすくなるか、楽しくなるか、などを考えてアイデアを出します。試した結果、継

続してそのまま実験を繰り返すこともありますし、やってみてわかった学びを生かして変えたいのであれば、どうやればいいかを考えましょう。何かを始めるだけでなく、何かをやめることも、試すことの1つです。

④ふりかえりの結果を反映する

　ふりかえりの結果をもとにカイゼンキャンバスを更新してみます。実施しようとしたアイデアができなかった場合、考慮から漏れていた点を、考慮点に明記して、予防・対応策を考えてみます。

　場合によっては、実施するアイデア自体をやめてしまう、という判断をすることもあります。より状況に合ったアイデアを再考しましょう。

　実験とふりかえりを繰り返しながら、目標や未来像の実現に向かってカイゼンを進めていきます。進めていく中で、目標や未来像自体もどんどん変わっていく可能性があります。そのとき目指したい方向へ変えていきましょう。

筆者（懸田）の具体例

　ここでは、筆者（懸田）の健康カイゼンの具体例を、カイゼンキャンバス上で再現して、どのように変遷していったのかを紹介します。健康カイゼンの一例として御覧ください。

初めは何となく

筆者が走り始めたときの状況をカイゼンキャンバスに表してみました。

目的・動機		未来像	目標と期限
やせたい　なんとなく			
状況	**なんとかしたい**	**アイデア**	**期待する結果**
太ってきた		ランニング 体組成レコーディング	走れる自分
考慮点		**予防・対応策**	
飽きやすい　どこでもできる運動　早朝からしたい		経路レコーディング　アクティビティ日記　朝ラン	

このときは、未来像も明確な目標もありませんでした。何となく走りたいと思ったので、突然走り始めました。飽きやすいという性格と、家族が寝ている間に運動したい、出張などが多いので場所に縛られたくない、という考慮点を踏まえて、朝走り、その結果を、スマートフォンを使って《経路レコーディング》（第14章）したり、そのときの感想をメモ《アクティビティ日記》（第14章）したりしました。

また、以前から《体組成レコーディング》（第14章）を行っていたのでアイデアにそのまま記載しています。期待する結果は、走れる自分ですが、走るのは久しぶりなので、まったく想像できていませんでした。

やってみてわかったこと

1週間試してみたあとにふりかえると、YWTでは次のようになりました。

- やったこと：朝走れた、筋肉痛が発生した
- わかったこと：筋肉痛のときは走れない
- 試したいこと：筋肉痛でもできること

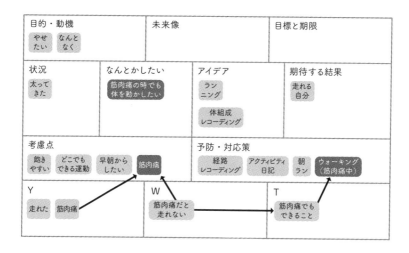

　走れたことは嬉しかったので続けたい、でも筋肉痛で走れない。それに対しての対応策として、筋肉痛のときはウォーキングをする、という形を取り、筋肉痛の間でもウォーキングをすることで、乗ってきた気持ちを抑えることなく運動を続けられたのです。この対応は運動の一時停止の予防になっています。

目標ができた

　しばらく走るのを続けていると、ハーフマラソンくらいは走れるかも、という考えがふと湧いてきました。そこで目標設定に2カ月後のハーフマラソン完走を追加しました。このときには、すでに太ってるからやせたい、という外発的動機づけではなく、走ることが楽しいという内発的動機づけになっていたので、目的の内容も変わりました。

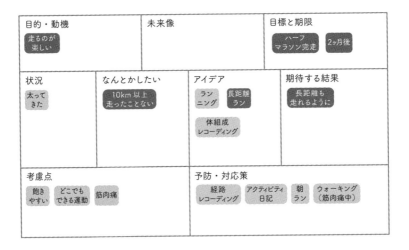

　10km以上は走ったことがなかったので、新しく長距離を走る、というアイデアを付け加えました。このときは何ごともなく走ることができました。

ケガをして学ぶ

　走るのが楽しくて、どんどん走る距離が増えてエスカレートしてきました。そうなると今度は身体に負荷がかかってきます。当時はそんなことを気にもしなかったため、脚が痛くても走り続けてついには走れなくなってしまいました。整形外科に通院して身体の硬さや、身体が走るのに向いていないという説明を受けました。

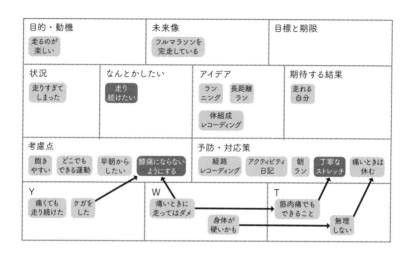

YWTで表現すると次のようになります。

- やったこと：膝が痛くても走り続けた、ケガをした
- わかったこと：膝の痛みが増した、身体が硬い
- 試したいこと：膝の痛みを予防する、痛いときは無理をしない

　走り続けるためには、痛いときには休まないといけなかったり、身体の硬さを改善しないといけなかったりすることがわかり、膝が痛まないようにする対応と、痛んだときの対応を、予防・対応策として追加しました。
　ケガをして休んでいたので直近の目標はなくなってしまいましたが、未来像として、フルマラソンを走っている自分を想像して、そこに向かいたいと考え始めました。

　このように、実験して結果から学び、新たな状況の中で、なんとかしたいこと、考慮点を導いて対応策を考え、次の実験を繰り返していきます。
　どんな体験も学びにつながり、未来像や、目的・動機、目標もどんどん変わっていきます。そのときの状況でやることは変わり、実験の結果をもとにして、あなたの向かいたい未来に向かっていきましょう。

筆者（懸田）の具体例　　111

よくないと思いつつ、やめられない何かがあるとき

　あなたには、よくないと思いつつ、やめられないものや、やめられないことはありますか?

　タバコやお酒、甘いもの、ちょっとした癖など、「やめたほうが、控えたほうがいいとわかっているけど、やめられない」ことが、誰しもきっとあることでしょう。

　行動経済学でも、人は意外と非合理的な選択をしているものだといわれています。

　著者(福島)も、これまでタバコをやめたり、コンビニ弁当など添加物の多い食事や甘いものを控えたり、そのたびに挫折を繰り返しながら、日々カイゼンに取り組んでいます。ちょうど最近も、甘いおやつを控えようと1年前から取り組んでいたのに、全然控えられなくなってしまいました。

　さて、そんな「よくないと思いつつ、やめられない何かがあるとき」に、参考になりそうなポイントを3つご紹介します!

①自分を否定しない

　わかっているのにできないようなとき、自分が意志の弱いダメな人間に思えたり、罪悪感や憂鬱感を抱いたりするかもしれません。でも、わかっているのにできないのはみんな同じです。あなたと同じ内容ではないかもしれないけれど、誰でも何かしらあるものです。

　まずは、気づいて偉いね、自分と向き合って頑張ってるね、と褒めてあげましょう。

②裏のニーズをひもとく

やめられないことの裏に、それを求める理由があるかもしれません。ぜひ、裏にどんなニーズや意味、失いたくない理由があるかを考えてみてください。

例えば、私が甘いものを食べることは、甘いものが好きなだけでなく、そのときに得られる幸福感や満足感のほか、口さみしさの解消、おやつを選ぶ楽しさ、同僚とおやつを交換したりするコミュニケーション手段、ストレスがかかったときの癒しなどの意味があったりします。たくさんのニーズがある分、簡単に手放すことができません……

ニーズとそれを満たす手段は、同一視しやすいものです。やめられないということは、その意味を自覚している／していないにかかわらず、あなたの「ニーズを満たす手段を手放したくない」という無意識の抵抗なのかもしれません。

③代わりの手段や落とし所を探す

何かをやめるときは、代わりが見つけられるとラッキーです。自分自身と向き合い、裏のニーズをひもときながら、ニーズが自覚できたら、次は、そのニーズを満たす代わりの手段を探したり、このくらいならニーズをギリギリ満たせるといった落とし所を見つけたりしつつ、あなたの求める状態を手に入れていきましょう。

人によって、取り巻く環境や状況は大きく異なります。そのときの自分の状態によって、よくないと思いつつやめられないことも、あなたを生かし、支えてくれる存在になっているかもしれません。自分の状態と向き合いながら、マイペースに取り組んでいきましょう！

第 8 章

食事と栄養の基本を知ろう

担当：福島、懸田

皆さんは、普段何を食べていますか？

私たちはまさに、食べたものからできています。
本章では、そんな食事と栄養について、知っておくべき基礎知識と、考慮すべきポイントについて紹介します。

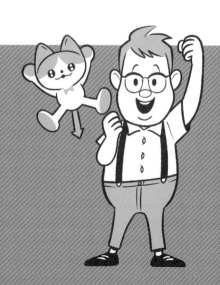

皆さんはなぜ食事を取るのでしょうか？　「お腹が空いたから」「食事の時間だから」「おいしそうだから」など、さまざまな理由があることでしょう。

　それでは、そのときに食べるものはどうやって決めていますか？　「そのとき食べたいと思いついたもの」「手軽に食べられるもの」「体調を鑑みて、栄養バランスを整えられるもの」などでしょうか。

　本章では、「どんな食事がよい／悪いか」という観点ではなく、食事が私たちにもたらす意味や影響を紹介します。本章の内容が、食事の内容や時間、食べ方について考えるきっかけになれば幸いです。

私たちの身体は食べたもので できている

　成人の身体にはおよそ60兆個もの細胞があり、そのうち約2%が毎日作り替えられ、更新されています。

　その際に必要不可欠な材料となるのが、酸素と栄養素です。食事は単にエネルギー源として使われるだけでなく、それらに含まれる**栄養素が私たちの身体を構成する材料となる**のです。まさに私たちの身体は食べたものからできているのです。

　つまり、食事をおろそかにするということは、脳や筋肉などさまざまな細胞に十分な栄養を与えないことにつながりかねず、中長期的に見ると身体にさまざまな不都合が生じてくる可能性があります。

　保健師として、いろいろな方から生活の様子をうかがう中で、ストレスがかかる環境でも健康を害さずに働けている方は、食事や睡眠に配慮できている人が多いと感じています。持続可能な働き方を目指すうえでも、やはり食事は重要な要素になりそうです。

You are what you ate（汝は汝の食べたものそのものである）

　この言葉、筆者（福島）が大学の授業で教わった言葉なのですが、初めて聞いたとき、実はあまりピンときませんでした。「パワポ1枚を使ってそんなに熱く語るようなことかなぁ」などと思ったものです。

　しかし、その後の経験を通じて、本当にそのとおりだと考えるようになりました。大学の授業で、2カ月間毎日自らの生活・活動記録をつけて、毎週提出し、フィードバックを受ける演習がありました。何時に何をしたか、睡眠時間や目覚め（すっきり起きられたかなど）、排泄の回数や感覚・状態、心の様子、その他自覚症状など、かなり細かく記録をつけなければいけませんでしたが、大部分を占めるのが食事の時間や内容（材料）、そのバランス（グラフ）といった食事に関するものでした。

　とても面倒でしたが、記録を出さないと単位はもらえないですし、選択授業のため少人数でワイワイ楽しめる授業だったこともあり、なんとか頑張って記録をつけ続けました。

　記録してみるといろいろな気づきがありました。「野菜を摂るよう気をつけているつもりだけど、数値化すると全然足りていないことがわかった」という発見があったり、「久しぶりに湯船に浸かったら、お風呂から上がったあと眠くなって困った」と思っていたが、先生からのフィードバックを受け「せっかく眠いという身体の声だったのに、スルーしてしまっていた」ということに気づけたりしたこともありました。

　先生からのフィードバックや他の学生と共有したりしているうちに、少しずつ改善してみようかなと気持ちも高まっていきました。そんなふうにうまくのせられて（？）、特に不調や困りごとがあったわけではないのですが、少しずつできるところから改善を試みるようになりました。時には4日分記録をためてしまい「記憶が……」なんて言いながらつけたときもありましたが、それも、余裕がない生活状況だと気づきを与えてくれるきっかけになりました。

2カ月の演習を終え、みんなで、やってみてどうだったかのふりかえりをしたとき、「なんだか身体が軽くなった気がする」とか、「すごく体調がよくなった。体調が悪いつもりはなかったけど、実はそんなに元気って状態でもなかったんだと気づいた」などの言葉が複数の学生から出ていて驚きました。食べ物や睡眠など生活習慣を整えることで、体調がこれほど変わるのです。

　実際筆者自身も、記録をつけ始めて1カ月がたった頃から、体調の変化を感じていました。何となく感覚的に身体が軽く、元気に活動的になったのです。それまでは、たぶん歳だから、とあまり気にとめていなかった身体のだるさが薄れ、ハツラツ感が増していました。

　記録のコメントを読み返すと、「何が解消につながったのかわからないのですが、いろいろな取り組みの効果なのでしょうか」と書いていました。「野菜の摂取量を増やした」など、1つの改善策が功を奏したのではなく、さまざまな工夫が少しずつ効果を発揮したのだと感じていました。

　ただこの経験から、私は以前よりも確実に食事のバランスや添加物の摂取に気をつかうようになりました。この経験はまさに、私たちの身体は食べるものでできていることを実感するできごとでした。

基本の栄養3つ

皆さんは食事を取るとき、栄養バランスは意識していますか？

食べものにはさまざまな成分が含まれているため、それらの特徴や成分を分類した「食品群」というグループに分けて考えます。食品群にはいろいろありますが、本書では、生活への取り入れやすさなどから、この図にあるような、

- 炭水化物・脂質（黄色）
- たんぱく質（赤）
- 野菜・果物（緑）

の3つに分ける考え方をご紹介します。

黄色	**エネルギーの元になる** 炭水化物（糖） 脂質（脂肪酸）	・穀物類 ・いも類 ・糖類 ・油脂類
赤	**身体を作る** たんぱく質（アミノ酸）	・肉、魚類 ・豆、豆製品 ・牛乳、乳製品 ・卵類
緑	**身体の調子を整える** 野菜・果物 （食物繊維・ビタミン・ミネラル）	・緑黄色野菜 ・果物 ・海藻

①炭水化物・脂質（黄色）

　炭水化物・脂質を示す**黄色群**には、穀物（ご飯・パン・麺類・シリアル・トウモロコシなど）や、いも類といった**主食になるようなもの**が当てはまります。その他、砂糖などの糖類、バター・生クリーム・サラダ油・オリーブオイルなどの油脂も含まれます（いもやトウモロコシは野菜ですが、糖質が多いため、黄色群に含まれます）。これらは、主に糖や脂肪酸として**エネルギーの源**になります。

　炭水化物は主に糖質と食物繊維からできています。糖質は体内で燃焼しやすく、脂質に比べて素早くエネルギーに転換されやすいため、私たちにとって重要なエネルギー源となっています。多くの組織では糖質のほか、脂肪からもエネルギーを得ることができますが、脳・神経組織・赤血球・腎尿細管・精巣・酸素が不足している筋肉などは、糖質が分解されたグルコース（ブドウ糖）からしかエネルギーを得ることができません。「疲れているときは甘いものがいい」とよく言われるのはこれが理由です。

　一方の**脂質**は、あまりよいイメージを持たれていない方が多いのですが、炭水化物と同様に大事な存在です。食事として摂取する**脂質のほとんどは中性脂肪**（TG）というものです。これは**糖質やたんぱく質に比べて2倍以上のエネルギーとなる**ため、エネルギー効率が高く、私たちの身体にエネルギーを貯蔵しておくために最適な存在です。他にも、炭水化物の消化には水分が必要なのに対して脂質では不要だったり、胃腸の滞留時間が長めのため満腹感を持続させてくれたりと、脂質ならではのうれしい特徴もあります。

　脂質には、中性脂肪の他にも、脂肪酸やコレステロール、脂溶性ビタミンが含まれ、身体のさまざまな調整や代謝にかかわっています。これらの活躍を普段の生活で実感することはなかなかありませんが、生きていくうえで重要な役割を担っています。

　ただし、さまざまな疫学調査で、食事中の脂質の量が乳がんや結腸がんなどの生活習慣病と正の相関を持つことがわかっています。摂りすぎには

注意しましょう。

②たんぱく質（赤）

　赤群は、**動物性たんぱく質**と**植物性たんぱく質**を多く含む食べものが当てはまります。動物性たんぱく質を含む代表的な食べものとしては、肉・魚・卵・牛乳やチーズなどの乳製品が挙げられます。一方の植物性たんぱく質は、大豆やえんどう豆といった豆類、豆腐や納豆といった大豆食品などに多く含まれます。

　たんぱく質は、血・筋肉・臓器・皮膚・髪・爪など身体を構成する成分の中心となるもので、体重の約2割を占めています。ホルモンや神経伝達物質などの源として利用され、一部はエネルギー源にもなっています。このように人体は常に多くのたんぱく質を使っており、体重が60kgの人の場合を考えると、毎日約40gのたんぱく質を喪失し、それを補うためには60gのたんぱく質を摂る必要があるといわれています。

　ダイエットをしている方の中には、肉を敬遠する方がいるかもしれません。しかし、「お肉がダイエットの敵」というのは誤解です。摂取エネルギーが普段よりも減ると、身体の細胞を分解してエネルギーに変換することなどにより、エネルギーを補おうとすることがわかっています。そのため筋肉が落ちやすくなるダイエット中こそ、しっかりたんぱく質を確保することが大切です。脂質量が気になる場合は、脂身の少ない赤身肉がおすすめです。

③野菜・果物（緑）

　緑群は、野菜・果物・きのこ・海藻など、**食物繊維**と**ビタミン・ミネラル**を豊富に含む食べものが当てはまります（ただし果物には、糖質を多く含むものが多いため取りすぎに注意が必要です）。

　食物繊維は糖質の仲間ですが、消化の過程でエネルギー源にはならない

ため、緑群に分類されています。心筋梗塞・脳卒中・2型糖尿病・乳がん・大腸がんなど、数多くの生活習慣病の発症率や死亡率との関連があり、食物繊維の摂取量が多いほど発症率や死亡率が低くなる傾向があると報告されています。

　食物繊維は、食物の咀嚼回数や消化液の分泌を増加させたり、食物が腸を通過する時間を縮めて腸の負担を軽減したり、便の量を適度に増やしたりすることで**腸内環境を整え、改善**してくれます。

　また、**血糖値の急上昇を予防**したり、コレステロールの排泄をうながすことで**血中コレステロールの上昇を予防**したりもしています。食べる順番として「野菜から食べ、炭水化物は最後がよい」とされるのはこのような仕組みがあるためです（第13章）。

　その他、**腸内環境を整えて善玉菌の多い状態を維持することで、食中毒などの菌の感染予防やがんの発生予防にもかかわっています**。便秘やがん、そして炭水化物中心の暮らしによる血糖値の上昇に悩む現代人にとって、とても大切な、頼もしい存在に思えてきますね！

　最近よく目にする「腸活」という言葉は、腸内環境を整え、細菌叢（腸内フローラ）を豊かにする、という活動です。

　腸は「第二の脳」ともいわれ、免疫や感情をつかさどる非常に重要な臓器であり、体調の維持・改善にはこの腸内の細菌叢の状態も大きく関わっています。

　自然界ではもともと、人間は繊維質の多い植物を食糧として食べていたため、腸内細菌叢との共生関係が生み出されてきたといわれていますが、現代の生活に多く見られる、精製された食品・肉・魚などに偏った食事では、これらの細菌叢に食物繊維が行き届かず、腸内環境が悪化する恐れがあります。

　それでは、食物繊維のサプリメントを摂ればいいのか、というと難しいところです。食物繊維を急激に多く摂ることによる問題点も指摘されており、まずはできるだけ普段の食事の中で食物繊維を意識した食材をとるよ

う意識してみましょう。

　食物繊維は野菜だけでなく、野菜や果物、きのこ、海藻のほか、豆類やいも類・穀類にも多く含まれます。

　生野菜のサラダに限らず、精製度の低い穀類やスープや味噌汁の具材、おひたしといった小鉢の一品料理などからも、食物繊維を摂取することができます。

　ビタミン・ミネラルは、必要な量はわずかであるものの、**生命維持において必要不可欠な存在**であり、骨や歯を作ったり、免疫力を高めたり、身体の調子を整えたりしてくれます。

　そのうちビタミンは、**私たちの体内で作り出すことがほとんどできない栄養素**であり、食事などから摂る必要があります。

　ビタミンD・A・K・Eからなる**脂溶性ビタミン**は成長促進やカルシウムの吸収など重要な生理機能を持っており、通常脂質と一緒に存在するため、油脂と一緒に摂ると吸収がよいといわれています。水に溶けない性質があり、主に脂肪組織や肝臓に貯蔵されます。ビタミンB・Cや葉酸などからなる**水溶性ビタミン**は他の栄養素の代謝や造血にかかわっており、特に**ビタミンB1**は糖を代謝するうえで重要な存在です。水に溶ける性質を持つため、脂溶性ビタミンに比べて体内にとどまる時間が短めになります。

　ミネラルは、カルシウム・カリウム・鉄・リンなど多くの種類があり、骨や歯の生成やエネルギー代謝、酸素の運搬、筋肉や神経の興奮・伝達、免疫機能など、それぞれに重要な機能を持っています。

　体調が気になるときは、関連する栄養素が多く含まれる食品を取り入れたり、サプリメントで補ったりしてもいいですね。

　ただ、時折「食事はパンだけだけど、あとはサプリメントで補っているから大丈夫」というやや極端な意見も耳にしますが、サプリメントの位置づけはあくまでも健康補助食品です。サプリメントだけで栄養を摂ることにはリスクがあるので、おすすめできません。また、摂りすぎによって健康に影響が出る栄養素も一部ありますので、注意が必要です。

種類	名称	概要	❗:摂取量の上限に注意
水溶性ビタミン	ビタミンB1	糖質をエネルギーに変換するために必要な栄養素。不足すると倦怠感や手足のむくみや痺れの症状を引き起こす（脚気）。ご飯やお酒などたくさん糖質を摂るとその分ビタミンB1も必要になる	
	ビタミンB2	特に脂質のエネルギー変換を助け、脂肪を燃焼させる。皮膚・粘膜など全身の成長・維持、動脈硬化や老化を招く過酸化脂質を抑える働きがあり、不足すると口角炎・舌炎や成長抑制につながる。エネルギー消費量が多い人ほど必要	
	ナイアシン（ビタミンB3）	全身で他の栄養素の働きを助け、二日酔いの原因にもあるアセトアルデヒドを分解する補助をしたり、心の安定にかかわるセロトニンの生成に関与している。不足すると、食欲不振、下痢、皮膚炎など引き起こす（ペラグラ）	❗
	ビタミンB12	たんぱく質の代謝にかかわり、赤血球の生成や、神経系（脳や内臓機能、運動など）の修復など、全身の機能維持・発達において必要な栄養素	❗
	葉酸	正常な赤血球の形成や細胞を作るDNAの合成、胎児の正常な発達に必要な栄養素。緑色の葉に多く含まれるためこの名前がついたといわれる	
脂溶性ビタミン	ビタミンD（カルシフェロール）	ミネラルの吸収を促進し、骨や歯の形成・成長に必要な栄養素。食品から摂取できるほか、日光を浴びることで作り出すこともできる。必要な量は年齢とともに増加し、いろいろな食品を摂取しても不足することがある	❗
	ビタミンA	網膜や皮膚・粘膜の機能維持に必要な栄養素。不足すると暗いところで目が見えなくなったり、皮膚や粘膜の乾燥につながったりするため、感染症防止にも大切	❗
	ビタミンK	出血した時に血液凝固や骨の形成促進に必要な栄養素。食品から摂取するほか、腸内細菌でも作られるため不足することは少ないが、新生児には予防投与が行われている	
	ビタミンE	抗酸化作用を持ち、身体の脂質の酸化を防いでくれるなどさまざまな働きを持つ。動脈硬化や血圧の低下、LDLの減少など生活習慣病の予防効果が期待されている	❗
ミネラル	カルシウム	骨や歯を作っている栄養素。筋肉の収縮や心臓・神経の働きなど生命維持にもかかわっている。マグネシウムはカルシウムとバランスを取りながら働いている	
	カリウム	細胞や筋肉の正常な機能維持、血圧の調整など体内の水分量調整にかかわっている。ナトリウムはカリウムとバランスを取りながら働いている	❗
	リン	ほとんどがカルシウムやマグネシウムとともに骨や歯を作り、一部が筋肉や神経、エネルギー代謝にかかわっている。食品添加物に含まれているため、摂取量に注意が必要	❗
	亜鉛	正常な細胞の生まれ変わりを助け、皮膚や粘膜の維持、インスリンなどのホルモンの合成にかかわっている。不足すると味覚障害や免疫力の低下につながる	❗

※文部科学省「日本食品標準成分表2020年版（八訂）」、Merck & Co., Inc., Kenilworth, N.J., U.S.A「MSDマニュアル家庭版」、株式会社 法研「へるすあっぷ21」（2018.07号 P46～53）をもとに作成

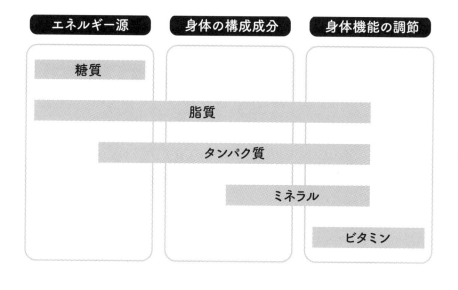

食事バランスのふりかえりとカイゼン

　まずは現状認識からです。ここ数日の食事内容を思い返してみましょう。次のような表を用意して、3日分の食事を思い出せる限り記入してみましょう。

	朝	昼	夜	間食	おつまみ
かけた時間					
食べたものと量					

　どれぐらい思い出せましたか？　皆さんのお話を聞いてみた経験から、よくあるパターンをいくつか例に挙げて見てみましょう。

よくあるパターン①：炭水化物中心

	朝	昼	夜	間食	おつまみ
かけた時間	15分	15分	20分	10分	1時間
食べたものと量	おにぎり2つ	ラーメン1杯	しょうが焼き定食	あんパン1つ	焼き鳥
	味噌汁			コーラ1本	

夜以外はほとんど炭水化物ですね！

　このように、炭水化物に偏りがちなケースは、実は非常に多く見られます。

　パンや麺類など、炭水化物は他の栄養素に比べて安価で、コンビニなど身近な場所で手軽に手に入れやすく、食べるのが容易なため、毎日を忙しく過ごしている方は、特にこのような食事に陥りやすいと考えられます。

　ではなぜ炭水化物に偏った食事が問題なのでしょうか。**炭水化物はエネルギーのもとになる重要な栄養素ですが、炭水化物だけでは、せっかく摂った栄養を十分に有効活用することができません。代謝する過程でさまざまな酵素（たんぱく質）やビタミン・ミネラルが必要になるため、バランスのよい食事を取る必要があるのです。**

　特に、糖質の代謝には、ビタミンB1などのビタミンB群が必要なため、不足するとエネルギーに変換されにくくなり、疲労を感じやすくなったりだるい感じがしたりします。スポーツドリンクを一気に飲みすぎて体調が悪くなったりするのも、このような仕組みが影響しています。身体に必要な栄養も、バランスよく食べるからこそ、しっかり活用されることにつながるのです。

　それでは、このパターンについて、改善するためのポイントを考えてみましょう。皆さんそれぞれの生活や事情があり、急に大幅に改善することは難しいかもしれませんが、参考までに、ちょっとした工夫でできることをご紹介します。

食べるものを大きく変えずとも、少しの変化が改善につながります。

例えば朝食がパンやご飯のみという場合、卵やチーズなどのたんぱく質を1品追加するのはどうでしょうか？　他にも、野菜（ビタミン・ミネラル）が入ったサンドイッチ（パン：炭水化物）とヨーグルト（たんぱく質）にすることで、少しでもバランスのよい食事にできます。

昼食は同じラーメンでも、具の多い五目ラーメンや野菜ラーメンはいかがでしょうか？

夕食も、生姜焼き・キャベツ・味噌汁にご飯といった定食のような内容の場合、ほうれん草のおひたしを追加したり、具の多い豚汁に変更したりしてみてもいいですね。

こんな風に少し工夫するだけで、食事のバランスがかなりよくなります。

よくあるパターン②：たんぱく質中心

	朝	昼	夜	間食	おつまみ
かけた時間	5分	15分	20分	なし	なし
食べたものと量	プロテイン 1杯	チキン 2本	しょうが焼き 1枚、ブロッコリー 5つ、キャベツ山盛り		

ほとんどたんぱく質ですね！

私たちの身体を作るうえで重要なたんぱく質は、筋トレや運動をする方を中心に以前よりも注目されるようになってきました。しかし、たんぱく質ばかりを摂りすぎることには注意が必要です。

たんぱく質を摂りすぎた場合の影響について、まだ十分には明らかになっていません[1]が、分解されたたんぱく質が使い切れないと、脂肪として蓄積されてしまうことがあるとされています。また、たんぱく質に含まれ

---

[1]：現在日本では腎臓への影響についての明確な根拠となる報告が十分ではないため、耐容上限量は設定されていません。

第8章　食事と栄養の基本を知ろう

るプリン塩基が血液中の尿酸値を高め、腎臓に負担をかけてしまうことにつながる可能性も報告されています。野菜などに含まれる食物繊維は尿酸の排出をうながしてくれるため、ぜひ3つの食品群をバランスよく食べるようにしてください。

よくあるパターン③：栄養補助食品に頼る

　ここまで紹介してきたパターン以外にも、ブロック状の栄養補助食品やゼリー飲料、栄養ドリンクに頼っているケースがあります。

　ちまたでは、これらのように、「完全栄養食」「○分で栄養チャージ！」など、簡易で健康によいとされる食べものがたくさん見られます。これらは食事の時間があまり取れないときや胃腸の調子がよくないときなどに、お腹を満たし、栄養を補ってくれるため、とても助かりますよね。

　しかし、一時的なメリットはあるものの、長期的に見るとデメリットのほうが多いと考えられます。食事という行為は栄養を摂るだけではなく、精神的・社会的・文化的な意味を持つほか、食事をするために目・鼻・口・喉を使い、消化・吸収・排泄のために内臓などのさまざまな消化器官や代謝機能が働きます。そのため、あまりにも長期にわたり簡易的な食事を続けると、噛む力が弱くなって固いものを食べることが難しくなったり、脳への刺激が低下することで記憶力に影響したり、消化機能が低下したりと、さまざまな臓器や機能が弱って心身に影響を与えるリスクがあるため、ご注意ください[※2]。

　あくまでも一時的な補助食品としてうまく活用していきましょう！

[※2]：病気やケガなどによって十分な食事を取ることができないため、栄養補助食品中心の食事の方もいらっしゃいますが、それも医師や栄養士と日々よく相談したうえで調整しているものであり、独断でまねをすることは控えましょう。

バランスを整える

バランスを整えるメリット

　さて、ここまでバランスよく食べることをおすすめしてきましたが、バランスを整えることには結局どんなメリットがあるのか、あらためて紹介していきましょう。

　まず、日々の暮らしを、より元気にいきいきと過ごせるようになることが期待できます。それぞれの栄養素は、互いに協力して補い合いながら機能しています。バランスよく食事を取ることで、さまざまな身体の調整や機能がスムーズに働きやすくなり、何となく体調がよくなったり、身体が丈夫になったり、お肌や髪の毛が少しツヤツヤになったりするかもしれません。

　と、ここまで聞いても、なんだか微妙な表現だと思うかもしれませんね。「かもしれない」というあいまいな表現にとどめているのは、体調を整える要素は食事だけではないことや生活や身体の状態によって、個人に合った食事や影響の出方、感じ方はさまざまだからです。

　また、栄養素が偏ったり、過不足な状態が続いたりすると、さまざまな疾患や症状が引き起こされます。

　次の図のように、主要な栄養素はさまざまな生活習慣病と関係することが明らかになっています。

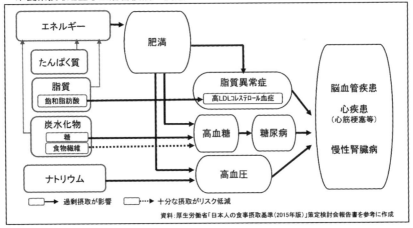

栄養素摂取と主な生活習慣病の関連

資料:厚生労働省「日本人の食事摂取基準(2015年版)」策定検討会報告書を参考に作成

※消費者庁「栄養成分表示ってなに？」（https://www.caa.go.jp/policies/policy/food_labeling/health_promotion/pdf/food_labeling_cms206_20191126_06.pdf）より引用

　ずっと節制して、頭で食事を選んでくださいというつもりはまったくありません。食事は、心の充足や社会関係の形成にもかかわります。時には食べたいものも食べながら、時には身体のこと・将来のことを考えて食事のメニューを工夫し、その結果としての身体の声に耳を傾けてみてほしいのです。そしてまた、食べたいものを食べたり、食事を変えたりしてみたり、そんなふうに、より健やかに生きるために、試行錯誤してみるのはいかがでしょうか？

何をどのくらい食べればよいか

　それでは、食事をバランスよく取るためには、それぞれの食品群をどのくらいの量食べればよいのでしょうか。

　本書では、その1つの目安として、**手ばかり法**というものをご紹介します。この手ばかり法は、自分の手を目安に使うため、自分にあった量を自宅でも外でも簡単に確認することができます。

- 黄色（炭水化物）：1食の目安として、両手に収まる茶碗1杯分くらい
- 赤（たんぱく質）：1日分の目安として「両手に載るくらい」とされているので、1食の目安は片手手のひら＋αくらい
- 緑（野菜類）：1食の目安として、生のままだと両手に載るくらい、調理したものは片手に載るくらい

　人体に必要な栄養素の種類はほぼ変わりませんが、その必要な量は性別や年齢、月経や妊娠などの状態、労働や生活環境などによっても大きく異なります。基本を押さえながら、ご自身の状況に合わせて、適宜調整していきましょう。

　他にも、厚生労働省では「エネルギー産生栄養素バランス」として、生活習慣病の予防・改善の指標となる**三大栄養素**（たんぱく質・脂質・炭水化物）の目標量を、次の図のようにパーセンテージ（割合）で示しています。

　これは食事の総摂取エネルギーに対するそれぞれの比率を示しており、例えば30〜49歳の場合（妊婦・授乳婦を除く）であれば、たんぱく質は13〜20％、脂質は20〜30％、炭水化物は50〜65％にすることが望ましいということです。

　デスクワーク中心の仕事で、通勤や家事、軽い運動を行っている人が1日に必要とする推定エネルギー量は、男性ならば2650kcal、女性ならば2000kcalとされています。この値を基準に考えてみると、たんぱく質は男性が88〜135g、女性が67〜103g、脂質は男性が60〜90g、女性が45〜65g、炭水化物は男性が331〜430g、女性が250〜325gとなります。

　加えて、食物繊維の目標値は、18〜64歳の場合、男性が21g以上、女性が18g以上となっています。日本人の食物繊維摂取量は非常に少ないとされているため、できる限り増やしたいところです。

エネルギー産生栄養素バランス（％エネルギー）

性別	男性				女性			
	目標量 [1,2]				目標量 [1,2]			
年齢等	たんぱく質 [3]	脂質 [4]		炭水化物 [5,6]	たんぱく質 [3]	脂質 [4]		炭水化物 [5,6]
		脂質	飽和脂肪酸			脂質	飽和脂肪酸	
0～11（月）	―	―	―	―	―	―	―	―
1～2（歳）	13～20	20～30	―	50～65	13～20	20～30	―	50～65
3～5（歳）	13～20	20～30	10以下	50～65	13～20	20～30	10以下	50～65
6～7（歳）	13～20	20～30	10以下	50～65	13～20	20～30	10以下	50～65
8～9（歳）	13～20	20～30	10以下	50～65	13～20	20～30	10以下	50～65
10～11（歳）	13～20	20～30	10以下	50～65	13～20	20～30	10以下	50～65
12～14（歳）	13～20	20～30	10以下	50～65	13～20	20～30	10以下	50～65
15～17（歳）	13～20	20～30	8以下	50～65	13～20	20～30	8以下	50～65
18～29（歳）	13～20	20～30	7以下	50～65	13～20	20～30	7以下	50～65
30～49（歳）	13～20	20～30	7以下	50～65	13～20	20～30	7以下	50～65
50～64（歳）	14～20	20～30	7以下	50～65	14～20	20～30	7以下	50～65
65～74（歳）	15～20	20～30	7以下	50～65	15～20	20～30	7以下	50～65
75以上（歳）	15～20	20～30	7以下	50～65	15～20	20～30	7以下	50～65
妊婦　初期					13～20	20～30	7以下	50～65
中期					13～20			
後期					15～20			
授乳婦					15～20			

[1] 必要なエネルギー量を確保した上でのバランスとすること。

[2] 範囲に関しては、おおむねの値を示したものであり、弾力的に運用すること。

[3] 65歳以上の高齢者について、フレイル予防を目的とした量を定めることは難しいが、身長・体重が参照体位に比べて小さい者や、特に75歳以上であって加齢に伴い身体活動量が大きく低下した者など、必要エネルギー摂取量が低い者では、下限が推奨量を下回る場合があり得る。この場合でも、下限は推奨量以上とすることが望ましい。

[4] 脂質については、その構成成分である飽和脂肪酸など、質への配慮を十分に行う必要がある。

[5] アルコールを含む。ただし、アルコールの摂取を勧めるものではない。

[6] 食物繊維の目標量を十分に注意すること。

※厚生労働省「日本人の食事摂取基準（2020年版）策定検討会報告書」（https://www.mhlw.go.jp/content/10904750/000586553.pdf）より引用

ちなみに、主な食べものについて、それぞれの栄養素が取れる量を紹介しておきます。

- たんぱく質：卵1つで約7g、納豆1パックで約7g、鳥もも肉100gで約17g
- 脂質：油大さじ1杯で12g、牛バラ肉100gで約40g、牛ヒレ肉100gで約15g
- 炭水化物：ご飯150g（普通盛り1杯）で約56g、食パン6枚切り1枚で約28g、うどん1玉で約43g
- 食物繊維：オクラ・ブロッコリー・ほうれん草でそれぞれ100gあたり5g・4.4g・2.8g

　とはいえ、単純な食事量ではなく、栄養素をグラムで換算するというのはなかなか難しいですね。《食事ログ》（第15章）で紹介する、食事のログが取れるスマートフォンのアプリでは、食事メニューを入れるとおおよその栄養素の量を計算してくれる機能があります。ご自身のライフスタイルやお好みのやり方に合わせてこれらも活用してみてください！

　本書では他にも、加工食品やお総菜、外食シーンで役立つ「栄養成分表示を活用してバランスを考える」方法も紹介します。詳しくは次項を読んでください。

コラム

栄養成分表示を見てみよう

　食品を購入するとそのほとんどに表示されている**栄養成分表示**、皆さんはチェックしていますか？

　栄養成分表示は、食品表示基準別表第9という法的な定めとして掲げられており、**たんぱく質・脂質・炭水化物**および**食塩相当**

量と熱量（カロリー）の表示が義務付けられています※3。

　これらが義務化されているのは、エネルギー・たんぱく質・脂質・炭水化物を過不足なく摂取するためであり、食塩（ナトリウム）を過剰摂取しないためです。

```
┌─────────────────────────┐
│      栄養成分表示        │
│       100g当たり         │
│                          │
│  熱量          0kcal     │
│  たんぱく質     0g       │
│  脂質           0g       │
│  炭水化物       0g       │
│  食塩相当量     0g       │
│                          │
└─────────────────────────┘
```

　この栄養成分表示からはさまざまな情報を読み取ることができるため、食品を購入する際に、これらの数字をしっかり「観る」癖をつけておけると、きっといろいろな場面で役立ってくれることでしょう。

　しかし、この栄養成分表、実は何となく見ているだけではわからない落とし穴もあるので、ここからは「読み方」など、ポイントをいくつか紹介します。

　まず、表示の単位には注意が必要です。栄養成分表示は、すべてが「1袋あたりの数値」つまり購入しようとしているものの「全量」を示しているわけではありません。食品によって「100g」「100ml」「1包装」「1食分」などの単位が採用されています。

　「1個包装あたり」など、食べる単位でわかりやすい表示になっ

※3：「表示可能面積が30平方cm以下」や「酒類、食品を製造し、または加工した場所での販売」など、特定の条件下においては、栄養成分表示が省略されている場合があります。

ているとありがたいですね※4！

　他にも、よくあるペットボトル500mlの飲料の場合など、100mlあたりの栄養成分が表示されていることも多いため、パッと見て1本あたりのカロリーだと勘違いしないように注意しましょう。例えば、100mlあたりのエネルギーが40kcalの場合、1本500mlとすると、40kcal × (500ml ÷ 100ml) = 200kcalとなります。

　さて、表示単位がわかったら、各項目を見ていきましょう。

　表示の始めに記載されているエネルギー（熱量／カロリー）は、その食品の持つエネルギーの総量のことです。日本食品標準成分表（7訂）によると、白ご飯茶碗1杯分（約150g）のエネルギー量は約250kcalとなっています。

　特に摂取エネルギーを減らそうとしている方は、間食をしたいなと思って手に取ったときに、栄養成分表示を見て「この食品はご飯換算でどれくらいかな？」と計算してみてください。そうすると自身の推奨摂取エネルギー量に合わせた選択がしやすく、また食べすぎを防ぐことにもつながるかもしれません。

　でも、もし間食でご飯1杯分のエネルギーを摂取してしまっても、その後の食事や運動で調整すれば大丈夫です！

　他にも、栄養成分表が非常に役立つポイントとして、炭水化物の量を把握できる点が挙げられます。しかし、炭水化物の量を見るときにもまた注意が必要です。

※4：個包装の商品の中には、1個あたりの重さが表示されていないうえ、栄養成分表示上100gあたりで記載されているものも見かけますので、ご注意ください。

栄養成分表（100gあたり）

エネルギー	475kcal
たんぱく質	12.4g
脂質	18.1g
炭水化物	65.6g
ナトリウム	506mg
食塩相当量	1.3g

　この表のように、お店にはスナック菓子・清涼飲料・お弁当など、栄養成分のほとんどを炭水化物（特に糖質）が占めるような製品であふれかえっています。炭水化物の数字だけを見てもあまりピンとこないかもしれませんが、そんなときには次の換算値を参考に栄養成分表を見るとよいでしょう。

- 白ご飯軽く1杯（150g）：炭水化物 約56g
- 角砂糖1個：炭水化物 約3g

　例えば、軽く1杯の白ご飯には、約56gの炭水化物が含まれていますが、例に挙げたお菓子は100g食べると約65g、つまりご飯1杯を超える量の炭水化物を摂ることになってしまうのです。

　このようにうっかり炭水化物を摂りすぎる要因の1つとしてよく挙げられるものに、清涼飲料水があります。例えば炭水化物（糖質）を100mlあたり10g含むとすると、500mlで50gになり、こちらもご飯1杯とほぼ同じ量の炭水化物量となってしまいます。さらにこれを角砂糖で換算すると100mlで3.3個、500mlでは16.5個にもなります！！

　特に清涼飲料水や嗜好品がお好きな方は、ぜひ一度栄養成分表を見てみましょう。そして、炭水化物の量を一度ご飯や角砂糖の量に換算してみることをおすすめします。もしかしたら、一度手

に取ったものも、棚に戻したくなるかもしれませんよ。

　栄養成分表では、ビタミン・ミネラルの表示義務がなく、食品を出す企業が消費者に向けてアピールしたい／強調したい場合のみ表示されていることがほとんどです。そのため、残念ながらすべての食品で、ビタミン・ミネラルの含有量を確認することは難しいのが実情です。あくまでも参考程度に見ておくとよいでしょう。

栄養成分表示1袋(180g)あたり

エネルギー	100kcal	ビタミンA	385μg
タンパク質	5g	ビタミンB₁	0.6mg
脂質	2.2g	ビタミンB₂	0.7mg
炭水化物	16.6g	ビタミンB₆	0.7mg
－糖質	15.6g	ビタミンB₁₂	1.2μg
－食物繊維	1g	ナイアシン	6.5mg
食塩相当量	0.04g	パントテン酸	2.4mg
カルシウム	60mg	葉酸	120μg
マグネシウム	16mg	ビタミンD	2.8μg
リン	73mg	ビタミンE	3.2mg

　この表を例に、たんぱく質：脂質：炭水化物を比率に換算してみると、5：2.2：16.6になります。これはおおよそ2：1：7と表すことができ、さらにエネルギー量に当てはめて換算すると、おおよそ17%：20%：62%となります。

　ただし、この方法は、お弁当や加工食品が中心の食生活の場合は取り入れやすいかもしれませんが、食品数を増やしたり、自炊したりする場合には、すべて計算することはなかなか難しいのが欠点です。

　ここまで見てきたようなことをもとに食事のバランスに気をつけていると、だんだん食事の内容に興味が湧いてくるかもしれません。

さらに詳しく知りたい栄養のこと

糖質と糖類

　糖質は単糖類（ブドウ糖・果糖）、二糖類（ショ糖・砂糖など）、多糖類（穀物に多く含まれるデンプンや動物に含まれるグリコーゲン）に分けることができ、単糖類と二糖類を合わせて糖類と呼びます。

　糖類を過剰摂取することは、肥満や虫歯の原因になることが明らかになっており、WHOは、食品加工または調理中に加えられる糖類（free sugar：遊離糖類）の摂取量を、総エネルギーの10%未満、望ましくは5%未満にすることを強く推奨する勧告を出しています[5]。

　残念ながら日本では食品の栄養成分表で糖類まで記載されているものは少なく、個人レベルでは把握が難しい状況ですが、目安として清涼飲料水を例に挙げてご紹介します。

　1日の推定エネルギー必要量が2650kcalの30〜49歳の男性の場合、100mlあたり炭水化物10gを含む清涼飲料を500ml飲むと、このペットボトル1本で1日の糖類摂取制限の70%に達します。つまり、もし2本飲むと、それだけで1日の摂取制限量を超えてしまうことになるのです。

　朝昼晩の食事も含めて考えると、さらに摂取制限量を超える可能性が高まります。3食以外の糖質の摂取、特に清涼飲料や嗜好品を手に取る際には、栄養成分表を確認して上限を超えないように習慣化することをおすすめします。

※5：WHO「Guideline: sugars intake for adults and children.」
（https://www.who.int/publications/i/item/9789241549028）

油脂

皆さんは、口にする「油」というものを意識したことはあるでしょうか？ここでは、油脂について、知っておきたい知識を紹介します。

脂質に含まれる脂肪酸は、化学的に飽和脂肪酸と不飽和脂肪酸に分類されます。

常温では固体として存在する飽和脂肪酸は動物性脂肪に多く含まれ、血清コレステロールや血圧を上げる作用があるとされています。一方、常温で液体として存在する不飽和脂肪酸は植物性脂肪に多く含まれており、血清コレステロールや血圧を下げる作用があるとされています。

不飽和脂肪酸はその組成から一価と多価に分けられ、特に高コレステロール血症や高血圧の予防には、PS比（多価不飽和脂肪酸と飽和脂肪酸の比率）を1～1.5に保つことが1つの目安といわれています。

さて、脂質を栄養学的に分類すると、私たちの身体には欠かせない**必須脂肪酸**というものが存在します。

これは先ほど述べた多価不飽和脂肪酸に分類される「リノール酸」「αリノレン酸」「アラキドン酸」からなります。例えば、よく記憶や血栓・動脈硬化の予防に役立つといわれるEPAやDHAはそのαリノレン酸から合成されます。

これらは、オリーブオイルなどの植物油やイワシやサバなどの魚油に多く含まれており、体内では生成することができないため、食事からの摂取が重要になります。残念ながら酸化しやすい性質があるため、開封後は早めに使い切り、保存時はなるべく空気・熱・光を避けるように注意しましょう。

通常、脂肪として総摂取エネルギー量の10～15％を摂取していれば必須脂肪酸が不足することはないとされていますが、欠乏すると皮膚炎や脱毛、腎機能、血中コレステロールの増加などにつながるため、「ダイエット中に

油は大敵！」といって極端に減らすようなことは避けましょう。

　ここまで読むと、飽和脂肪酸が多く含まれる動物性脂肪は「ダメな脂肪」で、不飽和脂肪酸が多く含まれる植物性脂肪は「いい脂肪」に思えてくるかもしれません。しかし、脂肪が身体に与える影響は複雑であるため、1つの種類に偏ることの影響は計り知れず、リスクが高いため、極端に動物性脂肪を摂らないようにすることはおすすめできません。

　また、不飽和脂肪酸にも注意が必要です。不飽和脂肪酸には化学構造の違いによって、シス型とトランス型に分けられ、天然の不飽和脂肪酸のほとんどはシス型です。一方、一部の天然の食品（牛肉や羊肉、乳製品など）と、加工・精製した油脂はトランス型の構造を持ち、これをトランス脂肪酸と呼びます。

　トランス脂肪酸は、具体的には水素添加された油脂であるマーガリン・ファットスプレッド・ショートニングや、高温処理された植物性の油、これらを原材料・調理に使ったパン・ケーキ・クッキー・ポップコーンなどに含まれています。

　トランス脂肪酸を多く摂っていると、悪玉コレステロールといわれる血中のLDLコレステロールを増加させ[6]、善玉といわれるHDLコレステロールを減少させることや、冠動脈性の心疾患への影響がわかっています。

　そのため、日本ではあまり大きく取り上げられてきていないものの、トランス脂肪酸は欧米ではすでに規制されてきています。アメリカでは2015年に食品医薬品局（FDA）が食用として「一般的に安全と認める食品添加物リスト（GRAS）」から「部分水素添加油脂（PHOs）」つまりトランス脂肪酸を除外する決定を下し、2018年に食品への添加を原則禁止としました。また、WHO（世界保健機関）は、年間50万人以上がトランス脂肪酸の過剰摂取による心血管疾患で命を落としていると予測し、2018年にトラ

※6：LDLコレステロールを増加させる原因は、この他にも遺伝や喫煙、野菜不足、運動不足などさまざまあります。

ンス脂肪酸を世界の食糧供給から撲滅するための独自ガイド「REPLACE」を発表しています。

日本では、2011年に消費者庁が「トランス脂肪酸の情報開示に関する指針」を発表し、事業者に対してトランス脂肪酸を含む脂質に関する情報の自主的な開示を要請し、厚生労働省は「日本人の食事摂取基準（2020年版）」において「トランス脂肪酸の摂取量は総摂取エネルギーの1%未満にとどめることが望ましく、1%未満でもできるだけ低くとどめることが望ましい」と提言しています。

普段食べている加工食品にトランス脂肪酸が含まれていないか、ぜひ原材料を見てみてください。マーガリンやファットスプレッド、ショートニング、加工油脂などの表現で記載されているのが、トランス脂肪酸です。

ナトリウム（食塩）

日本人の食生活は、食塩と深く結びついていますが、食塩と高血圧の関連が明らかになってからは、国を挙げて食塩摂取量を控えることが推奨されてきました。

食塩摂取量は、高血圧のほか、胃がんのリスクに関連があると報告されており、日本では2020年度から、従来の目標値よりもさらに1日あたり0.5g引き下げられ、新たに「1日あたり6g未満が望ましい」とされています[7]。

例えば、カップラーメンは1食分で1日の目標値（6g）をほぼ満たしてしまうほどの食塩が含まれています。食品を購入する際には、食塩相当量も確認しつつ、食塩の摂りすぎに注意しましょう。

ただし、何ごともやりすぎず、状況に合わせて柔軟に調整することが大切です。近年の日本における夏の暑さを考えると、熱中症対策として適量の食塩摂取は必要です。特に高温多湿の環境での労働や運動をするときに

[7]：WHOの食塩相当量のガイドラインは1日あたり5g未満ですが、日本人の食生活や現在のナトリウム摂取量を考慮すると現実的な目標値ではないことから、国際基準よりも高めに設定されています。

は注意しましょう。また、高齢者の場合、極端な食塩の制限はさらに食欲を低下させ、エネルギーや他の栄養素の摂取を妨げることにもつながりかねないため、注意が必要です。

水分

　皆さんは、水分量のバランスについて普段どのくらい意識しているでしょうか。ここでは私たちの身体の約6割を占め、生きていくうえで欠かせない水分についてご紹介します。

　まずは水分の働きです。私たちの身体を巡る血液や組織液は、身体のあちこちに酸素や栄養素を運び、二酸化炭素や老廃物を排出してくれます。また、細胞の中にも水分は多く含まれ、体温や電解質の調整など、体内環境の維持においてさまざまな働きをしてくれています。

　そんな私たちの身体を支えてくれている水分ですが、尿や便で約1.5リットル排泄され、それ以外にも呼吸に伴い水蒸気として排出されたり、皮膚から蒸発したりと、私たちが意識することなく毎日約1リットルが体外に排出されています（不感蒸泄と呼びます）。

　水分の摂取量と排出量はほぼ一定のバランス（平衡）を保っており、そのバランスが崩れると、体調に影響が出てしまいます。そのため、摂取量やちゃんと尿が出ているかなど、普段から水分のバランスには気をつけたいところです。

　もし水分が足りなくなると、以下のような影響が出るとされています。

- 体内の水分を1%失うと喉の渇きを感じる
- 2〜5%失うと頭痛やめまい、吐き気などの脱水症状や熱中症などの症状が現れる
- 10%超を失うと、筋肉のけいれんや失神が出現し、命の危険につながる

　また、水分が不足することで、血液がドロドロになったり塊ができたり

しやすくなるため、心筋梗塞や脳梗塞のリスクにもつながります。特に暑さや乾燥から水分が失われがちな夏と冬、就寝中の夜間から早朝の時間帯は水分が不足しやすくなるため、注意しましょう。

　必要な水分量の目安としては、食事に含まれる水分も含めて1日あたり約2～2.5リットルとされています。ただし他の栄養素と同様に、性別や年齢、活動量、生活環境などの影響を受けるため、身体の状態やそのときの状況に合わせて調整していきましょう。オフィスや自宅など、空調が効いている環境で過ごしている方でも、汗をかくことなどで、無意識に水分が排出されています。喉が渇いたと思う前に、ぜひこまめな水分摂取を心がけましょう。

安心・安全をどう考えるか？

　食事と健康を考えるうえで、口にするものが安全かどうか、安心して食べられるものかどうかは重要なポイントですね。

　食品には、おいしそうに見えるようにしてくれる多様な色素や、柔らかくしたり滑らかな食感にしたりしてくれる乳化剤など、さまざまな添加物が加えられており、商品を魅力的にしてくれる一方で、その影響は計り知れず、さまざまな論争を生んでいます。

　例えば、糖質を気にする方に人気のアセスルファムKやスクラロース、アスパルテーム（L－フェニルアラニン化合物）などの人工甘味料も、発がん性・脳などへの残留・糖代謝への影響による糖尿病発症リスクの増加など、さまざまなリスクについて論じられています。

　また、加工された食品だけでなく、素材となる野菜や果物・肉・魚にも気にすべき点があります。野菜や果物には、農薬や防腐剤が使われているものもたくさんありますし、食肉となる牛・豚・鳥・養殖の魚などの餌には、遺伝子組み換え作物や抗生物質が多く与えられている場合もあり、その影響は未知数とされています。また、天然の魚の場合は、昨今環境問題になっているマイクロプラスチックをたくさん体内に含んでいる可能性も

指摘されています。

　このように、さまざまなものにメリット・デメリットの両面があるので、自分が口にするものが何からできているのか、少し気にしてみるとよいでしょう。そのうえで自分なりに考え、選択することが重要です。

栄養以外の食事の意義

　食事には空腹を満たしたり、身体に必要な栄養・水分を摂取する以外にも、いくつかの意義があります。

①社会活動・文化として心を満たす

　誰しも、好きなものやおいしいものを食べることで、気持ちが満たされたり、癒やされたりした経験があるはずです。このように、食事には精神的な欲求を満たす効果もあります。

　また、食事を他者とともにすることで、食事を楽しんだり、くつろいだりしながら、人と交流して関係性を深め、社会的な欲求を満たしてくれることも挙げられます。気のおけない仲間とワイワイ食べる食事は、普段よりもとてもおいしく感じたり、いつもより少ない量でも満足できたりするはずです。そして、そんな時間は家族や仲間との絆をより深めることにもつながっているかもしれません。

　他にも、身土不二という考え方をご存じでしょうか？　これは、「人間の身体と土地は切っても切れない関係にある」という意味で、四季折々の旬のものを食べるということに限らず、出汁や米ぬかの使い方など、蒸し暑い気候風土の中で生きていきやすいように整えられた食文化、方法を示す

言葉です。実際に、地域の行事の中で一緒に食事を作って食すというようなことも行われていますね。同じ日本の中でも、皆さんの故郷それぞれに、風土的なメニューや調理方法があることでしょう。これらを取り入れるのもまた、食の社会的意義と言えるのではないでしょうか。

②口腔内の自浄作用

　食事には口腔内を浄化する作用もあります。

　私たちの口の中は、細菌が非常に増えやすい環境です。しかし食事をしながらおいしいなと思ったり、食事を噛んだりする刺激で唾液の分泌がうながされることにより、その唾液が食事とともに細菌も飲み込むのを助け、洗い流してくれるのです。

③身体の機能維持

　多くの方が、食べるという行為を何気なく行っているかもしれません。しかし、食べるという行為には多くのステップがあり、口を開いたり、噛んだり、飲み込んだりとさまざまな感覚や筋肉、神経が働いています。

　一例として、食べものを口に入れるまでの間で考えてみましょう。皆さんは、その間にも、何を、どのくらい、どんなタイミングで食べるかを決定し、そのうえで行動におこしています。これらは視覚や嗅覚などの五感を刺激し、食べものと認識する認知機能が働き、食べものを口に運ぶための手や腕の筋肉、食べられる姿勢を保つための脚や腰の筋肉、そしてそれらをつかさどる神経など、多くの機能が働いています。

　次の図は、食べものを口にする前から、胃にたどり着くまでの間の仕組みを理解し、アセスメントするための**摂食・嚥下の5期モデル**というものです。

<摂食嚥下の5期（5段階）>

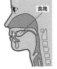

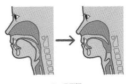

| 1. 先行期（認知期）
食物を見つける。 | 2. 準備期（咀嚼期）
食物を口に入れ、
噛み砕く。 | 3. 口腔期
食物を舌で
喉へ送り込む。 | 4. 咽頭期
食物を喉から
食道へ送り込む。 | 5. 食道期
食物を胃まで
送り込む。 |

※「富山ろうさい病院だより」2022. 4, vol. 153（https://www.toyamah.johas.go.jp/wp/wp-content/uploads/2022/03/tayori_v153-1.pdf）より引用

　食べものを口に入れて、飲み込もうとするまでの間には、口を開ける、食べものを口に入れて、飲み込もうとするまでの間には、食べものを認知し、口を開け、食物を口の中に取り込み、味わい、飲み込めるように噛みながら小さい塊を作る、などのステップがあります。これらには顔面や唇、舌の神経や、唾液の分泌、舌の味蕾、歯や歯肉などの口腔環境も関連しています。

　飲み込もうとしてから飲み込むまでの間には、食べものの小さい塊を咽頭へ、咽頭から食道へ、食道から胃へと送り込む一連の流れがあり、送り込むために鼻腔をふさいで圧をかけたり、空気と食べものの通り道の交通整理をするためにせきこんだり、食道から胃に塊を送れるようにぜん動運動が機能したりと、少しの間にさまざまな身体の機能や神経がかかわっています。

④生活リズムを整える

　食事には、空腹感や自律神経の働きに関連して、生活のリズムを刻み、整えてくれる役割もあります。

　特に朝食は、まだ目覚めきっていない身体を起こし、体温を上げていく助けになります。また、朝食に炭水化物とたんぱく質を摂る場合は、朝食を取らない場合や炭水化物のみの場合に比べ、朝からパフォーマンスを発

揮しやすいというデータもあります。

　朝食べると気分が悪くなってしまう方もいるかもしれませんが、まずは温かいお湯などから始めて、身体の様子を見てみてはいかがでしょうか？

食欲の視点から

　食事について考えるうえで、**食欲**も重要なキーワードです。食欲とは、何かを食べたいという欲求ですが、なぜ食欲が湧いたり、なくなったりするのでしょうか？

　実は、食べたい欲求は気持ちや気合の問題ではなく、ホルモンや神経伝達物質によってコントロールされるものであることがわかってきています。自律神経の要と呼ばれ、体温や血圧、睡眠、性欲などを調整する役割を持つ視床下部にある摂食中枢と満腹中枢の2つが、相反してバランスを取りながら食欲を調整していると考えられています。

　しかし、**お腹は空いていないはずなのに、何か食べたいな**、といったときもありますね。その**理由の1つは血糖値**です。おにぎりや甘いものなど糖質の多い食事や偏った食事を取った場合、急激に血中の血糖値が上昇します。そして30分〜1時間程度で上昇のピークを迎え、その後急激に下降しますが、その際、身体は「血糖値を上げなくては」と反応し、食欲を刺激することにつながるのです。

　ただ、血糖値の急上昇／急降下を繰り返すと、ホルモンバランスなどに影響をきたし、体調の乱れにつながる可能性があります。そのため、なるべくバランスのよい食事メニューにして、食物繊維を先に食べたり、ゆっくり嚙んで食べたりすることで血糖値の上昇を緩やかにするよう心がけましょう。

もう1つは、**食欲に関するホルモンの分泌**で、食欲の抑制に関与する代表的なホルモンであるレプチンと、食欲を増進するホルモンであるグレリンが関係しています。胃や腸から分泌されるグレリンの濃度が上がることで、脳の視床下部を刺激し、「お腹が空いた」という感覚をもたらします。一方、脂肪細胞から分泌されるレプチンの濃度が上がることで、脳の視床下部に「もう食べなくてもいいよ」と働きかけ、食欲がセーブされます。必要なタイミングで、これらのホルモンがうまく分泌されて作用するとよいのですが、睡眠が不足するとバランスが崩れ、レプチンが低下し、グレリンが増加してしまうことが明らかになってきました。

　また、肥満、つまり体脂肪が多い状態では、レプチンの効きが悪くなることもわかっています。レプチンはしっかり分泌されているにもかかわらず、レプチンに対する感受性が低下し、食べてもなかなか満足できず、お腹は苦しいのに食べたくなり、さらに太るという悪循環に陥ってしまうのです。

　現代のような飽食の時代になったのは、人間の歴史で見るとほんの最近のことです。人間の歴史の中では、いつご飯が食べられなくなるかもしれないという状況が長く続き、私たち人間の身体は、飢えに備えたシステムが作り上げられてきました。そのため、お腹が減りすぎたり、睡眠が不足したりと、ストレスに晒されることで、身体は次来るリスクに備えて、エネルギーをため込もうと切り替えてしまうのかもしれません。

排泄の視点から

　ここまで、食べたものが私たちにどのような影響を与えるのかについてご紹介してきましたが、最後に、食事を**排泄**という観点から見てみましょう。

皆さんは、尿や便の回数や量・色・ニオイをチェックしていますか？
それらに変化があったとき、気づくことができるでしょうか？

　食べたものや、身体で代謝されたあとの老廃物として出る尿や便などの
排泄物は、私たちの身体の状態を把握するために重要なバロメーターの1
つです。

　尿としては、1日およそ1〜1.5Lが複数回に分けて排泄されます。尿のも
ととなるのは主に血液などの体液であり、全身から出てくる身体のゴミ、
例えば酸素を消費したときに出てくる二酸化炭素や、たんぱく質やアミノ
酸を分解したときに出てくる尿素、体内の水分や電解質を調整した結果出
てきた水分などが含まれています。

　便は、そのほとんどが食物繊維と水でできており、腸で吸収されなかっ
た食べものの残りかすが大部分を占めています。他にも固形成分としては、
食物繊維の他、腸内細菌の菌や死骸があります。私たちの腸には100種類
を超える細菌が常に存在しており、それらによって食物繊維などが分解さ
れ、便やガスになるのです。

　尿も便も、身体の中から出てくる貴重なサインの塊です。ぜひ毎日、何
か変化がないかなどをチェックしてみてください。

第 9 章

身体活動と運動の基本を知ろう

担当：懸田

運動は、健康を保つためには重要な要素です。
それでもなかなか億劫で、始められない人、始めても続けられない人は多いはずです。
本章では、そんな身体活動や運動について、基本的な知識と、日常生活に取り入れるためのコツを紹介します。

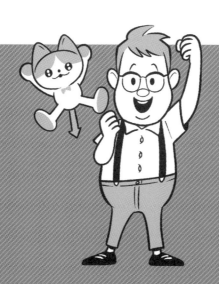

運動を続けるために

「運動は大事だ」というのは何となくわかっているけれど、始めたくない
し続けられない方は多いはずです。第3章で述べたように、生活習慣継続
に関して「栄養や食事についての習慣は継続しやすいが、運動や徒歩の習
慣が中断してしまう」という結果が実際に報告されているほどです。

　本章では、多くの方がなかなか継続できない運動（身体活動を含む）や
身体そのものについて、知っておきたい基礎知識を紹介します。

運動の効用

　厚生労働省は、「健康づくりのための身体活動基準２０１３」という資料
で、身体活動の効用について以下のような提起をしています。

- 将来的な疾病予防
- 気分転換やストレス解消
- 腰痛や膝痛の改善
- 中強度の運動によって風邪に罹患しにくくなる
- 体形維持による自己効力感の向上

　これらを見ると、身体活動には病気の予防・ストレス解消・体形維持・
免疫力向上など、さまざまな効用があるとうたわれています。もちろん運

動の利点はこれらだけではありません。運動は**脳を活性化させ、注意欠陥障害やうつ病の改善など脳に関するさまざまな効果がある**ことも報告されています[※1]。

　他にも、男性の更年期障害としても知られる男性ホルモン（テストステロン）の分泌量低下は、うつ病の原因の1つともいわれていますが、1日30分の汗ばむくらいの運動が**テストステロンの分泌量を増加**することも明らかになっています[※2]。

動くことは、生きること

　運動に期待できるのは、これだけではありません。脳内化学物質が活性化し、エネルギーが湧き、不安が和らぎ、人との絆が深まる、といったさまざまな効果も期待できます。

　スタンフォード大学のケリー・マクゴニガル氏は、著書『スタンフォード式人生を変える運動の科学』（大和書房 刊）で次のように表現しています。

　医師はあなたの血糖値や血圧を下げるため、あるいはがんのリスクを減らすために、運動を勧めるかもしれない。しかし、人類の長い歴史において、身体を動かす主な目的は、病気を防ぐことではなかった。**身体を動かすことは、生きることそのものだったのだ。**

※1：『脳を鍛えるには運動しかない！最新科学でわかった脳細胞の増やし方』ジョンJ．レイティ、エリック・ヘイガーマン 著、野中香方子 訳、NHK出版 刊
※2：『「男性医学の父」が教える 最強の体調管理——テストステロンがすべてを解決する！』熊本悦明 著、ダイヤモンド社 刊

運動というとどうしても「体形維持」「カロリー消費」のように「仕方なくやらないといけない、余計なもの」ととらえてしまいがちですが、身体を動かすこと自体が、**脳を含めた全身の機能を活性化する**のに大きな役割を果たしていると考えられます。

　人間は**動く生物**であり、身体を動かすことは、人間が**生きることそのもの**なのです。

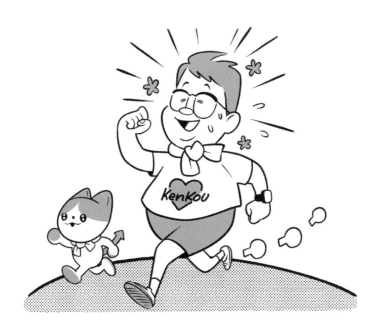

身体活動の目標

　厚生労働省が発行している「健康づくりのための身体活動基準２０１３」において、18〜64歳の成人は次の基準を満たしていることが望ましいとされています。

- 歩行、またはそれと同等以上の身体活動を毎日60分行っている
- 息が弾み、汗をかく程度の運動を毎週60分行っている

　とはいえ、いきなり「毎日60分身体を動かしましょう」や「毎週1時間運動しましょう」と言ってもなかなか実施できないため、国としてはその第一歩として「+10分から始めよう」「運動習慣をつけよう」という、より達成しやすい目標設定に向けたメッセージを発信しています。

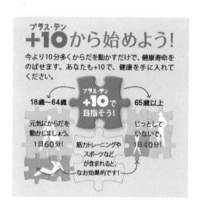

※厚生労働省「e-ヘルスネット」
（https://www.e-healthnet.mhlw.go.jp/information/exercise/s-01-002.html）より引用

　とはいえ、何も考えずに「まず『+10分』に何かしよう」と思ってもなかなかハードルが高い印象がありますよね。

運動の前にニートを増やそう！

　「身体を動かす」と言うと、「時間を作ってやるもの」「ジムに通ってやるもの」というイメージがあるのではないでしょうか。運動ができない理由としてよく挙げられる「時間がない」という言葉は、そういったイメージから来ているのでしょう。
　専門的には、「身体を動かす」こと全般を指して「**身体活動**（PA：Physical

Activity)」と呼びます。これは「寝ているとき以外のすべての活動」という意味です。身体活動は、さらに「日常生活全般の身体の動き（**生活活動**）」と、「体力の維持や向上を目的とした**運動**」の2種類に分けられます。

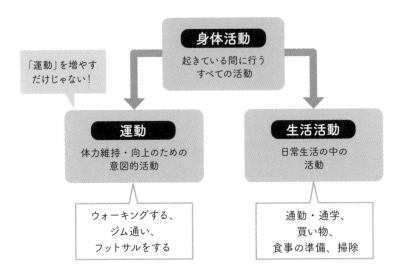

その観点では、「時間を作ってウォーキングをする」や「ジムに通ってトレーニング」という行為はいずれも**運動**にあたります。しかし、多くの方は「日々の仕事」や「家事・子育て」で手一杯のはずです。その中で新たに「身体を動かす」時間を捻出するのは、ハードルが極めて高いのではないでしょうか。

そこで本書では、「時間がなくて忙しい」という方に、「まず**日常的な生活の中で身体活動を増やす**ことを意識する」ことを一番の早道としておすすめします。わざわざ時間を取って新しく運動を始めるよりも、ずっと無理がなく始めやすいのではないでしょうか。

生活活動は「**ニート**（**NEAT**：Non-Exercise-Activity Thermogenesis、

非運動性熱産生）」とも呼びます※3。身体を動かすために時間を作って「運動」をするのではなく、日常生活の中で「ニート」を増やし、活動量を増やすことは、カイゼン原則の**目的の多重性**に相当します。

ニートの増やし方

ニートを増やすためには、日常生活の中の「身体を動かす機会」を探す必要があります。中でも一番わかりやすいのは、通勤などの「移動」でしょう。これは、「歩行」というニートであり、オフィスビルなら部屋やフロアの移動も大事なニートだと言えます。スーパーに買い物に行ったり、子どもと遊んだり、庭の手入れをしたり、家の中を歩き回ったりしてもニートを増やせますし、もちろん仕事の最中にもニートを増やすことができます。

ニートを増やすポイントを簡潔にまとめると次のようになります。あわせて関連するカイゼンパターン（第14章）も紹介しますので、ぜひ見てみてください。

①移動を増やす

通勤・買い物・訪問などの移動時にできるだけ身体を動かすように心がけます。《人力移動》を中心に《探検ウォーキング》（いずれも第14章）などで楽しく歩くこともおすすめです。

※3：ニートというと別の意味を思い浮かべますが、こちらは「生活の中で身体を動かすこと」を意味する言葉です。

②垂直移動を増やす

「フロア移動」や「坂を登る」といった**垂直移動**は、ただ平地で歩くような水平移動よりも運動強度が高く、ニートを増やすには最適です。

最近のスマートウォッチでは上ったフロアの数を自動的に計測してくれる機能があるので、そちらと併用すると「上る」モチベーションも高まります。《活動量モニタリング》（第14章）をあわせて行うとよいでしょう。

③ちょっとだけ激しくする

ゆっくり歩いている最中に小走りしてみる、あるいは階段を上るときに1段飛ばしにする、あるいは駆け上がるというように、すでに行われているニートをちょっとだけ激しくするのも効果的です。

《HIIPA》や《インターバル速歩》、《スロージョギング》（いずれも第14章）でちょっとだけ激しくしてみるのはいかがでしょうか。

④こまめに身体を動かす

掃除・庭いじり・家事・ゴミ出し・子どもと遊ぶなど、身体を使って生活の中で何かをする機会を大切にしましょう。

最近は何でも自動化されて「人が身体を動かさなくてもいい」ようなテクノロジーがあふれかえっています。しかし、そこを**あえて身体を使ってみる**のです。自分の身体を使うことの意味・意義を噛みしめて日々の生活で身体を動かしてみてください。テレビのリモコンを使うのをやめて、テレビに近づいて電源をオン／オフするのさえも、立派なニートになります。《土いじり》（第14章）で身体を動かすのもとてもおすすめです。

⑤スキマ時間に動く

お湯を沸かす・コーヒーを淹れる・電子レンジで調理するなど、日常生活のさまざまなスキマ時間を有効活用しましょう。

1分あれば、ラジオ体操の1/4が実施できますし、スクワットを10回やるのには1分もかかりません。《スキマ体操》(第14章) がぴったりです。

⑥ウェイトをつけて活動する

足首・手首・胴体などにウェイト (おもり) をつけて日常生活を過ごす《ウェアラブルおもり》(第14章) で生活自体の身体的負荷を上げることができます。わざわざ動く時間をとりたくない場合は考えてみるのもよいでしょう。

デスクワーク対策

「運動をする」前に、ニートを増やすことが大事ですが、特に現代人が意識しなくてはならないのが**デスクワーク対策**です。

デスクワークの問題

デスクワークは、4つの点で問題があります。

1つ目は、座位で長時間動かないことによる**身体活動量の低下**です。デスクワークの運動強度は**安静時 (横になっているとき) とさほど変わらない程度**です。パソコンのキーボード操作も指先やマウス操作くらいで、ほ

とんど身体を動かしません。

2つ目は、**身体全体の動きが少ないことによる身体の柔軟性の低下**です。特に上半身の肩甲骨周辺は6方向に稼働する重要な部位ですが、長年それほど動かさずにいると、可動域がどんどん狭まってきます。

3つ目は、**腰にかかる負担**です。ものを持ち上げるときに痛める腰痛とは異なり、椅子に座りっぱなしで作業することで慢性的な腰痛になります。

4つ目はディスプレイを長時間見続けるなど、デスクワークによる**目、身体、心の症状**です。

デスクワークと肥満の関係

肥満者と非肥満者のニートを比較して、非肥満者は肥満者に比べ、歩行を含めた立位による活動時間が1日あたり152分長く、肥満者は非肥満者に比べて座位の時間が1日あたり164分長かったという研究結果が出ています[4]。

また、座位の危険性はさまざまな研究結果からも明白です。特に日本人を対象とした大規模な研究結果によって、座位時間と心血管疾患（心筋梗塞、心不全などの心臓についての病気）との関連も明らかになっています[5][6]。

前述のとおり、座位はほとんど身体活動を行わないためカロリーを消費しません。デスクワーク中心の生活スタイルの人にとっては、**座位時間をどれだけニートに置き換え、活動時間にするか**が、身体活動増加のカギとなります。

デスクワーク中のニートを増やすためには、例えば次のようなことに取

※4：Levine, J. A., Weg, M. W. V., Hill, J. O. & Klesges, R. C. Non-Exercise Activity Thermogenesis. Arteriosclerosis Thrombosis Vasc Biology 26, 729–736 (2006)

※5：Kikuchi, H. et al. Occupational sitting time and risk of all-cause mortality among Japanese workers. Scand J Work Environ Heal 41, 519–528 (2015)

※6：Koyama, T. et al. Sedentary Time is Associated with Cardiometabolic Diseases in A Large Japanese Population : A Cross-Sectional Study. J Atheroscler Thromb 27, 1097–1107 (2020)

り組むのがよいでしょう。

- スタンディングで行うスタンディングデスクに変える
- 定期的に休憩を取り、体操・ストレッチを行う
- 椅子の代わりにバランスボールを使う
- 部屋の中を歩きながら考えごとをする

デスクワークでのニートの増やし方の具体例は、第14章で紹介します。

身体活動を視覚化しよう

ニートを増やすためには「意識して身体を動かす」ことが大事ですが、「自分がどの程度動いているのか？」「それは十分なのか？」を感覚だけでつかむのはなかなか難しいのが実情です。

身体活動を視覚化することにより、自己認知がしやすくなり、時系列での移り変わりも見えるようになります。可視化には、次のようにさまざまな方法があります。

歩数

歩数は最も手軽な指標であり、市販の歩数計や活動量計（歩数以外の活動量も計測してくれる）、スマートフォンのアプリ、スマートウォッチを持ってさえいれば、《活動量モニタリング》（第14章）が簡単に行えます。

「健康づくりのための身体活動基準２０１３」では、1日あたり8,000〜10,000歩を歩数の目標値としています。日々の歩数を計測し、「目標値と比

べてどの程度達成できているか？」に目を向けることが最初の一歩になるはずです。その際、歩くだけではつまらないと感じてしまう方は、《探検ウォーキング》（第14章）などにもチャレンジしてみてください。

移動距離・経路

　最近の歩数計や活動量計では、歩数に加えて、歩幅から換算した移動距離も計算することができます。GPS機能を持つスマートウォッチやスマートフォンアプリを使えば、GPSを使って《経路レコーディング》（第14章）が簡単に行えます。

　ウォーキング・ジョギング・自転車などが趣味になると、自分がどこを移動したのかや、週間・月間の累積移動距離を表示することで、その増減を可視化することが楽しくなってくるものです。

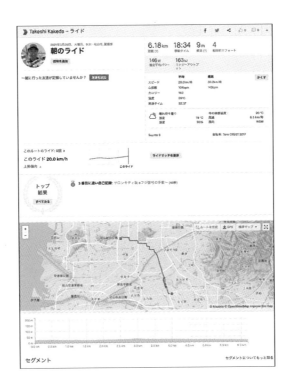

1日5kmを歩いていれば、20日で100kmを超えます。毎回同じところを歩くのではなく、自分が移動した経路を地図で見て「次はどこに行こうか?」などと考えたりするのも、モチベーション向上になります。

階数・累積上昇距離

　最近のスマートウォッチ・スマートフォンでは、歩数や移動距離だけでなく、**階段を何段上ったか**という計測も可能になっています。《経路レコーディング》（第14章）では、累積上昇高度も記録されます。

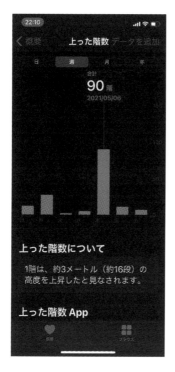
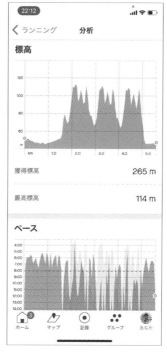

　階段を上ったり、坂を登ったりする「垂直移動」は、平地を移動するよりも高強度な運動になり、カロリー消費的にも、下半身の筋トレ的にもおすすめです。《活動量モニタリング》（第14章）では、階段を上った段数も

記録することができます。

　垂直移動を視覚化しておくと、さらに自分の頑張りを視覚化できます。オフィスビルの階段・歩道橋・坂道・山など、上方向に移動する機会は思ったよりもあります。ぜひ探してみましょう。

立位の時間

　デスクワークが中心の場合は、座っている時間ではなく立っている時間の可視化も効果的です。スマートウォッチをつけていると、自動的に立ち・座りを検知して通知してくれる場合があります。

　立位の時間を増やすと、消費カロリーが増えるだけでなく、腰への負担が減って腰痛の予防も期待できます。

重さ・反復回数・セット数

　ウェイトトレーニングのような筋トレの場合、持ち上げる重さ、反復回数（Reps）、セット数（Sets）などで強度や量を計測するのが一般的です。

　スマートフォンのアプリを使って、《アクティビティ日記》（第14章）をつけるのが手軽です。

運動の強度

　身体を動かすと言っても、「楽にできる動き」「ちょっとキツい動き」「1歩も動けなくなるほどの動き」など、それぞれの強度が異なります。そうした運動強度を記録していると、より正確に身体活動の質が可視化できます。

　Google Fitをスマートフォンにインストールしておけば、自動的に「強

めの運動」の量を視覚化してくれます^{※7}し、心拍計をつかった《心拍モニ
タリング》（第14章）を行うと、より正確な可視化も可能です。

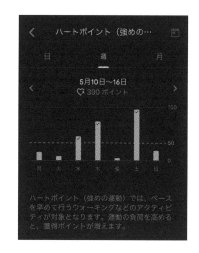

　「運動しているけど効果が出ない」という理由の1つに、**運動強度不足**が
あります。もちろん「運動を継続すること」が第一なのですが、自分の状
態に最適な運動強度（後述）を選ぶことで、より期待する効果を出すこと
ができます。

消費カロリー

　常に身につけているスマートウォッチには、歩数だけでなく消費カロリ
ーまで計算してくれるものもあります。この数字を見て「今日は○○カロ
リー消費したから、たくさん食べることができる！」などとほくそ笑むこ
ともできます。

　注意しておきたいのは、**消費カロリーは体重に比例する**という点です。

※7：Android - Google Fit ヘルプ「健康維持のために「ハートポイント（強めの運動）」を獲得する」
　　　（https://support.google.com/fit/answer/7619539）

同じ運動をしても、体重が40kgの人と80kgの人を比べると、その**消費カロリーには2倍の差**があります。体重が増えるほど消費カロリーが増えるため、消費カロリーを指標として使うことはおすすめしません※8。

あくまでも、「頑張りの結果」や「食べものに換算すると○○になる」という理解のために使用するのが無難です。一応、摂取したカロリー分を《運動リセット》（第14章）で帳消しにすることもできます。

運動強度を知ろう

運動を始める前に知っておくと役立つのが**運動強度**です。言い換えると運動の負荷のことです。

運動はその人の身体の状態に適した強度を選ばなければ効果が出ないのですが、逆に適した強度を超えてしまうとやりすぎてしまうオーバートレーニングをもたらします。

また、自分のなりたい姿によって、運動強度を変えなければならない場面も出てきます。例えば、走ることで脂肪を燃焼させたいのに、全力でゼーハー走ってしまうと、実は頑張っている割には効果が薄いことがあるのです。

ニートを増やしたあとは、自分に適切な運動強度を知り、その時々の状況や目的に合わせて運動強度を調整していくことが、健康カイゼンへの近道です。

※8：運動所要量・運動指針の策定検討会「健康づくりのための運動指針2006」
（https://www.nibiohn.go.jp/eiken/programs/pdf/guidelines2006.pdf）

総合的な強度を表す「メッツ」

　メッツ（Metabolic EquivalenTs：**METs**）とは、身体活動の強度を、安静時（座ったり横になったりして何もしていないとき）のエネルギー消費量の何倍かで表現した運動の強さの単位です。厚生労働省や専門機関が発表している健康づくりに関する資料には、たいていこのメッツが運動強度の単位として使われています。

　メッツはさまざまな運動の強度を客観的・総合的に数値化したり、比較したりできる尺度として優れています。さまざまな身体活動に対応した数字がわかるのも魅力です。メッツを用いれば消費カロリーの計算も簡単に可能であり、現在の身体活動の状況を俯瞰したり計画を立てたりする際に非常に役に立ちます。

　他方、メッツを扱うには、各身体活動のそれぞれのメッツ値を知らなければなりません。そのため、各身体活動・運動がどの程度の活動量かを掲載したメッツ表が提供されているので、これらを利用しましょう。

　本書では、メッツについて詳しくは解説しませんが、身体活動を事前に数値化し、強度や消費カロリーなどを厳密に計画してみたい方は、メッツ表（本書付録データとして以下のURLからダウンロード可能）を使って運動強度を調べてみてください。

■ https://www.shoeisha.co.jp/book/download/9784798170701

キツさを表す「主観的運動強度（RPE）」

　「ある身体活動が、その人にとってどのくらいのキツさとして感じられるか」を表現するための尺度として、**主観的運動強度**（Rating of Perceived Exertion：**RPE**）というものがあります。

　「主観的な感覚を信用できるの？」と疑問に思う方もいるかもしれませんが、結果に一貫性があり、心拍数や最大酸素摂取量のような数値にもある

程度変換可能であり、トレーニングや医療の現場でも利用されています。

　RPEは主観的な「キツさ」を表現する尺度なので、尺度の度合いだけ覚えておけば、他に情報がなくても自分の感覚で評価することができます。例えば「歩く」のは「非常に楽（3）」、「全速力で走る」のは「かなりキツい（8）」などといったように、実際の活動がどのくらいのキツさであるかを数字で表現します。

　RPEはあくまで主観的なものであり、**他人と比較する**ことはできません。また、ざっくりとした強度はわかるものの**厳密性には欠けます**。運動に慣れるとRPEは下がる（楽になる）ので、過去の値と、現在の値が示す意味合いも変わり、比較できない点にも注意しましょう[9]。

　それでも、RPEには、その人にとっての「頑張り」を簡単に評価できるという利点があります。RPEにはいくつかの種類がありますが、今回は10段階で評価できて扱いやすい「修正ボルグスケール」[10]をもとにした尺度を紹介します。

数値	説明
1	まったく努力なし（横たわった状態）
2	ほとんど努力なし
3	非常に楽である
4	楽（一日中でも行える）
5	中程度
6	ややキツい（キツいと感じ始める）
7	キツい
8	かなりキツい（続けるには努力が必要）
9	非常にキツい
10	最大努力（これ以上は無理）

※ 9：運動をしてない人が感じる「キツい」と、マラソンを走れる人が感じる「キツい」はその内容は異なる、ということです。
※10：『NSCAパーソナルトレーナーのための基礎知識』ジャレッド・W.コバーン、モー・H.マレク 著、NSCA ジャパン 刊

RPE を用いた運動管理は、《アクティビティ日記》（第14章）で解説します。

心肺機能への負荷を表す 「心拍数」

心拍数（Beat Per Minutes：BPM）とは、文字どおり1分間の心臓の拍動回数のことです。心拍数は心肺機能の能力によって変わるのが特徴で、心臓が一度に送り出す血液の量が多い（心肺機能が高い）ほど、拍動は少なくなり、結果的に心拍数は低くなります。

マラソンランナーのように心肺機能が高い人は少ない心拍数で動き続けることができます。一方、心肺機能が低い人は、一度に送れる血液の量が少ないため、何度も心臓を動かさなければならず拍動回数が増えることになります。一般に「体力がある」「持久力がある」といわれるのは、この心肺機能が高い人のことを指すことが多いでしょう。

以前は脈拍を手で測ることで心拍数を計測していましたが、現在ではスマートフォン・スマートウォッチ・心拍計などの機器を利用して手軽に計測することができます。計測結果を運動記録サービスにアップロードして記録を管理しやすいのも魅力です。

測定機器がない場合、手動で計測するのはやや手間がかかります。また測定機器の精度に依存するため、機器やその使い方次第では正確な数値が測定できない場合があります[11][12]。

スマートフォンを持っている、あるいは新しく機器を購入して本格的に取り組みたい人には、**心拍数を使った運動管理**がおすすめです。

---

[11]：「手首からより正確に心拍数を測定する方法−ヒントとトラブルシューティング手順」（https://www.suunto.com/ja-jp/Content-pages/what-should-you-know-about-wrist-heart-rate2/）
[12]：Garmin | Japan 「光学式心拍計の精度につきまして」
（https://www.garmin.co.jp/legal/heart-rate/）

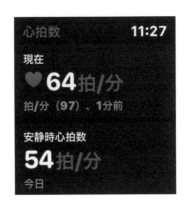

　心拍数の利点は、RPEと同様に、個人差に対応した「その人なりの頑張り度」を客観的に計測できることです。また運動が可能な範囲を心拍数で把握することもできるため、運動による心血管疾患のリスクも低減できます。

　同じ運動をしても、個人の年齢や心肺機能によって、その人の負荷の度合いは大きく異なります。AさんとBさんの2人が同じスピードで走っている場合、Aさんの心拍数が100であれば楽な運動と言えますが、Bさんの心拍数が180である場合、Bさんにとっては、大変キツい運動になっています。

　ゆっくりしか走れない人でも、**心拍数が高ければ、その人なりに精いっぱい頑張っている**のです。心拍数を運動強度として利用する場合は、後述する「運動に適した心拍数」を計算して、《心拍モニタリング》（第14章）をしながら運動しましょう。

　心拍変動（HRV）については、第11章の「運動の疲労」、および《ストレスモニタリング》（第14章）で紹介します。

エネルギー供給の仕組み

　実際の運動の話をする前に、私たちの身体がどのようにエネルギーを生み出し、使っているのか、その仕組みを簡単に紹介します。

　エネルギーを生み出す**供給系**は大きく3つに分かれ、それぞれが用途・役割を持っています。そのうち本書では体内に蓄えられているエネルギー源に着目してご紹介します。

解糖系（乳酸系）

　解糖系とは、主に体内の糖質を使ってエネルギーを生み出す機構です。

　ゆっくりと糖をエネルギーにする場合と、急激に糖をエネルギーにする場合があり、特に急激にエネルギーを生み出す際には乳酸という代謝物が生み出され、それがもとで筋肉疲労、つまり「もう動かせない」という状態になるとされています[13]。

　つまり、この「乳酸が出ているか、出ていないか」が、運動時のエネルギー代謝の重要な境界となります。解糖系では、最大出力を30〜60秒ほど出力することが可能と言われていますが、実際には体内に蓄えることのできる糖質量に限りがあり、継続時間は短めです。

　酸素がなくても機能するため、解糖系は**無酸素運動**の際に使われる主なエネルギー源となっています。筋トレなどのレジスタンストレーニング、運動会での徒競走などにおいて、解糖系が主に利用されます。

※13：以前は「乳酸」イコール「疲労物質」とされていましたが、乳酸自体がエネルギーとして再利用される物質であることが明らかになり、乳酸のぬれぎぬは晴らされました。

有酸素系

有酸素系は、その名のとおり酸素を使ってエネルギーを生み出す機構です。エネルギー源に脂質（脂肪）を使うため、「脂肪を燃やしたい」人にとっては、いかにしてこの有酸素系を使っていくかが重要となります。

脂質は複雑な代謝経路をたどり、時間をかけてエネルギーを発生するため、瞬間的なエネルギー供給には向きません。ゆっくり長く動く際に主に使われる仕組みです[14]。

次の表に、2つのエネルギー源と用途をまとめます。それぞれの特徴を踏まえ、目的に合った運動を行うように心がけましょう。

供給タイプ	主なエネルギー源	使われるケース
解糖系	糖・乳酸	素早く・短時間
有酸素系	脂質	ゆっくり・長時間

今使われているエネルギーを知ろう

糖質・脂質は、それぞれ用途別に体内に蓄積されています。その仕組みはまるで、身体活動の状況や用途によって使い分けられるハイブリッドエンジンだと言えます。

実際に身体活動がどちらのエネルギー供給系を使っているかは、運動しているときの感覚でおよそ把握することができます。

※14：有酸素系を使う運動を「有酸素運動」と呼び、先に紹介した解糖系、そして本書では紹介しなかったATP-CP系は酸素を用いないため、これらをまとめて「無酸素運動」とも呼びます。

「ゼーゼー、ハーハーして話せない」状態

　息が上がって呼吸が苦しいときは、解糖系が優位になっていると考えられます。この状態では主に糖質がエネルギー源として使われており、いくら息を上げて頑張っても、残念ながら脂肪は燃やせていません。

「笑顔で、会話しながらできる」状態

　多少息が上がっていても、会話が弾む程度なら有酸素系が優位になっており、脂質がエネルギー源として使われていると考えられます。この状態のことをニコニコペースとも呼びます。

「もうこれ以上脚が動かない、腕が上がらない」状態

　息は上がっていないが、腕や脚が重いと感じる場合は、解糖系が優位になっていると考えられます。つまり、糖質が主なエネルギー源となっており、かつ乳酸がたまっている状態です。

　ただがむしゃらに身体を動かすだけでなく、運動しているときの感覚に意識を向けて、どのような目的の運動なのか、またそのためにはどのエネルギー源を使うべきかについて考えておくと、より効果を高めることができます。

コラム

体内に貯蔵されている糖質量と脂質量

　糖質・脂質は、身体の中に貯蔵される際にはその姿を変えます。糖質は肝臓や筋肉の中にグリコーゲンという形で貯蔵され、脂質は皮下脂肪や内臓脂肪という形で貯蔵されています。

　体内に貯蔵されている糖質量は、合計して約2,000キロカロリー分とされています。これは、「70kgの人がフルマラソンを走りきるためにはやや足りない量」となります。フルマラソンを走る人が必ずぶつかる「30キロの壁※15」は、まさにこの体内の糖質の枯渇に由来します。

　一方、体脂肪として貯蔵される脂質は合計すると、なんと**10万キロカロリー**にもおよびます。糖質の実に50倍であり、フルマラソンを30回以上完走できるほどのエネルギー量です。

　エネルギー貯蔵の仕組みとして脂質はとてもよくできた仕組みです。ぜひ効率よく使いたいものですね。

運動をするときに知っておきたいこと

　日常生活での身体活動（ニート）を増やすだけでなく、運動も定期的に

※15：フルマラソンに参加した人が30kmまでは快調に走っていても30kmを越えると途端にペースが落ちて苦しむ現象のこと。筆者もフルマラソンを何度も走ってこの壁を体験しています。

行うことができれば、より効果的なカイゼンへとつながります。

　ここでは、「どのように運動を始めるのがよいか」「効果的に運動をするにはどうするか」についての基本的な知識を紹介します。

脂肪を燃やす有酸素運動

　運動そのもので脂肪を燃焼させるためには、低強度で長時間の運動を行う**有酸素運動**が必要です。有酸素運動は、脂肪を燃やすだけでなく、全身の毛細血管を増やし、心肺機能や血流を高めます。その結果として、全身持久力も向上するため、より長く運動を継続できるようになります。

　有酸素運動は、「ゼーゼー、ハーハー」しない、笑顔で会話ができる程度の強度で行うのが最も脂肪燃焼効果が高いといわれています。このペースは前述したニコニコペースのことです。

　ニコニコペースを超えると、乳酸がたまって筋肉疲労を感じてきます。この乳酸がたまる強度のしきい値のことを「乳酸性作業しきい値（LT：Lactate Threshold）」と呼びます。LTを超えると、脂肪よりも糖質をエネルギー源として優先的に使うようになります。そのため、有酸素運動で脂肪を燃焼させたい場合は、ニコニコペース（つまりLT）を超えないようにしないといけません。

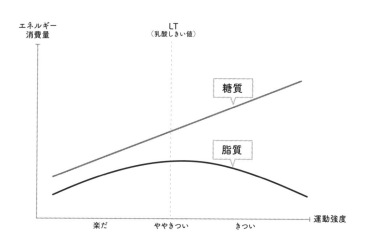

頻度

　有酸素運動は、週に３日程度行えると大きな改善効果が期待でき、「健康づくりのための身体活動基準２０１３」では「歩行以上の強度を週に１時間以上」が推奨されています。運動を行うのが週２回とすると、この基準をもとに考えれば１回あたり30分ずつとなります。

　その際、ニートを増やすことと並行して行えば効果は非常に高まります。しかし、始めから「週２回」を目標にして挫折するくらいならば、無理をせずに週１でもいいので「まず始めること」が重要です。

強度

　心肺機能を高めるためのウォーキングやジョギングなどの運動では、中程度の強度が推奨されています。これは前述したニコニコペースであり、RPEであれば「５〜６」（中程度〜ややキツい）となります。後述する目標心拍数の算出によって、安全に中強度の心拍数が計算できます。

　一定の強度に慣れると、それ以上機能は向上しなくなりますので、漸進的に強度を上げていきましょう。

時間

　中強度の運動は１日あたり30〜60分が推奨されています。ニコニコペースで、じっくりゆっくり走ったり、歩いたりすることで脂肪燃焼が期待できます。

　身体が慣れてきて速く移動できるようになると、同じ距離でも移動時間が短くなり、距離を増やすことにつながります。また、自宅付近に自分のお気に入りのコースとして距離や傾斜などの異なるバリエーションで何種類か用意しておくことも、そのときの時間や気分によって選択することができるのでおすすめです。やる気が出ないときのために、《やる気ゼロメニ

ュー》（第14章）を用意しておくのもおすすめです。

負荷の上げ方

　ある程度の強度で有酸素運動を行っていると、徐々に身体が慣れて適応してきます。維持が目的であれば、時間と強度を維持すれば長期間にわたって持続することができます。

　より心肺能力を高めたい、あるいは楽しくなって増やしたいという場合、強度・頻度・持続時間などがその変数となります。いずれも週あたり**10%以内の増加の範囲**にとどめて、《プログレッシブトレーニング》（第14章）で実施していきましょう。急激な変化はオーバートレーニングとなり、身体を痛める危険性が高まります。

目標心拍数を求める

　有酸素運動を行う際には、「脂肪燃焼に適した運動強度」を実施するのが効率的です。そのときの条件とは以下の3つになります。

1. 脂質をエネルギー源として使う強度であること
2. 心血管疾患の危険性が低いこと
3. 楽すぎずキツすぎない強度であること

　RPEでも運動強度の調整は可能ですが、より精度を求めるためには、目標とする強度の心拍数（目標心拍数）を算出し、その心拍数まで負荷を上げて運動を行う**心拍トレーニング**が効果的です。

一般に広く使われている目標心拍数の計算式は、最大心拍数を求め、安静時心拍数（横になって何もしていない状態での心拍数）、予備心拍数など、さまざまな計算結果をもとに算出します。しかし、この方法はいくぶん煩雑であるため、本書では簡単に計算できる**180公式**を紹介します[16]。

180公式は、持久系アスリートのトレーニングで知られているマフェトン理論にもとづいた、脂質酸化を促進するトレーニングで用いる心拍数の計算式です[17]。

脂肪燃焼に最適な強度

有酸素運動に適した心拍数を求めるには、次の計算式を用いて上限を決め、下限は「−10」とします。

1.「180−年齢」を計算する
2.1.の結果から、係数として以下のカテゴリーの中から自分に最も適したものを1つ選び、数字を修正する

    a.「10を引く」：大病（手術や入院を含む）を患っている、または回復中である、リハビリ中である、定期的に薬を処方されている、慢性的なオーバートレーニングをしている、などの場合

    b.「5を引く」：ケガをしている、トレーニング（MAFテストの不調など）や競技で後退したり上達しなかったりする、1年に2回以上風邪やインフルエンザなどの感染症にかかる、季節性アレルギーや喘息がある、太りすぎている、急性のオーバートレーニングをしている、または運動を始めたばかりや復帰したばかりで一貫性がない場合

※16：Maffetone, P. & Laursen, P. B. Maximum Aerobic Function: Clinical Relevance, Physiological Underpinnings, and Practical Application. Frontiers in Physiology 11, 296 (2020).
※17：180公式で計算した心拍数は最大HRの約70-75%に相当します。

c.「0（修正不要）」：a. または b. で述べた問題のいずれもなく、2年以内に一貫して（週に4回以上）トレーニングを行っている場合

d.「5を足す」：上記の問題のいずれもなく2年以上トレーニングを行っており、進歩があり、競技力が向上している場合

　例えば、40歳の運動を日常的にしていない人の目標心拍数の範囲は、次のようになります。

- 180 − 40（歳）− 5（カテゴリーb）＝ 135
- つまり範囲は125〜135回/分

　持病がなく運動習慣がない人は、カテゴリーbから始めるとよいでしょう。体力的に特に自信がない場合はカテゴリーaから始めてもかまいません。

　有酸素運動をする際には、心拍数を測定しながら180公式の結果の範囲内で実施するようにすると脂質代謝が促進される強度になります。一方、上記の範囲を超えてしまうと、強度が高すぎることになり、脂質よりも糖質の利用が促進されるようになります。また上記の範囲を下回ると、強度が低いため脂質のエネルギー消費が促進されません。

　180公式で求めた心拍数は、普通にゆっくり歩いているだけでは到達しないため、もう少し激しい運動が必要になってきます。

コラム

ブルース・リーのトレーニングでもニートを増やしていた？

　「ジークンドー」という格闘技の創設者であり、世界的映画スターでもあったブルース・リー氏の日々のトレーニングをまとめた『Bruce Lee's Fighting Method: The Complete Edition』という書籍があります。在りし日のブルース・リー氏の写真を多用して当

時のトレーニングの様子を紹介しています。

　その基本トレーニングの章「The Figthing Man's Exercise」の最後のページに以下のような文が書かれてありました。

　　In your daily life, there's always an opportunity for more supplemental exercises. For instance, park your car several blocks from your destination and walk briskly. Avoid the elevator and use the stairs instead. While climbing the stairs, you can have a good workout either by running up or by skipping a step or two.

　　（毎日の生活の中で、もっと補足的な運動をする機会は必ずあります。例えば、目的地から数ブロック離れた場所に車を停めて、早足で歩く。エレベーターを使わず、階段を使う。階段を上るときには、走って上るか、1〜2段飛ばして上るかのどちらかでよい運動ができます。）

　　※DeepLをもとに、筆者（懸田）訳

　ブルース・リー氏もニートを強く意識していたのでしょうか?

最も効率がいいHIIT

　近年、広まってきているのが高強度間欠トレーニング（**HIIT**：High

Intensity Interval Training）です。

　HIITは、最大心拍数の80%以上で、「短時間の運動」を「休息を挟んで」実施することで、中強度の有酸素運動や筋トレなどよりも、短時間で安全に効果的に身体を変えていけることが実証されています。

　HIITにはいくつかの種類がありますが、最も有名なのは日本の田畑教授が発表した**タバタ（Tabata）トレーニング**です。これは、「20秒の運動」と「10秒の休息」を1セットとして、8セット（30×8＝240秒（4分））のHIITを行うことで、心肺機能や筋持久力などを高める効果があります。

　最大心拍数の80%以上という高強度は、心肺機能の面でやや心配な場合があります。しかし、「最大心拍数の60%程度に運動強度を落としても効果はある」という研究結果も出ており、これを受けた《ゆるHIIT》（第14章）と呼ばれる強度をやや下げたバージョンが医療現場で使われています[18]。

　ゆるHIITを週3回実施しても、1回につき4分、週にたった**12分間**です。「時間が足りない」と嘆く方は、まず《ゆるHIIT》から始めてみるのはいかがでしょうか。

脂肪をつきにくくする筋トレ

　よく有酸素運動と比較される筋トレについても見てみましょう。前述のとおり、高強度・短時間になればなるほど**解糖系**の割合が高まり、エネルギー源に糖質を使うことになります。血中の糖をエネルギー源として使うために、体内にすでに蓄えられている脂質の利用は促進されません。

※18：『1日4分でやせる！ゆるHIIT』今井一彰 著、マキノ出版 刊

筋トレの場合、運動そのもので脂質をエネルギー源として使うのではなく、筋肉量を増やすことで**基礎代謝を増やし、結果的にエネルギー消費量を多くする**ことが目的となります。筋トレ後に脂質消費効果が持続するため、事後の脂肪燃焼が期待できるのです。また、効果はそれだけにとどまらず、筋トレのあとは成長ホルモンが分泌され、結果として体内の脂質の分解をうながす作用もあることが明らかになっています。

　筋トレは、筋トレ中ではなく、筋肉を増やすことで「**体脂肪が燃えやすい身体**」に変え、筋トレのあとでジワジワ脂質をエネルギーとして使う体質へと改善していくのです。

筋トレの種類

　筋トレの種類は大きく分けて、

- フリーウェイト（自由に重さを変えられる）のウェイトトレーニング：ジムなどの施設に通う場合
- 自体重を使って行う自重トレーニング：自宅や旅行先でもできる

の2つが一般的です。自宅で手軽に行えるのは自重トレーニングです。ウェイトトレーニングは重さを変えることで自由に高い負荷をかけることができますが、設備が必要です。

　一般的には、自重トレーニングの場合は負荷が足りないといわれていますが、近年流行してきた**カリステクニクス**のようにフォームを変えて状況に合わせつつ負荷を高めることができるようになっています（『プリズナー・トレーニング』『ストリートワークアウト』（いずれもCCCメディアハウス 刊）などを参照してください）。

頻度

　筋トレを始める際は、週2回程度から始めてみましょう。

　その際、必ず間隔を1日以上空けて休養を取りましょう。筋肉は、負荷をかけて筋繊維を破壊したあとに修復する過程でより大きく発達するためです（**超回復**と呼びます）。休息の時間がないと、筋肉は修復・回復して発達する時間を取ることができません。つい「たくさん実施しなければ」と思いがちですが、**休養もトレーニング**ということを忘れないでください。回復する時間がなければ、筋肉は修復しません。

　また、筋トレする部位を曜日ごとに変えることで、週内の筋トレの頻度を上げることができます。例えば上半身を月曜・木曜に、下半身を火曜・金曜に行えば、それぞれの部位のトレーニング頻度は週に2日ですが、全体としては**週に4日**で実施することができます（ここまでかけて、筋トレを続けたいと思っている時点で、すでに習慣化しているかもしれませんね）。

強度

　ある決まった重さに対して、何回反復して持ち上げることができるかの強度を**最大反復回数**（RM：Repetition Maximum）と呼びます。

　筋トレの目的・効果は、大まかに筋力向上・筋肥大・筋持久力向上の3種類に分かれますが、各効果は、反復回数・セット数・休憩時間によって異なります。つまり、**目的に応じてトレーニングの仕方を変える必要がある**ということです。

　次の表に、大まかな：筋トレの目的別の強度・反復回数・セット数一覧を示します。初心者の場合は、まず筋肉の発達を目的として、極端に高い負荷をかけるのは避けましょう。具体的には、なんとか10回できる程度の強度でセットを増やすところから始めてみましょう。まずは表にある「筋肥大」を目指すことになります。

目的	強度（%1RM）	反復回数	セット数
筋持久力	≦ 65%	10〜15	1〜3
筋肥大	67〜80%	8〜12	1〜3
筋力	≧ 70%	≦ 6	1〜3

※『NSCAパーソナルトレーナーのための基礎知識』（ジャレッド・W.コバーン、モー・H.マレク 著、NSCAジャパン 刊）をもとに作成

　また、複数セット行う際には休憩は十分に取り（2〜5分）、再び次のセットを完遂できるようにしましょう。

負荷の上げ方

　実施していくうちにだんだん負荷に慣れてきます。10回が楽になったら、15回、20回、30回と回数を増やすのも方法の1つです。ただし、この場合は「筋肥大」ではなく「筋持久力」を高めるためのトレーニングに変わります。

　負荷に慣れてきたら、なんとか10回、もしくはセット数を増やしてそのセット数をなんとかできるくらいの強度に修正します。負荷はいきなり上げるのではなく、**慎重に、徐々に変化させていく必要があります。**

　フリーウェイトの場合は**2.5〜10%の変化**にとどめましょう。自重トレーニングの場合は1段高い負荷のフォームに変えて、回数もいったん減らすようにして少しずつ強度を上げていきます。急激な変化は身体への負担を増やし、痛みなどを引き起こしてしまうため**やりすぎは禁物**です。

　例えば、10回×3セットが簡単になった場合は、以下のような変化のバリエーションで強度を上げてみましょう。

■反復回数を増やす（12回〜）→「筋持久力」

■セット数を増やす（3セット〜）→「筋持久力」

- 重さを増やす→「筋肥大」
- 高強度エクササイズに変更する→「筋肥大」

ウェイトトレーニングであれば重さを増やすことで簡単に負荷調整が可能ですが、自重トレーニングでは動きのフォームを変えることで負荷調整ができます。《プログレッシブトレーニング》（第14章）で徐々に負荷を調整していきましょう。

時間

筋トレは休憩を含めて**1時間程度**で終了するのが望ましいとされています。1時間を越えると、ストレスホルモンと呼ばれる**コルチゾールの分泌量が増える**ためです。コルチゾールの分泌量が増えすぎると、筋肉を分解してエネルギーに変える働きが活発化されます。つまり「筋トレをしていても筋肉が分解されてしまう」ということになります。

コンカレントトレーニング
（有酸素＋筋トレ）

有酸素運動、筋トレはそれぞれ身体に対する生理的効果が異なります。「有酸素運動と、筋トレのどちらがいいの？」という疑問が湧いてくるかもしれませんが、最近の研究ではどちらかではなく両方取り入れる**コンカレントトレーニング**が最適であるといわれています[19]。

※19：『コンカレントトレーニング—最高のパフォーマンスを引き出す「トレーニング順序」の最適解』モリーズ・シューマン、ベント・ロンネスタッド 著、稲見崇孝 監訳、峯田晋史郎、山岸卓樹、山口翔大 訳

これまで述べてきたように、有酸素運動は心肺機能を高め、毛細血管を増やし、運動自体によって体脂肪を消費します。また筋トレは筋肉量を増やし、体脂肪をためにくい体質に変えていきます。生理的な働きはそれぞれ異なりますが、その両方のいいとこ取りをするのがコンカレントトレーニングです。「有酸素運動だけ」「筋トレだけ」よりも、両者を組み合わせたほうが、身体にとって効果が高いのです。

　筋トレが好きな人は「有酸素運動は筋肉が落ちるからやらない」、走るのが好きな人は「筋肉をつけすぎると体重が重くなりスピードが出なくなるので必要ない」とその主義主張が分かれることがあります。その人の目的、なりたい身体のイメージによって、どのような運動や量が必要かが変わってくることは事実です。

　しかし、最初から明確な目指すイメージがない場合は、より好みせずに、**コンカレントトレーニングで身体を心肺機能と筋肉の両面から少しずつ変えていく**ことにより筋肉が増え、心肺機能が向上し、体脂肪をためにくくなっていきます。

　そしてその先に「なりたい自分（ビジョン）」が生まれてくれば、その身体に向かうためのよりよいやり方に変えるほうがよいでしょう。

コラム
武田真治さんはコンカレントトレーニングの実践者（？）

　NHKの人気番組『筋肉体操』で肉体美を披露した武田真治さんは、ウェイトトレーニングによる筋トレと、1回につき15kmのランニングを月100kmほど行っているそうです。いわゆる「細マッチョ」の体形の武田さんの身体はコンカレントトレーニングのたまものなんですね。

干渉効果にご注意を

　コンカレントトレーニングの際の注意点として、**干渉効果**、つまり「有酸素運動と筋トレを一緒に行う場合に、両者の生理反応が干渉してマイナスの効果をもたらす」ことが知られています。具体的には「**同一箇所（例えば下肢など）で有酸素運動→筋トレの順に実施すると、筋トレの効果が減ってしまう**」ということです。

　しかし、「有酸素運動（下肢）→筋トレ（上肢）」というように違う部位を対象に実施するのであれば、干渉効果は発生しないことも明らかになっています。「有酸素運動をすると、筋肉が落ちる」は半分当たっていて、半分間違っているわけです。

　干渉効果を避けるためには、以下のいずれかでコンカレントトレーニングを実施しましょう。

1. 連続で実施する場合は「筋トレ→有酸素運動」の順序にする
2. 「走る」「歩く」「自転車に乗る」などの有酸素運動を先に実施する際には、その後の筋トレは上半身に負荷をかけるものにする
3. 有酸素運動と筋トレは別の日に実施する

身体を動かしほぐすストレッチ

　ここまで、「身体を動かす」「カロリーを消費する」という側面で運動を説明してきました。しかし、身体の柔軟性は、運動の質、さらには生活の質を考える際に非常に重要な要素です。

　デスクワークを行っていると、上半身・下半身ともに動きが少ないため、

筋肉が動かず、血流が滞り、筋肉は硬化し、可動範囲が狭まっていきます。一日中デスクワークを行っているような場合は、休憩時間をこまめに取って、上半身・下半身を含めた全身を動かし、血液やリンパ液の流れを促進するように、ストレッチや体操をしましょう。

　休憩時間には、おなじみのラジオ体操以外も含め、《スキマ体操》（第14章）を心がけましょう。

コラム
社内放送のラジオ体操は理にかなっていた

　筆者は新卒のとき、あるメーカーの大企業に常駐していました。当時、毎日15時になると館内放送でラジオ体操が流れていました。おそらく、工場でも館内放送が流れており、就業中の事故防止のための意味合いも含まれたものだったと思われます。

　当時20代だった筆者はラジオ体操を行う意味がまだわかりませんでしたし、その企業の社員の皆さんも、ほとんどの方が館内放送を無視して普通にパソコン作業をしていました。無視される館内放送の光景を毎日見ていて「この館内放送は意味があるのだろうか?」と疑問を持ったことを思い出します。

　しかし40歳を過ぎて、デスクワークを行う際には、こまめに身体をほぐすことがとても大事なのをやっと身体で理解しました。館内放送はとても理にかなっていることにあとで気づいたのです。

　この例からも「先人の知恵は行動だけでなく、その理由を含めて受け継ぐ必要がある」ことがわかります。

ストレッチとは何か

　ストレッチとは、具体的には**筋肉を伸ばすこと**です。腱を伸ばすイメージもあるかもしれませんが、実際には筋肉を伸ばす割合のほうが多くなっています。

　ラジオ体操で有名な「体操」は、ストレッチ的な側面もありますが、より広範囲に「身体をあやつる」という意味で使用します。ストレッチはより「伸ばす」ことに着目した動きのことです。一方、「ストレッチは何のため？」と聞かれると、「何となく身体によさそう」というイメージがあっても具体的にはピンと来ていない人も多いのではないでしょうか。

　本書では、主に以下の2つの目的を挙げてみます。

1. 可動域を広げ、スムーズにする：筋肉が伸びると、関節可動域が広がります。この結果として、動作がスムーズになります。普段動かしていない肩甲骨周りを動かそうとしても、なかなか動かず、ゴリゴリ音がする場合もあります。ストレッチを続けることで、可動域が広がり、ゴリゴリ音もせずに関節がスムーズに動くようになります。この効果は短期的なもの、長期的なものの2つがあり、前者は運動前に可動域を広げたりスムーズな動きをしたりするために行いますが、効果は一過性です。長期的に続けていくことで、日常的な可動域を少しずつ広げていくことができます。
2. ケガの予防：特に股関節や下半身の筋肉の可動域が狭いと、肉離れや転倒などのケガにつながります。可動域が広がると、動作中に余裕ができてこれらのケガを予防することにつながります。

ストレッチの種類

　ストレッチには、大きく分けて静的ストレッチ（前屈などのように静止したまま伸ばすストレッチ）と、動的ストレッチ（動きの中で筋肉を伸ば

すストレッチ）があります。

　静的ストレッチは、一般の人が思い浮かべるストレッチのイメージに近いと言えます。姿勢を一定時間保ったまま筋肉を伸ばします。運動前の準備体操などで、アキレス腱を伸ばしたりする人を見かけますが、これは静的ストレッチです。

　一方、動的ストレッチは、大きな動きを行って、その中で筋肉を伸ばしていきます。運動の最初に行うウォーミングアップとしても機能しますし、筋肉を伸ばす意味もあります。筋肉は動かしていないと、温度（筋温）が低く、血流も少ないために固く縮んでいます。筋肉が温まっていない状態で筋肉を伸ばそうとしても、筋肉の粘性が低く、うまく伸びません。

　静的ストレッチを行う場合は、必ず**軽く身体を動かして筋肉を温めて**から行いましょう。**お風呂のあと**は筋温が上がっているため、静的ストレッチにはおすすめです。

頻度

　ストレッチは、週2〜3回以上の頻度で行うと身体が改善されるといわれています。

　「静的ストレッチは筋温を温めてから行う」の原則をもとにすると、自然と静的ストレッチ・動的ストレッチを実施するポイントが決まります。つまり、「**身体が温まる前に動的ストレッチ**」を行い「**身体が温まったあとに静的ストレッチ**」を行います。動的ストレッチは運動の前、静的ストレッチは運動のあと、というルーティンとして行いましょう。

　デスクワークの休憩時間に行う場合は、動的ストレッチをメインにします。体操は部分的に動的ストレッチと同様の動きを含む場合もあるため実施してもよいでしょう。また、入浴後などの身体が温まった状態で、静的ストレッチを行うことができるとさらに効果的です。

強度

　静的ストレッチはイタ気持ちいい程度の強度で行います。「痛ければ痛いほどいい」と無理をするのは、筋肉や腱を損傷する恐れがあるため禁物です。

　動的ストレッチは、動きの中で対象の筋肉が伸びていることを確認しながら、全力の2割程度の力で動かします。全力で腕や脚を振り回すと、まだ筋温が温まっていない状態で無理な動きをしてしまい、痛めてしまう恐れがあるので気をつけましょう。

時間

　静的ストレッチは15〜30秒の継続時間を目標にします。特に、運動前の動的ストレッチがない状態での60秒以上の静的ストレッチは、その後の運動パフォーマンス低下の恐れがあるとされており推奨されません[20]。ただし、高齢者の場合は30〜60秒のほうが効果が高まるとされています。そのため30秒を基準に長めにやってみるのもよいでしょう[21]。

　動的ストレッチでは、時間ではなく1つの動きを5〜10回程度繰り返して行います。

伸ばす部位を意識する

　ストレッチは、伸ばしたい筋肉の場所と、伸ばすための関節を意識して行いましょう。

　前屈を例に考えましょう。前屈は単に身体を屈めるのではなく、ハムストリング（太もも裏の筋肉群）を伸ばすストレッチです。これを単なる「身

※20、21：Liguori, G. & Medicine, A. C. of S. ACSM's Guidelines for Exercise Testing and Prescription. (LWW, 2021)

体を前に曲げる」と認識していると、ただ背中を丸めて手を下に向けるだけになってしまいます。一所懸命前屈しているつもりでも、実はハムストリングが伸びておらず、ストレッチの意味がなくなってしまうのです。

このように、常に「伸ばしたい筋肉」と「伸ばすための関節」を意識しておく必要があります。前屈の場合であれば、股関節から身体を屈曲することを意識して、太もも裏のハムストリングが伸びていることを感じながら前屈しましょう。

どのストレッチでも、必ず「どこの筋肉を伸ばすのか」「その筋肉を伸ばすためにどの関節を動かすのか」を意識し、可能であれば手で触りながら行うと効果的です。

安定した態勢

立ったまま行う静的ストレッチは、スペースを取らずに手軽にできますが、フラついたりする場合は身体を安定させることが優先されてストレッチ効果が下がってしまいます。

壁や椅子などの支えとなるものにつかまって実施しましょう。

自重を使い、リラックスして

力を入れて無理に伸ばそうとするのでなく、自重をうまく使って、関節に体重を載せてリラックスした状態でストレッチするようにしましょう。「フー」っと息を吐いた状態でストレッチを行うと効果的です。

休養もトレーニング

　有酸素運動にしろ、筋トレにしろ、億劫な頃はまだよいのですが、慣れてくると楽しくなってしまい、ついついやりすぎてしまうことがあります。「休むとまた元の身体に戻ってしまいそう」「楽しくて毎日でも運動したい」という気持ちが強すぎると、**オーバートレーニング**と呼ばれる過剰な負荷のために効果が出なかったり逆効果になってしまいます。

　身体の発達は、よく使うことも大事ですが、使ったあとに**発達のための休養を取ること**が不可欠です。有酸素運動、筋トレともに週2〜3日というガイダンスがあるのは、単に「このくらいで十分だよ」ということだけでなく身体が休養する時間を設けているためです。よく動いたあとは、よく寝て、しっかりと休むことで、次によく動けるようになります。

　つまり**休養はトレーニングの一部**です。積極的な休養を取り、身体を休め、回復をうながし、少しずつ成長させていきましょう。

痛みが出たら休む

　もし、運動中に痛みが出た場合は、**無理をせず休みましょう**。筋肉痛は筋繊維が破壊されるときの痛みであり、必要なものなのでさほど心配する必要はありませんが、休んで回復するための時間は必要です。

　関節・腱など、筋肉以外の痛みは傷害の可能性があります。痛みは不快なものですが、痛み止めで消せばいいというものではありません。痛みは**身体からのメッセージ**であり「これ以上は危険だよ」ということを伝えています。無視せずにしっかりメッセージを受け取り、休養しましょう。

　身体のサインを無視すると、あとでしっぺ返しにあいます。

筆者のやりすぎ体験記

　筆者が走り始めた頃、だんだん慣れて楽しくなってきて毎日でもいいから走りたくなりました。いつからか、膝が走る際に痛むようになりました。

　走るのをやめたくない筆者は、痛みこらえてだましだまし走っていました。そのうちに走ることすらままならぬくらい痛みが増してついには通院することになりました。

　診断は「腸脛じん帯炎」といってランナー膝とも呼ばれるよくある傷害になってしまいました。その結果、通院・リハビリを繰り返し、走れるようになるまでに数カ月を費やしてしまいました。

　この経験もあり、「痛みは我慢するものでなく従うサイン」であるということを自身の痛みによって学んだのです。

第 10 章

ストレスとメンタルヘルスの基本を知ろう

担当：福島、懸田

不確実性の高い時代、そして長引くパンデミックに伴い、皆さんは日々さまざまなストレスに晒されていることでしょう。本章では、自分らしくいきいき働き続けるためのヒントとして、ストレスやメンタルヘルスの仕組み、そして人体への影響を見ていきます。

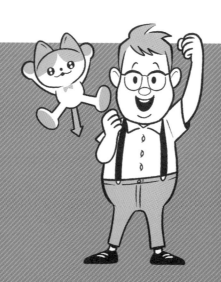

皆さんは、仕事や自らのスキルアップのために、本を読んで知識をつけたり、練習をしたり、タイムマネジメントをしたりして時間をやりくりしているのではないでしょうか。しかしマネジメントするのは、時間やスキルだけでしょうか？

　よい仕事をするためには、健康な身体が大切です。せっかく身につけたさまざまなスキルも、身体の調子が十分に整っていなければ、発揮することができません。イメージとしては、身体の調子が悪いとその回復にエネルギーの一部が使われて、仕事のパフォーマンスに十分なエネルギーを回すことができないという感じです。

　さて、今のあなたの状態は、元気いっぱいですか？　慢性的な肩こりや腰痛、胃痛、頭痛、生理痛、便秘など、ちょっとした不調はあって当然だと思っていませんか？　どこも痛くないけど、何となく元気がない、心が晴れない、憂鬱、それが普通になっていませんか？

　風邪や花粉症、睡眠不足、憂鬱な気分など、**ちょっとした不調が原因で、仕事はしているものの、生産性（パフォーマンス）が低下している状態**のことを**プレゼンティーイズム**と言います。このプレゼンティーイズムの影響で、集中力・作業効率・判断力の低下や、ケアレスミスの増加が起こります（病気やケガなどで欠勤し、業務自体が行えない状態はアブセンティーイズムという）。

　プレゼンティーイズムによる従業員1人あたりの労働生産性の損失は、健康リスクレベルによって年間59〜172万円[1]、企業の健康関連コストの約8割をプレゼンティーイズムが占める[2]という報告もあり、コストとパフォーマンスの両面から課題となっています。

　皆さんがせっかく勉強して獲得したスキルが十分に発揮されないなんて、なんともったいないことでしょう！　これを機会に、ぜひ健康を見つめ直

---

[1]：古井祐司,村松賢治,井出博生「中小企業における労働生産性の損失とその影響要因」日本労働研究雑誌 2018年6月号　No.695 49-61
　　　（https://www.jil.go.jp/institute/zassi/backnumber/2018/06/pdf/049-061.pdf）
[2]：東京大学政策ビジョン研究センター健康経営研究ユニット「東京大学政策ビジョン研究センター健康経営研究ユニット」2016年2月 https://pari.ifi.u-tokyo.ac.jp/unit/H27hpm.pdf

してみましょう。そして、あなたが十分に力を発揮できる、元気な状態を
目指していきましょう。

ストレスとは？

　ストレスとは、何かしらの外部からの刺激で、心身に負担が生じるもの
のことを言います。

　それらストレスを受け、私たちの身体は（意識的／無意識的にかかわら
ず）何らかの反応を示します。そうした反応の一例としては、イライラし
たり、タバコが増えたり、お腹が痛くなったりなどが挙げられます。

　しかし、**同じストレスを受けても、その受け止め方や反応は人によって
異なります**。その理由は、ストレス要因と反応を介在する**認知的評価**と、
それによって起こる**情動、対処行動、社会的なサポート**の違いにあります。

　認知とは「ものごとのとらえ方」のことであり、人はこの認知的評価を
通してさまざまなストレスを感じています。ストレス要因に対して驚異を
感じたりすることで、心が動き（情動）、さまざまなストレス反応が起こる
のです。

　認知は何度も働き、対処行動（ストレスを受けて湧き上がってくる感情
を対処する過程）や社会的なサポートの有無・程度によって、認知的評価
は変わってくるといわれています。

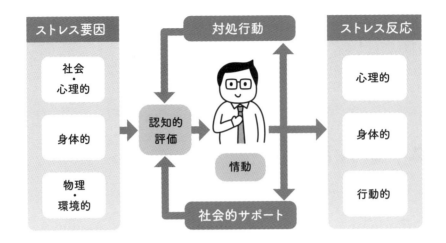

①ストレス要因

　厚生労働省が実施した調査[3]によると、約6割の人が「仕事や職業生活において強いストレスがある」と答えています。またその内容を見ると、「仕事の質・量」が59.4％と最も多く、次いで「仕事の失敗、責任の発生等」が34.0％、「対人関係（セクハラ・パワハラを含む。）」が31.3％となっています。

　では、皆さん自身はストレスと聞くと何を思い浮かべるでしょうか？

　ストレスの要因となるものは大きく3つに分けることができるといわれています。

1. 社会・心理的要因：パンデミックや不景気、人間関係・家族不和など
2. 身体的要因：過度な飲酒、花粉などのアレルギー、睡眠や栄養の不足、疾患やケガなど
3. 物理・環境的要因：温度・湿度、照度、騒音、悪臭・粉じん、人との物理的な距離の近さ、椅子と机の高さなど

※3：「平成30年　労働安全衛生調査（実態調査）結果の概況」
　　（https://www.mhlw.go.jp/toukei/list/h30-46-50b.html）

単にストレスと言うと、このうち社会・心理的要因を思い浮かべる方が多いのではないでしょうか？

人間は社会的な生き物であり、他者との関係の中で生活しているため、皆さんが思っている以上に社会・心理的要因の影響を受けていると考えられます。実際に、近年大きく取り上げられている「孤独と健康の関連」も、社会的要因によるストレスの一種と言えます。

他にも、「人生において何度も起こらないような、大きな変化やイベント」が頭に浮かんだ方もいらっしゃるでしょう。ライフイベントとストレスの関係を研究したHolmesらは、「過去1年に人生上非常に大きなライフイベント、または複数のライフイベントを経験している人（合計点が300点以上）」のおよそ8割が、その翌年にストレスに関連する疾患を発症していたことを明らかにしました[4]。

順位	ライフイベント	LCU得点 (ストレス度)	順位	ライフイベント	LCU得点 (ストレス度)
1	配偶者の死	100	23	息子や娘が家を離れる	29
2	離婚	73	24	親戚とのトラブル	29
3	夫婦別居生活	65	25	個人的な輝かしい成功	28
4	拘留	63	26	妻の就職や離職	26
5	親族の死	63	27	就学・卒業	26
6	個人のけがや病気	53	28	生活条件の変化	25
7	結婚	50	29	個人的習慣の修正	24
8	解雇・失業	47	30	上司とのトラブル	23
9	夫婦の和解・調停	45	31	労働条件の変化	20
10	退職	45	32	住居の変更	20
11	家族の健康上の大きな変化	44	33	学校を変わる	20
12	妊娠	40	34	レクリエーションの変化	19
13	性的障害	39	35	教会活動の変化	19
14	新たな家族構成員の増加	39	36	社会活動の変化	18
15	仕事の再調整	39	37	1万ドル以下の抵当（借金）	17
16	経済状態の大きな変化	38	38	睡眠習慣の変化	16
17	親友の死	37	39	団欒する家族の数の変化	15
18	転職	36	40	食習慣の変化	15
19	配偶者との口論の大きな変化	35	41	休暇	13
20	1万ドル以上の抵当（借金）	31	42	クリスマス	12
21	担保、貸付金の損失	30	43	些細な違反行為	11
22	仕事上の責任の変化	29			

※夏目誠、村田弘「ライフイベント法とストレス度測定」をもとに作成

[4]: Holmes, T. H., & Rahe, R. H. (1967). The social readjustment rating scale. Journal of psychosomatic research, 11, 213-218.

アメリカでの研究をもとに作られた尺度のため、項目に少し違和感を持つかもしれません。そこでもう1つの例を紹介しておきます。前述の尺度には「働く場面におけるイベント」が少ないことから、日本で働く人を対象に調査し、前出の43項目に働く場面におけるストレス18項目を加えた調査表が作られました[※5]。

順位	ストレッサー	ストレス点数（平均）	順位	ストレッサー	ストレス点数（平均）
1	配偶者の死	83	15	会社の建て直し	59
2	会社の倒産	74	16	友人の死	59
3	親族の死	73	17	会社が吸収合併される	59
4	離婚	72	18	収入の減少	58
5	夫婦の別居	67	19	人事異動	58
6	会社を変わる	64	20	労働条件の大きな変化	55
7	自分の病気や怪我	62	21	配置転換	54
8	多忙による心身の過労	62	22	同僚との人間関係	53
9	300万円以上の借金	61	23	法律的トラブル	52
10	仕事上のミス	61	24	300万円以下の借金	51
11	転職	61	25	上司とのトラブル	51
12	単身赴任	60	26	抜てきに伴う配置転換	51
13	左遷	60	27	息子や娘が家を離れる	50
14	家族の健康や行動の大きな変化	59	28	結婚	50

※夏目誠「勤労者のストレス評価法（第2報）－ストレスドック受検者の1年間における体験ストレス点数の合計点とストレス状態や精神障害との関連から－」をもとに作成

※5：夏目誠：勤労者のストレス評価法（第2報）－ストレスドック受験者の1年間における体験ストレス点数の合計点とストレス状態や精神状態との関連から－，産衛誌42：107－ll8，2000（https://www.jstage.jst.go.jp/article/sangyoeisei/42/4/42_KJ00001991482/_article/-char/ja/）

注目してほしいのは、**本人にとって「喜ばしい・うれしいできごと」で**
あっても、強いストレスになり得ることと、一つ一つは大きな点数ではな
い**小さなライフイベントでも、短い期間に複数重なることで、大きな負担**
となるということです。

　これは、イベントによって皆さんの生活や環境に変化が起こり、その変
化がたとえうれしいものであっても新たな環境に適応しようとするため、
変化そのものが負担になります。これらに適応する過程において、それま
での生活習慣や価値観に揺さぶりをかけられるため、負担を感じることが
多いというわけです。

　基準として「過去1年間のイベント合計点が260点以上なら要注意、300
点以上なら対応必須」とされているので、皆さんも参考にしてみてください。

　ストレスについて尋ねられたとき、自分にはストレスなんてないよとい
う方もいるかもしれません。本当に「ない」のであればよいのですが、実
際にはそういった方は多くありません。実際には、先ほど紹介した表の中
で、点数の高いところにあるようなストレスはない、という意味で「スト
レスはない」と表現している方が多いように感じます。

　大きなイベントによるストレスとは別に、日々の生活におけるちょっと
した不快なできごともありますね。これももちろんストレスです。

　パンデミックにおいて在宅勤務が推奨され、満員電車での通勤がいかに
ストレスであったかを痛感し、そこから解放されたことに喜んだ方も多い
のではないでしょうか。他にも、渋滞で予定どおり動けなかったり、職場
の人と合わなかったり、テレワークで思うように言いたいことが伝わらな
かったり、隣の部屋の騒音が気になったり……このような、日常生活を送
るうえでの「不安や不快さを感じるできごと」にも注意が必要です。よく
ある日常の小さなストレスも、少しずつ積み重なることで、気づかぬうち
に心身の健康に影響を与えているのです。

　また、自分は大して何もやってないからストレスはないという方も見受
けられます。しかし、人によっては何もできないこともまた、ストレスに

なることがあります。自分の気持ちや感情に目を向ける、自分にとって何がストレスかを知っておくこと、そしてなぜストレスに感じるのかと向き合うことは、健康に過ごすうえでとても重要なことなのです。

②ストレス反応

　ストレスを感じたり、ストレスが積み重なったときに生じやすい変化に心当たりはありますか？

　ここからは、ストレスを感じたときに生じやすい変化の一例を、3つの側面から紹介します。

心理面の影響	身体面の影響	行動面の影響
・不安な気持ち	・疲れやすい	・酒やタバコが増える
・ゆううつ感	・頭痛	・甘さ、辛さなど刺激物を求める
・やる気が出ない	・動悸、めまい	
・不安定	・食欲がない	・食べ過ぎる
・イライラする	・胃痛	・衝動買いをする
・何となく不機嫌	・胸の痛み	・周囲の人にあたる
・今まで楽しめたことが楽しめない	・肩、背中の痛み	・眠れない、眠りすぎる
	・便秘、下痢	
・死にたくなる	・微熱、低体温	

　これらの症状は、満員電車や人付き合いの中で我慢しているときに分泌されるホルモン（コルチゾール）や、頑張っている・興奮しているときに分泌されるホルモン（アドレナリン）などが影響しています。

　自分に起こりやすい変化を把握しておくことで、症状からストレスに気づくということも大切な観点なので、ぜひチェックしてみてください。

続いて、**抵抗力の変化**という視点をもとに、ストレスの影響を時間軸に沿って考えていきましょう。

　ストレスがどのくらい継続するかによって、その反応は変わっていくことがわかっています。

- **警告反応期（ストレスを受けて始めの数分〜48時間）**：ショック相と呼ばれる体温や血圧・血糖値の低下、神経活動・筋緊張の低下、急性胃潰瘍の発生が見られますが、そのあとの、反ショック期では、ストレスに対する生体の適応現象が始まり、副腎肥大、胸腺リンパ組織の萎縮、血圧・体温・血糖値の上昇、筋緊張の増加などが見られます
- **抵抗期**：さらにストレスが続くと抵抗力が高まり、抵抗期に入ります。この時期は持続するストレスと抵抗力とが一定のバランスを取っています。この間にストレスが解消したり、葛藤や工夫を重ねる中で落とし所が見つけられたりすると、心身ともに適応していくことができます
- **疲憊期**：解決せずにストレスが長期化すると、再びショック相に似た兆候を示し、エネルギーが消耗して、抵抗力が徐々に低下していくため、さまざまな症状が現れます

　このように、ストレスを受けて出現したストレス反応も、一定期間を過ぎると「身体の状態を一定に保とうとする働き」（恒常性：ホメオスタシス）によって収まったかに見えます。しかしそれはあくまで見かけであり、さらに長期化してしまうと、再度出現してくることになります。

　ストレスや生活リズムの乱れは、自律神経のバランスを崩し、免疫機能の低下・胃潰瘍・不眠・生活習慣病などにつながることがわかっています。ストレスとその反応が長く続くことで、生活に大きな影響をおよぼすことや命にかかわることにもなりかねません。生きている以上、「まったく何のストレスもない」ということは考えにくく、「特に何のストレスも感じていない、何もストレス反応はない」という方は、身体の声を聞き逃してしま

っている可能性があります。ご自身の身体の声に耳を傾けてあげましょう。

③認知的評価と情動

　認知的評価とは、ストレスに対するとらえ方のことです。

　皆さんの認知は、ストレスに晒されたときそれが自分にとってどのくらい有害で脅威となるものかを評価し、不安や怒りなどの情動を喚起します。また、そのストレスに対してどんな対処行動を取るべきかという選択もしています。この認知には、皆さんそれぞれの**価値観や能力、これまでの経験などが影響**しています。同じストレスを経験してもそれぞれに感じ方や反応が異なる要因の1つがここにあります。

④対処行動

　さて、皆さんはストレスを感じたり、ストレスが溜まってきたりしたとき、どうしていますか？　どんな対処行動を取っているでしょうか？

　友人に愚痴をこぼしたり相談したり、カラオケで思い切り声を出して歌ったり、マッサージに行ったり、もちろんストレスの源になっているものが明らかな場合、その源をなくそう・離れようとしたりすることもあるかもしれませんね。

　ストレスの対処行動の分類には、以下のようなものがあります。これらは、どれがよい／悪いというものではなく、**バランスよく、複数使い分けられるかがポイント**になります。

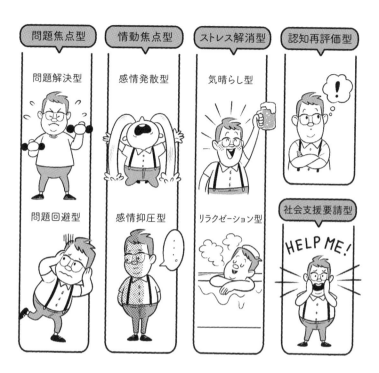

　1つ目は、**問題焦点型**です。

　これは、自分や他人の協力で**ストレス要因となっている問題を解決したり、問題を避けたりしようとする方法**です。

　問題を回避できるに越したことはありませんが、それがかなう問題ばかりではありませんし、時には時間がかかることもあるでしょう。他の対処行動も並行して行い、対処していきましょう。

　問題から目を背けて逃げることに嫌悪感や後ろめたさを感じられることもあるかもしれませんが、健康で幸せな人生を送るためには、時に逃げることが必要なこともあるかもしれません。こんな選択肢もあるということをぜひ忘れないでおきましょう。

　2つ目は、**情動焦点型**です。

　これは、ストレス要因に対する**怒りや悲しみを表出したり、反対に我慢したりする方法**です。

ストレスにまつわる感情には、不安や悲しみ、恐怖、怒りなどさまざまありますが、皆さんはそれらを感じていますか？

　そしてその感情を表に出していますか？　これらの感情はできれば抱きたくないものではありますが、決して悪者ではなく、大事な人間の機能の1つです。

　社会で生きていくうえで、感情というものに嫌悪感を持つ方もいるかもしれません。特にビジネスの場面においては、感情を抑えなければならないと感じることもあるでしょう。一時的に我慢することは時に必要かとも思いますが、長期的に我慢することは、高血圧や虚血性心疾患、うつ病など健康を害することにつながるリスクがあるため、おすすめできません。

　ぜひ感情にふたをしてしまわないで、ご自身の感じている気持ちを大事にしてあげてください。ただし、泣きわめいたり、怒りをぶつけて攻撃したりすることをすすめるものではありません。「感じている感情そのもの」と「それをどう表現するか」は分けて考え、感情をうまく伝えられる表現力やコミュニケーションスキルを磨いていきましょう。

　アサーティブに意見を伝えるためのDESC法※6やI（アイ）メッセージ※7などの活用もおすすめです。

　3つ目は、**ストレス解消型**です。

　この型には、好きなことで気晴らしをはかる気晴らし型と体の緊張を緩めるリラクゼーション型があります。

　気晴らしとリラクゼーションの違いは、エネルギーを使うか蓄えるかの違いと考えてみることもできます。

　ストレス解消法というと、どんなことが頭に浮かびますか？

　ストレスや疲労の程度によって、できることも変わってくるため、ぜひ

※6：自分の気持ちを、Describe（描写）→ Explain（説明）→ Specify（提案）→ Choose（選択）の4段階に分けて伝える方法（参考：『感情の問題地図〜「で、どう整える？」ストレスだらけ、モヤモヤばかりの仕事の心理』（関屋裕希 著、技術評論社 刊））
※7：例えば、待ち合わせ相手が連絡もなく遅れてきたとき、「（あなたは）連絡もせず遅れてくるなんてひどい」という気持ちを、「私は」を主語にして「連絡がなくて心配したよ」と伝える方法

たくさんの解消法を持っておきましょう！

　また、身体の状態がよくないときにこうしたことを考えるのは、しんどいものですので、ぜひ元気なときにリストアップし、自身の状態に合わせて使い分けていきましょう。

　お酒は気分をリラックスさせたり、仲間との交流など楽しい時間にもなりますが、ストレス発散や寝付きの悪さを解決する手段として習慣化してしまうと、次第に適量では効果を感じられなくなり、酒量が増え、依存症のリスクにつながります。

　お酒のみに頼ることは避け、休肝日を設けるようにしましょう。

　4つ目は、**認知再評価型**です。

　これは、**自身のバイアスを知り、その見方や発想を変えたり、距離を置くなど、認知の仕方を工夫する方法**です。

　前述したとおり、ストレスをどうとらえるかは、皆さんの認知が影響しています。

　人は自分の置かれた状況を主観的にとらえ、判断していますが、時には強いストレスや不安などから「被害的にとらえてしまう」など、認知に偏りが出てしまうことがあります。

　自分を俯瞰的に客観視し、「なぜストレスに感じているのだろう？」「今の自分のとらえ方に偏りはないかな？」「○○さんだったらどう考えるだろう？」「同じことばかり考え続けていないだろうか？」など、自分に自分で問いかけてみましょう。その際には、コラム法などの活用もおすすめです。その際には、ストレス要因と思われるできごとと、そのときの感情、適応的思考を書くことで、自分の認知の傾向をかえりみるコラム法などの活用もおすすめです。

　5つ目は、**社会支援要請型**です。

　これは、**人に相談し、アドバイスをもらうなど助けを得る方法**です。

　ストレスを感じるできごとがあったとき、皆さんはそれについて人に話

すことがありますか？　友人や家族、同僚や上司、時には専門家に相談したり、助言を求めたりすることも大切です。

　また、直接的な解決につながらなくとも、**自分の悩みや気持ちを言葉にして人に話すことは、苦痛の緩和や癒やしにつながる**といわれています（カタルシス効果）。友人のほうが話しやすいこともあれば、自分のことを知らない、利害関係のない人のほうが話しすいこともあるかもしれません。「こんなことを言ったら、『○○なやつだなぁ』と思われてしまうかもしれない」などの不安により、人に話せないと感じるときなどは、ぜひカウンセラー（外部EAP）や企業の保健師を活用してみてください。

⑤社会的なサポート資源

　ここまで、さまざまな対処行動を挙げてきましたが、1人でできることにはやはり限界があります。

　困ったときに話を聞いてもらえ、助けを求められる人や機関を複数持っておくことは、とても大切なことです。ぜひ元気があるときに、何か困ったことがあったら相談できる相談先を調べて、ピックアップしておきましょう。

　所属する会社が福利厚生として提供しているものや、加入している健康保険組合が提供しているもの、自治体が提供しているもの、企業サービスやボランティアにより提供されているものなど、さまざまな相談先が存在します。所属する会社によっては、産業医・産業保健師・カウンセラー・栄養士などが配置されているところもあるかもしれません。

　ただ、心理的につらい状態で「どんな人かな……」という不安を持ちながら相談に行くのもハードルが高いものです。もし可能であれば、一度どんな人なのか知っておくために会っておくこともおすすめです。

身体と心のつながり

　健康の定義はさまざまありますが、**身体と心は関連し合っており、個別に考えられるものではありません。**

　例えばこんな経験がありませんか？

- 緊張してお腹が痛くなった
- 次の日が楽しみで眠れなかった
- 生理前にイライラしたり不安になったりした

　このように、**身体と心は互いに影響し合い、絡み合っています。**心の状態（気持ちや気分・感情）が身体の状態に影響することもあれば、身体の状態が心の状態に影響を与えることもあります。

　そこでここからは、心と身体の仕組みを理解するうえで知っておいてほしいポイントをいくつかご紹介します。

脳の変化

　ストレスが過剰な状態では、脳の中でも理性をつかさどる前頭前野の働きが低下することがわかっています。これはつまりストレス過多になると、正常な思考ができなくなるということを示しています。

　大きなミスをしたとき、頭が真っ白になってどうすればいいかわからなくなったり、イライラして必要以上に買い物をしてしまったり、ストレスがかかることで普段であれば考えられないような行動を取ることも脳の働きの変化に関連しています。

ホルモン

　ホルモンも、メンタルヘルスに大きくかかわっています。ここではそんなホルモンを2種類紹介します。

　1つは、**幸せホルモンと呼ばれるセロトニン**です。これは睡眠や体温調節、気持ちの安定や幸福感など、精神的な機能に作用するホルモンです。セロトニンの不足が続くと、疲労感やイライラ、やる気の低下、不眠につながり、うつ病を発症する原因にもなることがわかっています。

　セロトニンは、太陽の光を浴びることや適度な運動・リズム運動によって分泌を刺激することができます。そのため、セロトニン不足にならないためにも朝の散歩がおすすめです。またセロトニンは、体内で作り出すことができない必須アミノ酸（トリプトファン）とビタミンB6から合成されるため、食事に良質なたんぱく質を取り入れることも大切です。

　もう1つは、**ストレスホルモンと呼ばれるコルチゾール**です。コルチゾールは副腎皮質から分泌されるステロイドホルモンであり、免疫や代謝、中枢神経系など、さまざまな機能に作用しています。

　ストレスを感じると、10～20分で分泌量が2～3倍に増加し、過剰に分泌される状態が続くと脳の海馬が萎縮することや、免疫機能が低下することなどが報告されています。つまり、ストレスがかかり続けているのに無視し続けるとさまざまな影響をおよぼすため、なるべく早めに対処することが必要なのです。

自律神経のバランスを整える

　私たちの身体には身体を動かすためさまざまな神経が走っています。

突然ですが、息を止めてみてください。

多くの方ができたことでしょう。

では、胃の動きを止めてみてください。

残念ながら、自分の意思で胃の動きを止めることはできません。このように、私たちの身体には自分の意思でコントロールできる部分（身体の動きや感覚をつかさどる体性神経系）と、意思ではコントロールできない部分（自律神経）があります。

自律神経は、基本的な生命維持機能を調節する神経であり、身体の状態を観測する臓器センサーと連動し、状態に合わせて自律的に各内臓・器官を制御しています。自律神経は交感神経と副交感神経の2種類からなり、内臓の多くはこの2つの神経に支配されているといわれています。

交感神経は、**闘争の神経**と呼ばれます。具体的には、心拍数や血圧を上げて、気道を広げて呼吸をしやすくし、胃腸の働きを抑えます。これは主に、緊急時の臨戦態勢を生み出すための働きと考えられています。交感神経優位な状態は、日中仕事をしているときやストレスを感じているときなど、身体が緊張・興奮した状態を作り出し、戦闘モードともいわれています。

一方、**副交感神経はリラックスの神経**と呼ばれます。具体的には心拍数を下げ、消化液を分泌させて胃腸を動かすことで消化・吸収を促進し、排尿と排便をうながします。副交感神経優位な状態は、食後や睡眠中、のんびりしているときなど、身体の緊張・興奮が解けている、リラックスした状態を作り出します。

この両者の神経は**アクセルとブレーキ**にたとえられます。交感神経が優位になると、心身ともに興奮状態になって、まさにアクセルを踏み込んでいる状態になります。一方、副交感神経が優位になると、血管はゆるみ、興奮にブレーキをかけて、落ち着いたリラックス状態になります。

	交感神経	副交感神経
筋肉	緊張	弛緩
血管	収縮	拡張
血圧	上がる	下がる
胃液	抑制	増加
消化	抑制	亢進（促進される）
子宮	収縮	弛緩

　自律神経は、それら**2つの神経のうちどちらか一方が働けばよいのではなく、どちらもある程度活発に活動し、必要なときにスムーズに切り替えられる、バランスのよさが大切**になります。

　しかし、現代の生活においては、通勤するだけでもストレスがかかり、夜も街は明るく、コンビニはまぶしいくらいです。このような、刺激や生活リズムの乱れから交感神経／副交感神経のどちらか一方が優位な状態が続いてしまい、自律神経のバランスが崩れることで、さまざまな変調をきたしてしまいます。

　交感神経優位の状態が続くと、血管が収縮し、血流が悪くなります。通常、夕方から夜にかけて副交感神経が優位になって血管が拡張し、血流がよくなるのですが、交感神経が高まったままだと血管は収縮せずに長時間血流が滞る原因となります。血流は全身に酸素や栄養素を届け、老廃物を排出しやすくするのですが、血流が滞るとその働きが低下します。つまり、自律神経のバランスが崩れると、さまざまなトラブルを引き起こすことにつながるのです。

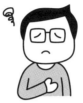

神経系
頭痛、だるい
憂鬱、冷え／ほてり
動悸・息切れ、不眠
耳鳴り・めまい
思考力低下

消化器
食欲不振
吐き気、胃痛
げっぷ

運動器
肩こり、腰痛
筋肉痛
しびれ

泌尿器・生殖器
残尿感
月経異常、生理痛
性交障害、かゆみ

皮膚・粘膜
乾燥、かゆみ
湿疹、発汗
唾液分泌異常

なんとなく調子が悪い

※この中に挙げた症状のある方が必ずしも自立神経のバランスが原因とは限りません

　この図を見るだけでも、身体のさまざまな機能と関連していることがよくわかりますね（なお、これらの症状は必ずしも自律神経のバランスが崩れたことが要因とは限らないので、ご注意ください。症状が長く続く場合には、一度受診をおすすめします）。

　こんな風にバランスを崩してしまう前に、ストレスが続くときには意図的にリラックスできる状態にシフトしていきましょう。そのためには、不安や怒りといった気持ちを穏やかな状態にスイッチできるとよいのですが、それはなかなか容易ではありません。

　自律神経は自分の意志でコントロールすることはできないものの、自分の身体や環境を整えてあげることで、結果的に自律神経の乱れを整えることができます。

　例として、身体からアプローチして、緊張をほぐし、副交感神経優位にスイッチしていく主なやり方をご紹介します。

①深呼吸

　深呼吸は、とても簡単に、副交感神経優位にスイッチできる方法です。ポイントは、まず吐ききることと腹式呼吸です！

　呼吸を吐ききることでたくさん息を吸うことができるので、吸うときの倍の時間をかけて吐ききりましょう。腹式呼吸は、息を吸ったときにお腹が膨らみ、吐いたときにへこむ呼吸法です。慣れていないと難しいかもしれませんが、まずはお腹の膨らみを意識して呼吸してみましょう。

②筋弛緩法

　これは、身体の力を抜くことにより、副交感神経優位にスイッチする方法です。

　ポイントは、まず、ぐっと力を入れてから始めることです！　全身にぎゅっと力を入れてもいいですし、両手（拳）だけ、上半身だけなどでも大丈夫です。

　ぎゅっと力を入れて5～10秒キープしたら、その後一気に力を抜いて「はぁー」っとしてください。身体がじんわり温かくなってくるのを感じられると思います。

③好きな香りのお茶やコーヒーを飲む

　香りにはリラックス効果があることがわかっています。また、温かい飲み物は内臓を温め、リラックスモードにしてくれます。

　ただし、カフェインには覚醒作用があるため、紅茶や緑茶、コーヒーなど、カフェインを含むものの飲みすぎには注意が必要です。

④ハグしてもらう・自分で自分をハグする

ハグとは抱きしめることですが、この行為によって、**愛情ホルモンと呼ばれるオキシトシン**が分泌されることがわかっています。特に愛しい人やペットとのハグは効果が高いと言われています。

⑤ガムや飴を食べる

ガムを噛んだり、飴をなめたりすることで、唾液の分泌がうながされ、副交感神経を刺激されて、リラックスがもたらされます。

また、ガムや飴を噛む行為はリズムを刻む運動でもあり、このようなリズム運動を5分ほど続けることで、幸せホルモンと呼ばれるセロトニンの分泌が刺激されるといわれています。

コラム

交感神経優位でいたほうが、頭が働く?

著者（福島）がこれまでかかわった方の中に、「交感神経優位なほうが頭が働きやすいからよい。仕事が忙しいから、いつも頭が働いてくれないと困る」という方がいました。

リラックスモードから集中モードに切り替えるのは簡単ではありませんし、それなりに時間や工夫が必要ですね。そのため、この方は常に交感神経優位な状態にしておきたいと考えたのかもしれません。

しかし、私たちは生き物であり、活動と休息のバランスは重要です。初めのうちは、正常な状態に維持しようとする恒常性によって、大きな変化は感じないかもしれませんが、それが長く続くと徐々にその働きではカバーできなくなり、身体の不調へとつな

がっていきます。

　例えば、業務が忙しくなって残業しなければならなくなっても、最初の頃はあまり大きく疲労を感じたり、身体の不調を感じたりすることはないかもしれません。しかし、それが長く積み重なることで、疲労が取れないと感じたり、身体の不調を感じたりするようになった経験をお持ちの方も多いのではないでしょうか？

　自律神経は、バランスと切り替えができることがポイントです。ずっと一方に偏ることは心身に負担を与えることになります。ぜひ、忙しいときこそ、自律神経を整える生活を意識しましょう。

メンタルヘルスにおけるリスクとケア

　先ほど紹介したとおり、変化は、たとえそれがうれしい変化であってもストレスになり得ます。また、人は先を見通せないことに不安を感じやすく、想定外のできごとにはやはりストレスを感じるものです。

　VUCAの時代（第1章）と呼ばれるような、変化が激しく、先行きが不透明で、将来を予測することが難しい現代においては、もはや誰もがメンタルヘルスにリスクがあるのです。まずはそのことを十分に認識する必要があります。

　そのうえで、日々のケアをどうしていけばよいか、考えていきましょう。

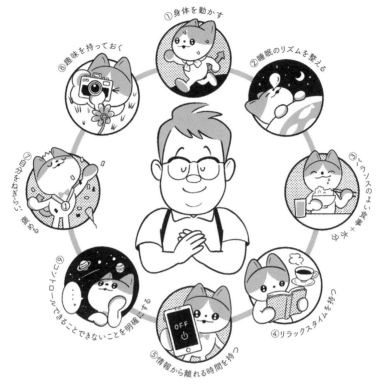

①身体を動かす
②睡眠のリズムを整える
③バランスのよい食事＋水分
④リラックスタイムを持つ
⑤情報から離れる時間を持つ
⑥コントロールできることできないことを明確にする
⑦自分をねぎらい、褒める
⑧趣味を持っておく

① 身体を動かす

　適度に身体を動かすことで幸せホルモン（セロトニン）の分泌を刺激し、筋肉のこわばりなどの緊張をほぐして全身に酸素を行き渡らせ、副交感神経優位な状態をもたらします。

　有酸素運動は、慣れないうちは疲れやすいものですが、続けていくと体力がつき、同じ運動をしても疲労感は軽くなっていきます。そのため、さらなるストレスへの抵抗力アップの効果が期待できます。

② 睡眠のリズムを整える

　睡眠が不足すると、思考力や免疫力が低下します。十分な睡眠を取って、生活リズムを整えましょう（第11章参照）。

③バランスのよい食事＋水分

　偏りがちな現代人の食事では、ストレスにもかかわるたんぱく質やビタミン・ミネラルが不足しがちな傾向にあり、栄養バランスの乱れによって、さまざまな影響を受けています。

　世の中には、「○○だけダイエット」など単一の食事だけをうながすものがありますが、多様な栄養素が相互に絡み合い機能しているため、健康な身体づくりのためには、これだけ食べていればOKというものはないことには注意しましょう。

　また、食事は、単に栄養を摂るためだけの行為ではなく、社会的・文化的な側面もあります。誰と、どんな環境で、どんな食事をするのかも大切にしながら食事をより豊かな時間にするために、ちょっとした工夫もぜひ取り入れてみましょう。

④リラックスタイムを持つ

　意識的に楽しめる、リラックスできる時間を取りましょう。また、笑うことは、ストレスを低減する効果があることもわかっています。

　気持ちが沈んでいたり、精神的に追い込まれていたりする状態では、楽しむことに罪悪感を持つようになったり、楽しいことを楽しめなくなったりすることがあります。頑張らない・無理しない程度に、リラックスタイムを持ちましょう。

⑤情報から離れる時間を持つ

　SNSやニュースがストレスの原因になっていることもあるかもしれません。

　また、パソコンやスマホの画面から浴びるブルーライトは体内時計を狂わせ、自律神経の乱れの原因になります。夜○時以降はスマホを見ない、ニュースを見るのはこの時間だけ、など時間を決めてみるのもおすすめです。

⑥コントロールできること／できないことを明確にする

　世の中には自分でコントロールできることとできないことがあります。時に、コントロールできないことは諦め、コントロールできることのみに向き合うことも大切です。

⑦自分をねぎらい、褒める

　今の時代を生きているだけで、あなたは十分頑張っています。
　朝起きるだけでもえらい！　休むという選択をしたのもえらい！
　そして、困難にぶつかっているときは、つらく苦しくても何ら不思議ではありません。ぜひ自分をいたわり、褒めてあげましょう。
　また得意なことやできていることは、意外と自分では気づきにくいものです。できていること・よかったことに目を向けてみてはいかがでしょうか？

⑧趣味を持っておく

　趣味はありますか？
　ぜひ、いくつか趣味を持っておきましょう。大層なものでなくてよいのです。もしなければ、まずはあなたが好きなこと・楽しいと思えることを言語化しておきましょう。
　そして、なるべく忙しくても趣味は続けましょう。それが気分転換になり、ストレス耐性を上げてくれる要素の1つになります。著者（福島）の保健師としての経験上、趣味がある人・続けられた人は強いです。
　それでも、もし趣味ができなくなったり、興味が湧かずに楽しいと思えなくなったりしたら、それはもう限界がきているのかもしれません。次のコラムを参考に、専門家に相談することを検討しましょう。

専門家に相談するタイミング

こんなときは早めに専門家に相談しましょう。

・1人で抱えきれない
・誰かに話したい、辛いと感じているが、どうしたらいいかわからない
・2週間以上以下の状態が続いている
　-ほとんど毎日、一日中ずっと憂鬱で、気持ちが沈んでいた
　-ほとんどのことに興味がなくなり、これまでは楽しめていたことが楽しめなくなった
　-疲れやすく、気力が出ない。人に元気がないと言われる
　-食欲がない。もしくは逆にありすぎる
　-自分で意識していないのに体重が減った／増えた
　-睡眠に問題がある（寝付きが悪い、途中で起きる、寝すぎるなど）
　-集中したり、考えをまとめたり、決断したりすることが難しくなった
　-これらの症状により、仕事や家事に支障が出ている
　-「価値のない人間だ」「死んでしまいたい」と思う

ストレスは悪いもの？

さて、ここまでの内容から、ストレスをすっかり悪者のように思ってし

まったかもしれません。しかし、実はよい面もあります。

　皆さんは、スポーツの試合や音楽の発表会、仕事でプレゼンをするときなど、本番までにたくさん練習をしていても、うまく力が発揮できるときと、そうでないときがあると感じたことはありませんか？

　その違いを考えたとき、答えの1つに「ストレスの強度」があります。

　その人にとって、最適なストレス強度である場合には高いパフォーマンスが発揮できるとされています。ただし、ストレス強度は大きすぎても小さすぎてもよくないともいわれています。

　現在直面しているストレスの強度があなたにとって最適である場合には、存分に力を発揮できるかもしれません。しかし強度が過剰だと感じる場合には、緊張しすぎてうまく力が発揮できないかもしれません。このように、ストレス強度によっては高いパフォーマンスの発揮につながることもあり、その強度は人によって異なるというところはぜひ押さえておきましょう。

3つのゾーン

　このようなストレス強度を考えるうえで参考になるのが、**コンフォートゾーン**と**ストレッチゾーン**、そして**パニックゾーン**という考え方です。

1. コンフォートゾーン：自分にとって慣れ親しんだ、安心安全に感じられる範囲。リラックスして取り組めるため、パフォーマンスの高い仕事ができるとされる
2. ストレッチゾーン（ラーニングゾーン）：未知の部分があり、少し背伸びして挑戦するような範囲。心理的にも身体的にも多少の負荷がかかるが、人が最も成長できる範囲ともいわれている
3. パニックゾーン：挑戦の範疇を超えており、パニックを起こしてしまうような、ストレス過多な範囲

　個人によってどの程度のストレスがストレッチになるのか異なるため、

自分に合った最適なストレス環境とは何かを考え、環境を整えるために工夫できることがあればチャレンジしていきましょう。

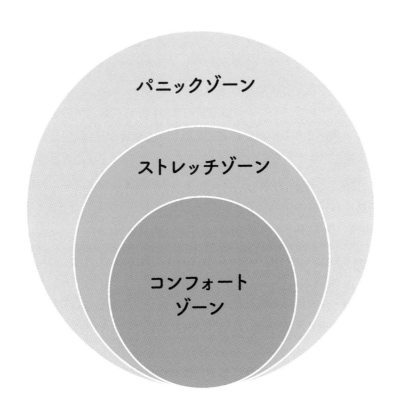

第 11 章

活動と休息のバランスの基本を知ろう

担当：福島、懸田

食事・運動・休息（睡眠）は健康のために必要な3大要素です。しかし休息は、食事や運動に比べるとないがしろにされやすい傾向にあります。

本章では、そんな休息の役割を紹介しながら、活動と休息のバランスについて考えていきます。

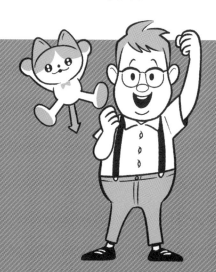

休むことの意味

　私たち人間は、朝目が覚めてから寝るまでの間、仕事や家のことなど多くの情報を処理し、肉体的にも精神的にもエネルギーを使いながら生きています。その際のエネルギーとして食事から栄養を補給し、呼吸によって酸素を取り込んで、さらに睡眠によって心身の疲労を回復させています。運動によって維持される筋力・体力は、運動のためでなく、全身に酸素や栄養を行き渡らせたり、心身のリフレッシュにも役立ったりしています。つまり、**食事・運動・休息の3つは、どれもが生きるために欠かすことのできない大事な要素**なのです。

　休息というと睡眠を取ることをイメージする方が多いかもしれませんが、本書では、**休息には睡眠だけでなく、心や身体の疲れを取るためのリフレッシュ・リラックスの時間を取ることも含まれる**と考えます。そしてそれらは決して、「動かず何もしないこと」ではありません。例えば、散歩を楽しんだり、ストレッチしたり、お風呂にゆったり浸かったりすることも休息の取り方の1つです。

　日頃から休息を取り入れやすくするための1つの方法として、リラックス／リフレッシュの方法を書き出しておくというやり方があります。あなたにとって、エネルギーがチャージできるようにリラックスできることと、エネルギーは使うけれどリフレッシュできることを、ぜひ元気なうちに書き出しておきましょう。そして、日頃から意識して取り入れられるように、できるだけ目につく場所に貼っておくことをおすすめします。

　ちなみに、たとえいくらストレッチをしていても、ベッドで横になっていたとしても、ずっと頭の中で考えごとを続けたり、ストレスを感じたりすることから離れられていなければ、それは休息できているとは言えません。そういった方は、今の自分の状態に意識を向けて心を整える技法であ

るマインドフルネスを取り入れてみてもいいかもしれません。

コラム

頑張りすぎる日本人

　スポーツの世界でも、トレーニングのしすぎや、休む時間が十分に取れないことによる、パフォーマンスの低下や故障などのオーバートレーニング症候群が問題になっています。そのため近年では十分な休息を取ることの重要性が認知され、予防されるようになってきました。

　例えば2020年の高校野球では、パンデミックによって部活動の時間が制限されて練習時間が減ったにもかかわらず、投球の球速が伸びたり、飛距離が伸びたりしたことが話題になり、逆にそれまでが練習しすぎだったのではないかと議論を呼びました。

　がむしゃらに頑張ることが美徳化されやすい日本の社会では、ビジネスの世界でも、ストイックすぎる方が多いのが事実です。夢中になれることがあるのは素晴らしいことですが、どうか頑張りすぎないでください。頑張りすぎることで本来求めているものが遠のいてしまうのでは、もったいないですね。

　休息も、パフォーマンスや成果を上げるために必要な時間と考え、**自身の生活状況・身体の状態に合わせた休息を取り入れ、心身の調子を整えていきましょう。**

基本の休み方

毎日の睡眠

　まずは1日の疲れを回復させるため、しっかり睡眠を取ることが大切です。

　睡眠不足では、身体はだるく頭もボーっとして十分仕事にパフォーマンスを発揮することができなくなってしまいますね。詳しくは後述しますが、睡眠には心身の疲労回復や記憶の整理・定着、免疫などさまざまな役割があり、睡眠も人間の生命維持に欠かせないものといわれています。

こまめな休憩

　1日の中でこまめに休みを取り入れることも必要です。成人した人間の集中力が続くのは平均45分、最大でも90分、さらに集中力の波は15分周期で訪れると言われており、そのため、高校の授業は1時間前後、大学の授業は90分で設定されているところが多いそうです。

　皆さんは仕事の作業や打ち合わせをするときに、自身の疲労や集中力を考慮して割り振りをしていますか？　特にパンデミックによって在宅勤務が広がり、ふとした同僚との雑談や会議室までの移動など、ちょっとした息をつく時間が減り、作業に打ち込んでしまいやすい環境になっています。打ち合わせ自体は1時間で設定されていても、スケジュールは打ち合わせが連続で入っていて、トイレに行くこともままならいなどの話も耳にします。

　厚生労働省発出の「情報機器作業における労働衛生管理のためのガイド

ライン※1」では、1日4時間以上パソコンなどの機器を利用する労働者に対し、以下のことがすすめられています。ぜひ参考にしてください。

- 一連続作業時間が1時間を超えないようにしする
- 次の連続作業までの間に10分～15分の作業休止時間を設ける
- かつ、一連続作業時間内において1回～2回程度の小休止を設ける（小休止とは、一連続作業時間の途中で取る1分～2分程度の作業休止のこと）を設ける

「え？そんなに休むの？」と思った方は、試しに1～2週間取り入れてみましょう。もしかしたら、パフォーマンスの違いを感じられるかもしれません。

コラム

まだまだ認知が低い「適度な休憩」の重要性

パンデミック以降ほとんどの社員がテレワークに移行したとある企業で、筆者（福島）がコロナ禍かつテレワーク環境で健康に働くためのガイドラインを作るお手伝いをしたときのことです。

上記の厚生労働省ガイドラインにもとづき、「1時間に1回の小休憩（心身への負担・疲労を防止することを目的とした作業休止時間）」をすすめたところ、「会社としてそんなにしょっちゅう休憩をすることを推奨することはできない」という反対にあったことがあります。

まだまだ「適度な休憩が仕事のパフォーマンスを上げ、結果として企業利益につながる」ことが企業として受け入れられにくいと感じたできごとでした。

※1：厚生労働省「情報機器作業における労働衛生管理のためのガイドライン」
（https://www.mhlw.go.jp/content/000539604.pdf）

頑張りすぎたときの休み方

たくさん頑張ったら、その頑張りと疲労に見合った休息が必要です。

あなたの身体の声に耳を傾けてみましょう。「疲労感・不快感・痛み・いつもとは違うなんらかの違和感」などの感覚は、身体からの重要なフィードバック情報です。

身体の声に気づけたら、無視せず、状態に合ったケアをしてあげましょう。

心身の疲労

1週間〜数週間のスパンで、その時々に合わせた休息を取り入れましょう。

例えば、いつもより仕事が忙しく疲労が大きそうな週の週末は、しっかり睡眠を取り、激しい運動や遠出は控えて、心身の回復に向けて休息できる時間を増やしましょう。

しんどくない程度のランニングや散歩・ストレッチなど、頑張らず、気持ちよく全身を動かしてリフレッシュしたり、いつもよりもゆったりリラックスできる時間を増やしたりするイメージです。

日々の疲れはなかなか1日の睡眠や土日だけで回復しきれないこともありますが、**なるべくその週の中で調整し、翌週に持ち越さないようにしま**しょう。

「ちょっと疲れた」状態で回復の手立てを打たず頑張り続けると、「めっちゃ疲れた」状態になります。「めっちゃ疲れた」状態になってくると、おのずと週末のほとんどを休息に費やすようになり、週末だけでは回復できないまま、さらに頑張り続けると「もう頑張れない、無理！」という状態になりかねません。**心身の疲労が回復しないままに頑張り続けると、どんどん疲労しやすく、そして回復が難しくなってしまいます。**そのため、週

末だけでは回復できないときはプラスアルファで休みを取ったり、疲労の原因となっている仕事量などを上司や同僚、家族に相談して調整したり、専門家のアドバイスを仰いだりと積極的なセルフケアを取り入れていきましょう。

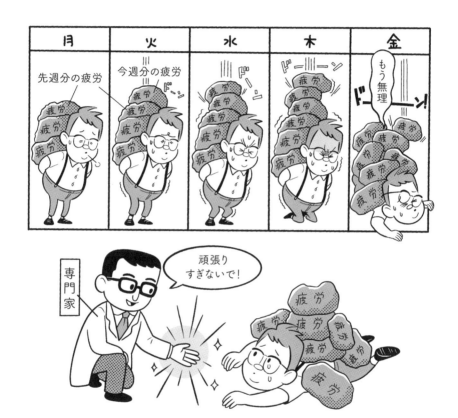

　また、**疲れているときこそ、栄養バランスのよい、あまり胃腸に負担のかからない消化のよい食事**を取りましょう。食事はエネルギーを得るための行為である一方、食べたものを消化・吸収するためにもエネルギーを使います。そのため、心身の疲労がたまり、弱っているときは、消化・吸収に割くエネルギーを最小限に抑え、なるべく体調を回復させるためにエネルギーを費やせるよう調整してあげることも必要です。

ウォーキングのスピードとリラックス効果

ウォーキングのスピードによって、得られる効果は変わってきます。

覚醒度を維持させながらリラックス効果を得たいときは、ゆっくり歩くのがおすすめです。逆に、眠気を抑え、覚醒度を上げて「これから集中したい！」というときは、速めに歩くウォーキングがおすすめです。

仕事の合間に家の周りをちょっと散歩するだけでも違うかもしれません。

画面を見続けたときの目や肩、腰の疲労

仕事中はパソコン、仕事が終わってからもスマホやテレビと、1日のうち大部分の時間を何かの画面を見て過ごしている人も多いのではないでしょうか。

目を酷使し続けると、目の疲れやかすみ・痛みのほか、首や肩のコリ・頭痛・イライラ・全身の疲れにもつながってきます。十分な睡眠をとっても症状が続く場合は、1時間ごとにアラームを設定して10〜15分休憩を取ったり、1日に画面に向かう時間を決めたりして、目を休めるようにしましょう。また、まばたきの回数を意識して増やしたり、ホットアイマスクで緊張をゆるめたりしてみましょう。

さらに、基本的な作業環境を整えることも大切です。負担が少なく作業ができる環境になっているか、次のような点を見直してみましょう。2022年3月に改定された、厚生労働省策定の「テレワークの適切な導入及び実施の推進のためのガイドライン」では、働く皆さん自身が活用するための

チェックリストもあるので、ぜひ参考にしてみてください※2。

- ディスプレイと室内が同じくらいの明るさで、かつまぶしさを感じない程度の明るさ
- ディスプレイに照明や外からの光が反射しない
- 照明が直接視野に入らない
- 顔とディスプレイとの距離を40cm以上保てる
- ディスプレイの上端が視線とほぼ同じか、やや下になる高さ
- 腕が机や椅子の肘置きで支えられ、肘を90°以上にしてキーボードに自然に手が届く配置
- 机は60〜72cmで、椅子は37〜43cmで調整できる
- 椅子に深く腰掛け、背もたれに背が十分当たり、足裏全体が床につくようにする（つかない場合は足を載せられる台を使う）

運動の疲労

　ここからは、この本を読んで「よし運動しよう！」と思ってくれた方には必読です！

　久しぶりに運動や慣れない動きをしたり、いつも以上の負荷をかけたあとには、身体にだるさや筋肉痛などの痛みが出ることがあります。

　筋肉痛の仕組みはまだまだ十分明らかになっているわけではありませんが、普段使わない筋肉を使ったり、同じ動作を繰り返したりすることで筋肉の繊維に傷がつき、炎症を起こすことで痛みが出るといわれています。第9章で述べたように、筋肉は運動により損傷し、それが回復する際に成長します。筋肉痛が生じているということは、筋肉が損傷して回復してい

※2：厚生労働省「テレワークの適切な導入及び実施の推進のためのガイドライン：（別紙2）自宅等においてテレワークを行う際の作業環境を確認するためのチェックリスト【労働者用】」
（https://www.mhlw.go.jp/content/000759469.pdf）
（https://www.mhlw.go.jp/content/000539604.pdf）

る最中ということです。せっかく成長している最中にさらに筋肉を痛めつけても、回復が遅れるばかりか筋肉の成長も阻害してしまいます。

「たかが筋肉痛」と侮らず、痛みが引くまで筋肉を休めてあげましょう。筋肉痛がある状態で無理に運動やトレーニングを重ねても、頑張る割には得られるものが少ないのです。自分の身体に合ったペースで続けていきましょう。

一方、筋肉痛のような自覚症状はそれほどない場合でも、心肺機能に負荷の高い運動をしたあとでは身体が疲労しています。明らかに疲労や身体のだるさなど自覚症状があれば休養を取る意識につながりやすいのですが、自覚症状に欠ける場合は休養に意識が行きづらく、いつもどおりの負荷をかけてしまいがちです。これは仕事や精神的な負荷でも同様で、明らかに調子が悪いときは仕事を休んでも、なんとなくしんどいくらいでは頑張って仕事をされる方が多いのではないでしょうか？

とはいえ、なかなか自覚症状がない時に配慮は難しいため、**心拍変動**（Heart Rate Variability：HRV）を用いる参考にする方法を紹介します。

心拍変動を日常的に測定し、その変化を見ることで、身体の負荷や回復状況を視覚化することができます。

人の心拍は規則的に行われているようで、実は不規則です。脈と脈の間隔は一定ではなく常に変わっています。この間隔のゆらぎのことを「心拍変動」と呼びます。この心拍変動は、運動・食事・睡眠・ストレスなどを反映して変動しています[3]。

心拍変動はスマホやスマートウォッチで測定することが可能です（第14章《ストレスモニタリング》）。それらを使って日常的に計測しておくことで、自覚症状のない心身への負荷に気づき、休養を取るタイミングの目安となります。

筋肉も心肺機能も単に負荷をかけ続けるだけでは、向上させるどころか、

※3：榊原雅人.バイオフィードバックにおける心拍変動の可能性.バイオフィードバック研究 45,
79-85 (2018)

むしろ低下させてしまいます。**休むことも仕事やトレーニングのうち**ということを覚えておいてください。

睡眠とは？

　日本人の睡眠時間は、世界と比べると非常に短く、令和元年の国民健康・栄養調査では、約4割の人が「睡眠時間が6時間未満」と回答しました。またさまざまな研究から、日本人の5人に1人は慢性的な睡眠の問題を抱えていることもわかっています。

　睡眠については、まだまだ解明されていないことも多いのですが、睡眠の時間の不足や質の低下は、肥満や高血圧・糖尿病などの生活習慣病、抑うつ、そして認知機能・免疫機能・幸福感の低下にも関連していることがわかっています。

　日本では睡眠教育が取り上げられるようになって日が浅く、睡眠に対して受け身であり、仕事ややりたいことの時間を優先し、睡眠時間を削って過ごしている方を多く見かけます。しかし、睡眠の不足は認知機能を低下させ、ヒューマンエラーを起こす危険性を高め、通勤中や勤務中の交通事故や仕事への意欲・パフォーマンスの低下にもつながるとわかっています。

　つまり、働く人が効率よく、質の高い仕事をするためにも、睡眠は重要な生活習慣なのです。眠くなったら寝るという受動的な行為ではなく、ぜひ能動的に睡眠の時間・質を確保することをおすすめします。

睡眠の役割

　皆さんは、何のために眠るのか意識したことはありますか？

身体の疲れを取るために睡眠が必要なことは、一般的によく知られていますね。他にも、睡眠には、脳の疲労回復や記憶の整理・定着、全身に必要なさまざまなホルモンの分泌、老廃物の除去、ストレスの緩和、免疫力の増強など、起きているときにはできない大きな役割を担っていることがわかっています。

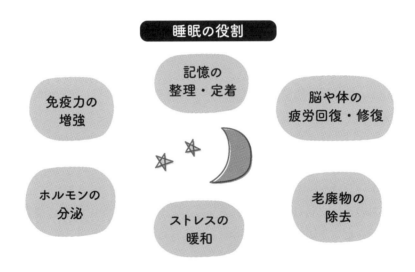

　睡眠不足が続くと肌が荒れたり、風邪を引きやすくなったり、頭がボーっとしたり、イライラしやすかったり、皆さんも一度は経験があるのではないでしょうか？

　睡眠を取らせないよう介入したラットを利用した実験では、睡眠が取れなくなってから10〜20日ですべてのラットが死に至ったと報告されています。同様に、人間ももしまったく睡眠を取らなかったら、やがて死に至ると考えられています。

　実体験などから、睡眠不足の影響を実感している方も多いことでしょう。皆さんにぜひ自問してほしいのは、**自分自身に必要な睡眠の時間と質を確保できているか**、**適切な睡眠の取り方ができているか**、ということです。

　それらを確認するために、眠りの仕組みや睡眠と健康・記憶・ひらめき

などとの関連についていくつか紹介します。

眠気の仕組み

「眠くなる」とはどのような仕組みなのでしょうか。

1つは、疲労からくるものです。蓄積した疲労を解消しようとする恒常性の圧力が働くことで、眠気をもたらします。

人間がエネルギーを使うと「燃料の燃えカス」としてアデノシンという物質が放出され、それが蓄積すると睡眠が引き起こされるのです。

また、アデノシンには、脳を覚醒させる作用を持つヒスタミンの放出を抑制する作用があることもわかっています。そのため、夜でなくても、疲れているといつもより早く眠くなるのです。

もう1つは、体内時計が関係しています。睡眠は1日の中でリズムを刻み、体内時計によって管理されています（サーカディアンリズム）。サーカディアンリズムを調節するうえで、眠気をもたらすメラトニンという物質が重要な役割を果たしており、**明るい光が目に入ることでメラトニンの分泌が抑制され、その14〜16時間後に分泌量が増加**します。そのため、疲れていなくても、いつも寝る時間になると眠くなるのです。

ただし、メラトニンは光の影響を受けるため、夜にコンビニなどの明るい照明を浴びると、メラトニンの分泌が抑えられてしまうので、夜の強い光には注意が必要です。

睡眠のリズムと眠りの深さ

眠りにつくと、ノンレム睡眠に入り、3つの段階（ステージ）を経て深い眠りにつき、1時間程度でレム睡眠に移行します。この流れは睡眠サイクルと呼ばれており、1サイクルを約90分として、一晩に3〜6回繰り返されます。ノンレム睡眠のステージ1〜2は入眠移行期で、徐波睡眠と呼ばれるステージ3のノンレム睡眠が最も深い睡眠を得られ、脳や身体の回復に

重要な時間になります。

　入眠後の1回目の睡眠サイクルではステージ3の時間が多く含まれ、2回目以降のサイクルでは少なくなっていくため、**1回目の睡眠サイクルでノンレム睡眠の時間をしっかり取れること、つまり入眠してすぐの3時間の睡眠の質を高めること**が重要になります。

　この深い眠りについているときに起こされると目覚めにくく、不快感を抱きやすいことがわかっています。逆に、眠りが浅くなるレム睡眠に近くなるほど、目覚めがよくなります。睡眠アプリやさまざまなデバイスには、目覚めやすい時間に起こしてくれる機能がついているものがありますが、それらはこういったサイクルを活用しています。

　1サイクル約90分はあくまでも目安として用い、自身のサイクルを大事にしましょう。

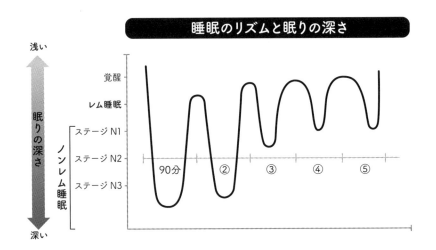

■ ノンレム睡眠
- 呼吸や心拍数が落ち着き、脳や身体を休ませる深い睡眠の状態
- 身体の修復にかかわる成長ホルモンの分泌が活発になる
- 脳内に蓄積した老廃物の除去
- 日中インプットした情報の整理や記憶の定着を行っている

- 深いノンレム睡眠では「嫌な記憶」を消去し心を癒やす働きがあるという説もある
■ レム睡眠
  - 眼球が活発に動き、歯ぎしりが見られるなど浅い睡眠の状態
  - 感情を揺さぶる夢や変わった夢を見るのは、レム睡眠中が多い
  - 記憶の索引づくりにかかわるとする説もあるが、ノンレム睡眠に比べて未解明のことが多い

睡眠と健康の関連

　これまで、睡眠時間と、死亡率や肥満・高血圧・糖尿病などの生活習慣病との関連について、さまざまな研究が行われ、短時間の睡眠が死亡リスクの増大や高血圧や糖尿病、脳・心血管系疾患、肥満のリスクを高めることがわかっています。

肥満

　例えば、アメリカで行われた調査[4]では、睡眠時間が6時間以下の人は、7〜8時間の人に比べてBMIが高い傾向が見られました。また、カナダで行われた6年間の追跡調査では、睡眠時間が7〜8時間の人に比べ、6時間未満、9時間以上の人は体重増加が大きかったことがわかりました[5]。

※4：Meeta Singh et al. The Association Between Obesity and Short Sleep Duration: A Population-Based Study; Journal of Clinical Sleep Medicine 2005 Oct 15;1(4):357-63.
※5：Jean-Philippe Chaput et al. The association between sleep duration and weight gain in adults: a 6-year prospective study from the Quebec Family Study; Sleep 2008; 31: 517-523

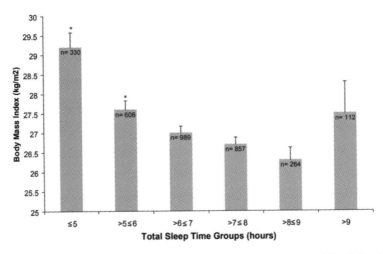

※ Meeta Singh et al. 「The Association Between Obesity and Short Sleep Duration: A Population-Based Study」より引用

　肥満の原因を考えたとき、食べすぎや運動不足を思い浮かべる方が多いでしょう。しかし、その背景には睡眠の不足も関連しているのです。睡眠が不足すると（この実験では睡眠を4時間に制限）、血糖値をコントロールするホルモン（インスリン）や食欲を抑え代謝を促進するホルモン（レプチン）の分泌が減少し、食欲を高めるホルモン（グレリン）は増加することがわかっています[6]。つまり**睡眠の不足は、食欲が増す一方、眠気によって日中の活動量は低下するため肥満につながり**、さらには血糖値のコントロールがうまく働かず**糖尿病発症にも関与している**と考えられています。

　睡眠時間が長い場合の肥満との関連については、解明されていないことも多いのですが、すでに肥満である人が睡眠時無呼吸症候群などによって十分な睡眠の質を得られないことから睡眠時間が長くなっていることなどとの関連が考えられています。

※6：Karine Spiegel et al. Sleep curtailment in healthy young men is associated with decreased leptin levels, elevated ghrelin levels, and increased hunger and appetite; Annals of Internal Medicine 2004; 141:451-846

認知症

高齢化が進む近年、睡眠と認知症の関連が注目されてきています。

認知症にはいくつか種類があり、その中でも一般的によく知られるアルツハイマー型認知症は、日本における認知症の約7割を占めています。このアルツハイマー型認知症では、アミロイドβという老廃物が脳内に沈着し、記憶などに影響すると考えられています。

睡眠中の役割の1つに、老廃物の除去があります。脳の老廃物は脳脊髄液が押し流すことで排出されますが、近年の研究[7]で、その脳脊髄液がノンレム睡眠時に増加し、大きな流れが生じ、洗い流されている可能性が示されました。その可能性のとおりだとすると、十分に睡眠を取ることができないと、脳の老廃物が十分に除去できず、アルツハイマー型認知症のリスクが高まることになります。

その他、一晩徹夜をしただけでもアミロイドβが蓄積されること[8]や、不眠の問題を抱える人は認知症の発症リスクが1.5倍になること[9]などがわかっていますが、不明な点も多く、さらなる研究が期待されます。

睡眠と労働（社会的損失、記憶とひらめき）

ここまで、健康のために十分な睡眠が必要であることをお伝えしてきました。

ここからは、皆さんが自身のスキルや知識を存分に活用し、**創造性の高い仕事をするためにも十分な睡眠は必要不可欠**というお話です。

例えば、睡眠には記憶を整理・定着させ、学習を促進させる役割があり

※7：Nina E. Fultz et al. Coupled electrophysiological, hemodynamic, and cerebrospinal fluid oscillations in human sleep; Science 2019 Nov;366:628-631

※8：Ehsan Shokri Kojori et al. β -Amyloid accumulation in the human brain after one night of sleep deprivation; PNAS2018; 115 (17) 4483-4488

※9：Le Shi et al. Sleep disturbances increase the risk of dementia: a systematic review and meta-analysis; Sleep Med Rev. 2018 Aug;40:4-16

ます。眠っている間、脳は日中の記憶を反芻し、インプットした情報をあとからでも取り出しやすいようにインデックス化して、その情報とは関連のない記憶の削除を行います。このように**睡眠で結びつけられた記憶は活用されやすく、学習の高度化につながり、新たなアイデアの創造を生みやすくしてくれます。**

　新しい知識やスキルを身につけるためには、覚えたその日に6時間以上眠ることが欠かせないという説もあります。試験前夜に一夜漬けで詰め込んだ知識を数日で忘れてしまうという体験をされている方もいるかもしれませんが、そのように、睡眠が十分でないと記憶の定着が難しいだけでなく、誤った記憶が作られる可能性が高くなるといわれています。

　睡眠における学習の高度化の例として、数字の配列をタイピングする課題を行ったところ、睡眠前のテストに比べ、睡眠後に難易度の高い課題ほど結果が向上する傾向が見られたという報告があります。これは、動作を覚えた直後よりも眠ったあとのほうが学習の効果が見られ、寝ている間に記憶が整理され、学習を助けた結果として起こった追憶現象といわれています。

　皆さんも楽器の演奏やスポーツの練習をして、その日はうまくできなかったのに、翌日になるとすんなりできるようになっていたり、難しい問題やプログラムのバグに対峙して、その日は結局わからなかったのに、翌朝やってみるとすぐに解決策を思いついたりした経験があるのではないでしょうか。

　このように、睡眠は記憶や学習・ひらめきなどに密接にかかわっているため、睡眠の不足は、注意力・記憶力・創造性・判断力の低下などから、パフォーマンス（労働生産性）の低下につながります（プレゼンティーイズム：第10章）。

　ちなみに、**6時間睡眠が2週間続くと、脳のパフォーマンスは、一晩徹夜したあとと同じような状態になり、4時間睡眠が1週間続くと、二晩続け**

て徹夜したあとと同じくらい低下するといわれています[10]。

何時間眠ればいいの？

　睡眠が大事であることはわかりました。では、私たちは何時間眠ればいいのでしょうか？

　その答えは、人によって変わってきます。

　成人の場合、ほとんどの人が6時間～8時間程度の睡眠が必要だと考えられていますが、個人差があります。また、同じ人でも加齢にともない眠りの持続性が低くなっていくため、40歳以降は以前よりも睡眠時間が短くなることがあります。

自分に合った睡眠時間を知るために

　まずは、2週間ほど睡眠の記録をつけてみることをおすすめします。寝る時間と起きる時間、実際に何時間眠れているのか、目が覚めたときスッキリしているかなど、自身の睡眠状況を把握するところから始めましょう。

　その際は手書きでもいいですし、スマホのアプリやウェアラブルデバイスを活用するのもよいでしょう。自分に合った方法を探してみてください。

　記録をつけたら、ふりかえってみましょう。例えば、これらの項目に該当する場合、睡眠時間が不足している可能性があります。

1. 食後以外の日中に眠気を感じる。または、会議や単調な作業をしている

※10：Van Dongen HP et al. Sleep. 2003;26(2):117-126

とすぐに眠くなる

2. 平日に比べて休日の睡眠時間が2時間以上多い（または曜日によって2時間以上のばらつきがある）

3. 十分に睡眠時間は取れているのに、眠った感じがせず、スッキリ起きられない

　では、**自分に合った睡眠時間はどのように探せばよいのでしょうか**。まずは2〜3週間、一定の睡眠時間を毎日取るようにします。何時間にするかは、休日の睡眠時間を参考にしたり、まずは7.5時間から試してみたりするとよいでしょう。そうして、上記の項目に当てはまらなくなれば、それがあなたにとって適切な睡眠時間と言えるでしょう。

　数日では効果が出ないため、最低でも1週間は毎日続けてみてください。それでもまだチェックが取れない場合、設定した睡眠時間をさらに延長します。その際は、あわせて「睡眠の質を高めるために大事なポイント」（244ページ）も確認してください。

休日2日で平日の睡眠不足は解消できる？

　ある実験[11]によると、被験者に24時間のうち、10時間は明るい場所で普段の生活をし、残りの14時間は薄暗い部屋でベッドに入る生活を4週間続けてもらったところ、始めの2日は、どの被験者も12時間ほど眠り、徐々に短くなっていき、実験開始から約3週間後には平均の睡眠時間はおよそ8時間15分に固定されました。この実験に参加した被験者の平均睡眠時間は7時間半だったのですが、実は必要な睡眠時間は8時間15分で、毎日睡眠が不足した状態だったということがわかりました。

　慢性的な睡眠不足を解消するために、この実験では3週間を要しており、

※11：G Barbato et al. Extended sleep in humans in 14 hour nights (LD 10:14): relationship between REM density and spontaneous awakening; Electroencephalogr Clin Neurophysiol. 1994;90(4):291-7

平日の睡眠不足を休日だけで補うことは難しい可能性を示しています。

22時～2時のゴールデンタイムは本当か？

皆さんは「睡眠には22～2時のゴールデンタイムがある」という話を聞いたことはありますか。22～2時の時間帯に成長ホルモンがたくさん分泌されると考えられていたため、そのようにいわれていました。

しかし現在、これは誤りであることがわかっています。

現状では、**成長ホルモンは入眠時間にかかわらず、入眠直後の深いノンレム睡眠に多く分泌される**ことが明らかとなっており、**その時間帯の睡眠の質を確保することが重要**になります。

寝る時間より起きる時間

よく「早寝早起きが大切」といわれますが、健康においては、寝る時間・起きる時間が早いかどうかよりも、起きる時間がなるべく一定でそろっていることが重要です。

日中の活動によって睡眠の時間やリズムは変わるものであり、無理に同じ時間に寝る必要はありません。しかし、私たちの**体内時計は朝起きて太陽の光を浴び、食事を取ったりすることでリセット**されます。そのため、起きる時間がバラバラになると、時差ぼけのような状態になり、睡眠のリズムも崩れてしまいます。

平日は、仕事や家事などの社会的な制約が多いため好きなだけ眠ることが難しく、休日にたくさん寝るという方も多いのではないでしょうか。しかし、この睡眠時間の差によって引き起こされる生活リズムのズレはソーシャルジェットラグと呼ばれ、ソーシャルジェットラグが長いほどBMI・体脂肪量が高くなり、テストの結果が悪くなるなど、さまざまな報告があり、ソーシャルジェットラグが身体の不調をきたす要因になることがわかっています。

人間みんな朝型とは限らない

　一般的に朝型、夜型という言葉はよく使われますが、実は近年、このような**睡眠のタイプはクロノタイプと呼ばれ、遺伝子の組み合わせで決まる**ことがわかってきました。

　あなたのクロノタイプは「朝型夜型質問紙」というテストでチェックすることができます[12] [13]。

　生まれつき夜型の人が早く寝ようとしても、実際に眠ることはなかなか難しく、朝型に変わるのも難しいとされています。「朝型になろうと頑張っているのになれない」と苦しんでいる方は、あまり自分を追い込まず、なるべく自分のクロノタイプに合わせた生活ができるよう、できる範囲で調整してみましょう。

　また、クロノタイプは年齢によっても変化するといわれています。10代以降は幼い頃に比べると夜型になりやすく、また40〜50代以降は加齢とともに朝型になる傾向が強くなります。

　そのため、年齢を重ねる中で、若い頃のように長い時間眠れなくなっても、疲労が取れて、スッキリ目覚められるのであれば、睡眠時間にこだわる必要はありません。

睡眠の質を高めるために大事なポイント

　他にもいくつか、睡眠の質を高めるためのポイントがあるので紹介しておきましょう。

※12：石原金由, 宮下彰夫, 犬上牧, 福田一彦, 山崎勝男, 宮田洋.(1986). 日本語版朝型 - 夜型 (Morningness-Eveningness) 質問紙による調査結果. 心理学研究. 57: p87-91

※13：秋田大学大学院医学系研究科精神科学講座「睡眠医療プラットフォーム」 (https://www.sleepmed.jp/q/meq/)

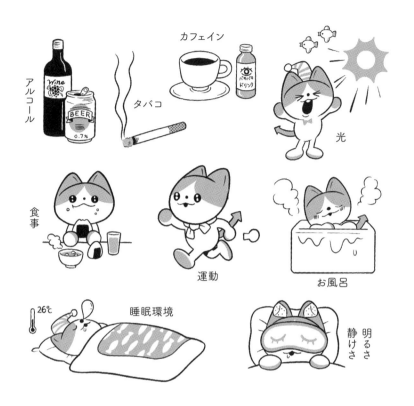

アルコール

カフェイン

タバコ

光

食事

運動

お風呂

睡眠環境

明るさ

静けさ

　1つ目は**お酒**です。お酒を飲むと眠くなりやすいのですが、睡眠の質を低下させることがわかっています。上昇した血中アルコール濃度が低下してくると覚醒作用が働くことになり、また、利尿作用があるためトイレに行きたくなって途中で目が覚めてしまうことにもつながります。

　さらに、お酒は耐性がつきやすいため、眠るためにお酒を飲むとどんどん量が増えてしまうため、依存症や肝疾患に発展するリスクが大きくなります。注意しましょう。**眠るためのお酒はNGです！**

　2つ目は**タバコ**です。タバコには覚醒作用があるため、入眠を妨げ、眠りを浅くしてしまいます。**寝る1時間前からは、喫煙を控える**ようにしましょう。

　3つ目は**カフェイン**です。コーヒーや栄養ドリンクなどに含まれるカフェインにも覚醒作用があり、入眠を妨げ、眠りを浅くしてしまいます。ま

た、利尿作用があるため、中途覚醒の原因にもなります。寝る4時間前からは、カフェインの摂取を控えるようにしましょう。

4つ目は**光**です。寝る前は、明るい光やブルーライトを避け、室内はオレンジ色の暗めのライトにするのがおすすめです。そして、**目が覚めたら、まず日光を浴びましょう！**

人の体内時計は人によって多少異なり、通常24時間より少し長いことが多いのですが、日光はそれを24時間に同調させて**体内時計を整えてくれる効果**があり、体内時計がリセットされた14〜16時間後に眠気がやってくるといわれています。

5つ目は**食事**です。食事は脳と身体の大切なエネルギー源であり、体温を高める働きがあります。夜遅くに食事を取るときは、眠りを妨げないよう消化のよいものを軽めに取るようにしましょう。また朝食は、自律神経や体内時計を整える効果もあるため、目覚めてから1時間以内に取るようにしましょう。

6つ目は**運動**です。運動は、**自律神経や体内時計を整える効果**があり、寝付きがよくなって、安定した深い睡眠を得られます。ただし、寝る直前の激しい運動は逆に睡眠を阻害するため控えましょう。

7つ目は**お風呂**です。寝る1〜2時間前に40℃前後のぬるめの湯船に浸かるのがおすすめです。心身リラックス効果ももちろんのこと、お風呂で**温められた深部体温が下がってくると、心地よい眠気をもたらしてくれます。**逆に朝など目を覚ましたいときは、熱めのシャワーがおすすめです。

8つ目は**寝室の環境**です。**暗く・静かに・快適な温度湿度と寝具にする**のが基本です。室温は26℃前後、湿度は60%前後がおすすめです。

室温が高いと、深部体温が下がりきらず、深い睡眠へ移行しにくくなります。一方室温が低すぎても、深部体温を維持するために、体表面の血管が収縮し、結局深部体温が下がらず、深い睡眠へ移行しにくくなってしまいます。

もちろん寝具も重要です。定期的に布団を干したり、シーツを洗ったりしていますか？　汚れや湿気のこもった寝具は、不快なだけでなく、睡眠

中の温度調整を妨げる要因にもなります。その他、寝心地や肌触りなども快適な睡眠には大切な要因の1つでしょう。時には寝具を見直してみてはいかがでしょうか？

　寝室の静かさ・明るさにも注意しましょう。意外にも、外の車の音や話し声、明るさに深い睡眠を阻害されている可能性もあります。どうしようもないこともあると思いますが、遮音性や遮光性のカーテンを活用するなど、何か工夫できることがあるかもしれません。

第 12 章

カイゼンパターンの読み方

担当：懸田

本章では、以降の章で紹介する、「具体的な取り組み」で
あるカイゼンパターン集の読み解き方を説明します。

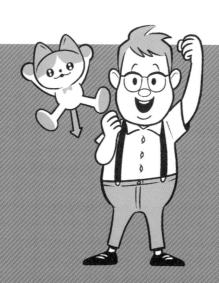

本章では、続く第13章〜第15章で扱う**カイゼンパターン**について、意味や構造、扱い方について解説します。

パターンとカイゼン

　AさんとBさんの2人は、住む場所も、仕事も、年齢も、家族構成も異なる別人です。しかし例えば「電車通勤がテレワーク主体で通勤がなくなる」という状況は、2人に共通して起こりえる状況です。似ている状況下で、似たような困りごとや葛藤・制約を考慮しながら、うまくやっていく工夫を**パターン**と呼びます。

　この考え方は、建築の分野で美しい伝統的な建築や町並みの「パターン」をまとめて『パタン・ランゲージ』という書籍として発表されたことに端を発します。この「パターン（原著ではパタン）」という形式が、建築の分野だけでなく、ソフトウェア開発・組織づくり・景観開発・教育など、さまざまな分野で応用されています。

　また、4章でも述べたように、「カイゼン」は「継続的な改善」という意味を持ちます。

　本書では、「あなたの周辺状況との間に調和を生み出して、継続的に健康的な生活を送り続ける」ための活動を**カイゼンパターン**と呼ぶことにします。

実験する価値がある仮説

第3章でも紹介したように、健康行動はとかく継続しにくいものですが、一方で人が変わったように身体や食事や体調を気にして継続し続ける人たちもいます。すでに述べましたが、そういった違いはフィット感の差によって生じていると考えられます。つまり「フィット感が足りない」というのは、「あなたの状況（性格を含む）」と「試してみたやり方」が合っていない、ということなのです。

パターンでは「具体的に何をするべきか」よりも、「ある状況下でどんな葛藤や制約があり問題が生まれているか」に着目します。もし「何をするべきか」にだけ目を奪われてしまうと、問題状況が抜け落ちてしまうためです。ある人の成功体験を他人にすすめても、その人の置かれた状況や性格などが異なると、そのやり方が合うとは限らないのです。

また、第1章で説明したとおり、社会的決定要因によって、健康行動を起こして維持するのが難しいことが多々あります。人それぞれ、社会的状況や生活スタイル、身体の調子も異なります。どこにでも通用するやり方を探すよりも、まずは**今、自分の状況に合う行動**を選択する必要があるのです。

その人にとってフィットするやり方はその人にしかわかりません。いくら専門家がすすめても、そのやり方がその人にフィットするかどうかはまた別問題です。自分自身でしっくりくるやり方を見つけるという姿勢が必要で、これは実験原則のとおりです。

言い換えると、パターンは、「どの状況でもうまくいく方法」ではなく、「あなたの状況にフィットするかもしれない、実験する価値がある仮説」です。ゼロから自分でどうすべきかを考えるよりも、少しだけ楽をして、他の人がいろいろやってきた取り組みをひな型として試してみる価値があります。

パターンの構造

パターンの構造は、次のような形になっています。

パターン名

パターンの名前を一言でまとめています。まずは「名前でピンとくるか」がとても重要です。

リード文

パターンの概要を短い文章で説明しています。「○○なときに、○○をすると、○○な結果になる」という形式になっているので、ここを見れば「あなたの状況に合いそうか」が何となくわかるかもしれません。

プロパティ

パターンの4つの属性である「始めやすさ」「続けやすさ」「効果の出やすさ」「おすすめポイント（パターンごとに異なります）」について簡単に解説しています。それぞれの項目を見ながら、「自分の状況に合いそうか」を判断する材料にしてください。

こんな状況

パターンの前提条件となる状況を説明します。ここを読んでみて「あー、あるある」と感じたら、あなたの状況にピッタリ合うのかもしれません。

試してみよう／例えばこんなこと

　具体的にどうすればいいかについて説明しています。実際に試すときの参考にしてください。また、特に具体的な内容は「例えばこんなこと」としてまとめてあります。あわせて参考にしてみてください。

注意点

　パターンを使ううえでの注意点を説明しています。試す際にはぜひ読むようにしてください。

パターンを選ぼう

　パターンは、読み手を取り巻く状況に合いそうなものを、リストから選び出してもらい、実際に試してみるための**道具**です。そのため、パターンの冒頭に、短い導入文を用意しています。

　その導入文を見てピンときたら、パターンを読み進めてみてください。もちろん、頭から読んでいっても一向にかまいませんが、時間がない人は導入文を眺めるのだけでもOKです。目次のパターン名を眺めてピンときたものを開いてもよいでしょう。

　ただし、パターンは誰にでも当てはまる解決策ではありません。自分の状況に合う／合わないは、読者の皆さんの判断に任せることになります。正しいやり方よりも、自分に合ったやり方を試行錯誤していくことこそがアジャイル式の狙うところです。

　「パターンの構造」で述べたように、パターンはすべて隅から隅まで読ま

なくても、名前やリード文、プロパティなどで「あっ、これならできそう」「やってみたい」とあなたの感情が動くかどうかで選んでみてください。あくまでもパターンは仮説なので、実際にやってみないとあなたの状況で役に立つかはわかりません。

コツとしては、「あまり深刻に考えずに選んでみて実験してみる」ことが重要です。「うまくいかないのではないか？」と不安になる必要はありません。また、いくつものパターンを選びたくなるかもしれませんが、実際にやってみるのは一度に1つずつにしておきましょう。

もし複数選ぶ場合は、**異なるジャンル**のパターンを組み合わせましょう。運動・食事・休養、それぞれは小さな変化でも、これらの相互作用によって、あなたの身体は徐々に大きく変わっていきます。

パターンを試そう

選んだパターンは、1つずつ味わいながら試していきましょう。焦る必要はありません、じっくり試しながら、自分にしっくりくるかどうかを感じてみましょう。

最初に試すパターンを選ぶコツは「今すぐできそう」というやりやすさを重視するとよいでしょう。例えば「何かを買わないといけない」ことよりも「何も買わなくてもできる」ほうが始めやすくなります。これについてはパターンのプロパティでも説明しているので、参考にしてください。

選んだパターンを一度にあれもこれもといろいろ試そうとしても、やることが増えて結局できなかったり「続かずまた最初からやり直し」という結果にもなったりしてしまいます。1つずつ、味わいながらじっくり試してみて、うまくいきそうならそこに加えて新たな取り組みを行ってみる、

合わなそうならやめて別の取り組みを試してみる、この繰り返しで、身体も心も徐々に変わっていきます。

　週単位、あるいは月単位で、定期的に、それぞれの効果や、やってみたときの感覚を丁寧に感じて見直していきましょう。効果は徐々に現れてきます。焦らずじっくり小さな変化を積み重ねながら、大きなカイゼンに育てていきましょう。

パターンをアレンジしよう

　いろいろ試していく中で、自分からこんな工夫をしたら、もっとよくなるのでは、と考えることもあるかもしれません。そのときは、本書に書かれているとおりでなくてもいいので、やりたいようにやってみましょう。

　本書ではここまでの基礎知識編で科学的・専門的な「正しさ」について説明しています。まずは皆さんも試してみて、その知識をベースにアレンジしてみましょう。

　あくまでもパターンは仮説です。自分の環境にしっくりくるように変えていってこそ、本当のカイゼンとして自分の身になります。

　また、「しっくりくる」ことを探すだけでなく、効果の測定も行っていきましょう。望みどおりの結果は出ているか？という点も含めることで初めて、適応していると言えるのです。

　もし自分なりに工夫してうまくいった、新たなカイゼンパターンがあれば、ぜひSNSなどで**#私の健康カイゼン**とハッシュタグをつけてシェアしてください（筆者らによる本書公式ブログで共有させていただきます）。

まとめ

　カイゼンパターンは、ある状況下では役に立つかもしれない仮説です。あまり深く考えずに、まずは気になったものを試しながら、自分にしっくりくるカイゼンパターンを探していきましょう。「気になったもの」「試してみたいもの」「すぐできそうなもの」といった、それぞれの観点でピンときたものを選んで、1つずつ実践していきましょう。

　自分の環境により合う、自分なりのアレンジや工夫もしてみましょう。その結果、無理なくできて、楽しく、効果も出ているのなら、パターンは「単なる仮説」から「あなたの状況にフィットする1つの習慣」として昇華したということになります。

　さぁ、始めましょう！

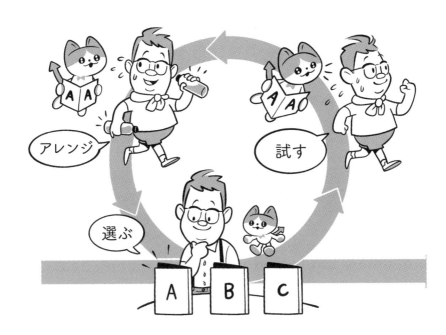

第 13 章

食事にまつわる
カイゼンパターン

担当：懸田、福島

本章では、あなたの食事をカイゼンするためのカイゼンパターンを紹介します。

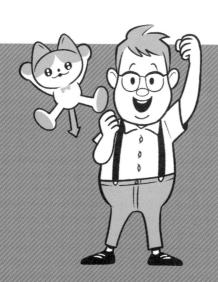

本章の内容

　本章では、食事をいくつかの困りごとのカテゴリーに分けて、おすすめ
の工夫をパターンとしてご紹介します。

　私たちの身体は「〇〇だけ食べればOK」というわけではなく、バランス
（調和）を取った食生活を送ることが大切です。そのうえであなたの身体や
今の生活に合う食事や生活をいろいろ試しながら探求していきましょう。

　本書で紹介するカテゴリーは以下のとおりです。

- 食べすぎ・早食い防止
- 栄養バランスを整える
- 手軽で良質な食事
- 食物繊維を摂る
- どうしても食べたい！　飲みたい！

【食べすぎ・早食い防止】
食事ログ

　食事の記録を取り、カロリーや栄養のバランスを見える化してみましょう。記録しているうちに、食事の内容に意識が向きやすくなります。

プロパティ

- 始めやすさ：★★★★☆

    アプリを使えば簡単に記録ができます

- 続けやすさ：★★☆☆☆

    忘れる前に入力しておくと楽です

- 効果の出やすさ：★★★★★

    食事の量やバランスが適正値と比べてどうかが一目でわかるため、繰り返し使うことで、調整しやすくなります

- 記録することで勉強になる度：★★★★★

    ケーキは脂質・糖質だけでなく飽和脂肪酸も高いなど、記録のたびに発見があるかもしれません

こんな状況

- 自分の食事の総カロリーやバランスを知らない
- つい食べすぎてしまう
- 自分がどれくらい日常的に食べているのか、あまり気にしていないし、理解もしていない

試してみよう

　食事の記録を取って、まずは普段の食事量やバランスの現実を知りましょう。そうすれば、何が過剰か、何が不足かがわかるようになり、食事をコントロールしやすくなります。

　食事記録用ノートやアプリ（あすけん、カロママなど）を利用すると、記録の負担を軽減することができるのでおすすめです。1日の点数として結果が評価されるアプリもあり、100点を目指してゲーム感覚で楽しむこともできます。

注意点

- バランスは大切ですが、すべての栄養素の摂取目標を達成しようとして、結果的にいつもよりたくさんの食事を取ってしまい、カロリーオーバーにならないように注意しましょう
- 1日の適正量を超えていないときに「まだ食べられる」と思って、食べすぎてしまうことのないようにしましょう。適正量は1つの目安なので、100点を目指すよりも自分の身体の調子やお腹の空き方に耳を傾けて食事を考えてみましょう
- 記録を取ることはストレスにもなり得ます。食生活を変える気持ちになれないときに始めると、つらい気持ちになってしまいかねませんので、タイミングには注意しましょう

【食べすぎ・早食い防止】
小さな食器

　器が小さければ、量も減ります。ついつい食べすぎてしまうときは、食器を小さくしてみましょう。食器を小さくすることで、自然と量を減らしやすくなります。

> ### プロパティ

- 始めやすさ：★★★★☆
    食器を変えるだけで簡単に始められます
- 続けやすさ：★★★★★
    一度変えたら意識せずに続けられます
- 効果の出やすさ：★★★★☆
    ご飯は、少し減らすだけで大きくエネルギー摂取を抑えられます
- ご飯を食べすぎちゃう人のやりやすさ：★★★★★
    大きな茶碗でご飯を食べるのが習慣の方には効果絶大？！

こんな状況

- ついご飯をお代わりをして食べすぎてしまう
- ご飯を減らそうと思い、いつもの器に半分の量にしたけれど、なんだか食べた気がしない

試してみよう

　ご飯は軽く1膳で約150g、約250kcalのエネルギーがあります。炭水化物は重要なエネルギー源ですが、消費カロリーより多く取りすぎてしまうと

脂肪として蓄えられてしまいます。

　摂取エネルギーを減らすためにできる工夫の1つとして、食器を今よりも一回り、できれば二回り小さくしてみましょう。ご飯を丼で食べている方は普通の茶碗に、普通の茶碗の方は小さめまたは子ども用の茶碗にサイズダウンして試してみましょう。食器が小さくても、ちゃんと1杯よそってあればしっかり食べた感じがあり、満足感が得られやすくなります。

注意点

- 小さい茶碗にしたという事実が満足感を減少させてしまい、結果的に何度もお代わりしてしまうという方は合わないかもしれません。そういう方はかき込まず、まずはしっかり噛むことからトライしてみましょう。

【食べすぎ・早食い防止】
よく噛む

　「よく噛む」ことは、「よく食べる」ことにつながります。その際、味わうことや箸休め、噛みごたえのある食事なども重要なキーワードです。

　1食10分など短時間で食事を取る癖がついている場合は、よく噛むよう意識することから始めましょう。よく噛むために、噛んでいる間はお箸を置いて食事を味わい、よく噛まなければならない食事内容にしてみると、自然と噛むことにつながりやすくなります。

プロパティ

- 始めやすさ：★★★★★
　思いついたときに、即、始めることができます

■続けやすさ：★★★☆☆

　　食事を取るとき、よく噛むことを毎回思い出せるよう工夫しましょう

■効果の出やすさ：★★★★☆

　　即効性はありませんが、よく噛むことで味わう満足度の向上と食事量

　　が抑えられることによって徐々に効果を発揮します

■早食いの人におすすめ度：★★★★★

　　つい食事をかき込んで食べてしまう人にぜひおすすめします

こんな状況

■忙しくて取りあえずお腹が満たせればよいと思っている

■一緒に食事する人のペースに合わせたり、お腹が空きすぎていたりする

　と、つい次々とかき込んで、あまり噛まずに食べてしまう

■噛もうと意識して回数を数えているが、続けることが難しい

■普段から、簡単に食べられる、柔らかいものばかり選んでしまう

■野菜や肉は小さく刻んで調理することが多い

試してみよう

　まずは、よく味わって食べることを意識しましょう。味わおうとすると
自然に口の中にとどめておく時間が長くなり、よく噛むことにもつながり
ます。よく味わって食べるためのマインドフルイーティングというやり方
もありますので、興味のある方は調べてみてください。

　食べる際にもコツがあります。お箸を持ち続けたまま食事せず、噛むと
きにはお箸を置くようにしましょう。いったんお箸を置くことで、ゆっく
り噛んで食べやすくなります。次の一口は飲み込んでから入れるようにし
ましょう。

　また、歯ごたえ・噛みごたえのある食材を用いたり、食材を少し大きめ
にカットするようにしましょう。食材が柔らかかったり小さく刻まれてい

たりすると、よく噛まなくても飲み込んでしまえるため、短時間で大量に
カロリーを摂取することができ、肥満を誘発しかねません。食べやすくす
るための工夫とも言えますが、噛めるのに噛まなくていい状況を作り出し
てしまっているのならもったいないことです。食材に、堅く歯ごたえのあ
るものを含めたり、食材を大きく切って噛みごたえのあるようにして調理
することで、自然と噛む回数を増やせるようにしてみましょう。

例えばこんなこと

例えば、次の食材がおすすめです。

- ごぼうやオクラ、ほうれん草、かぼちゃなど繊維の多い野菜
- 押し麦
- 納豆
- モツやすじ肉など繊維の多い肉類
- スルメ
- 昆布
- 身の締まった魚（タイなど）

大きく切る食材は、野菜や肉すべてです。ザクザクと大きく切って調理
しましょう。

注意点

大きくカットされた食材や硬い食材をあまり噛まずに食べてしまうと、
食材が喉に詰まったり、胃腸に負担がかかりすぎてしまったりするため、
特に最初はよく噛むことを十分意識するようにしましょう。
また、時には大きな食材を頬張ることがマナー違反と見られることもあ
るので、場面によっては注意が必要です。

【食べすぎ・早食い防止】
歌で噛む

　もし、噛む回数を数えるのが面倒だったり、数えていて回数がわからなくなるなら「いろは歌」のような歌を心の中で読みそのリズムで噛んでみましょう。そうすると確実に一定回数噛むことができます。

プロパティ

- 始めやすさ：★★★☆☆
  覚えている歌があればすぐにでも始められます
- 続けやすさ：★★★☆☆
  食事中に心の中でつぶやくことを忘れないようにしないといけません
- 効果の出やすさ：★★★★★
  必ず一定回数噛めるので食事量も減り、より少ない量で満腹感を得ることができます
- 噛んだ回数を忘れない度：★★★★★
  回数を数えることに集中してしまい、意識が取られてしまうことが格段に減ります（筆者だけ？）

こんな状況

- しっかり噛むのは大事だという認識は持っているが、つい忘れてしまいがち
- 数字で回数を数えると「いち、に、さん、よん、ご、...じゅういち、じゅうに、じゅうさん....にじゅういち、にじゅうに」と、語数が多くちょっと面倒
- 食事中に噛んだ回数を数えていても、「今何回なのか？」から意識が離れ

ると回数を忘れてしまう

試してみよう

　噛む回数を数える代わりに、頭の中で、歌をつぶやきながら、そのリズムで噛んでみましょう。例えば、いろは歌（ひらがなを一度ずつ使って作られた歌）の最後に「ん」を加えての48音、その一語一語を心の中で読む度に噛むと48回噛むことになります。

　それだけ噛めば食事の咀嚼としては十分です。

　歌に合わせて噛むことは、数を数えるのに比べて簡単で、どこまで数えたかを心配する必要がありません。最後まで歌いきればおしまいという簡潔さが魅力です。

例えばこんなこと

　いろは歌以外にも、国語の授業で一度は覚えさせられた『小倉百人一首』や『万葉集』などの和歌を使ってもいいでしょう。和歌は31音（五・七・五・七・七）なので、いろは歌に比べて咀嚼回数は減りますが、日本咀嚼学会の推奨する咀嚼回数は30回であり十分だと言えます※1。

　以下に一例として、いろは歌（48音）を挙げておきます。

いろはにほへと　ちりぬるを　わかよたれそ　つねならむ
うゐ（い）のおくやま　けふこえて　あさきゆめみし
ゑ（え）ひもせす　ん

（色は匂へど　散りぬるを　我が世誰ぞ　常ならむ
有為の奥山　今日越えて　浅き夢見じ　酔ひもせず　ん）

※1：「日本咀嚼学会からの発信（1）」（http://sosyaku.umin.jp/info/file/info01.pdf）

注意点

- 「和歌など覚えてられない！」という方は、自分の好きな歌の歌詞を調べて、30〜50音程度の内容の部分を歌ってみてもいいでしょう
- 柔らかい食材を噛んでいると途中でペースト状になってしまうことがありますが、無理に回数きっちり噛む必要はないので適度なところで飲み込みましょう
- もし1回の歌で咀嚼が足りないようなら、2回歌って噛みましょう

【食べすぎ・早食い防止】
カーボラスト

食事のとき、ご飯を後回しにすることで、いいことがあります！

もし、食事中の血糖値の上昇を防ぎたいなら、ご飯よりも野菜やお肉、魚を先に食べてみましょう。そうすることで、満腹感が得られやすく、急激な消化吸収を防ぎ、血糖値の上昇を穏やかにすることができます。

プロパティ

- 始めやすさ：★★★★☆

   食事の中でおかずから先に食べるようにするだけです。ただ、お腹が空いているときほど早くメインから食べたくなってしまうかも……
- 続けやすさ：★★★★★

   食事に野菜があれば慣れるのは早いでしょう
- 効果の出やすさ：★★★★☆

   しっかり最初に野菜を取ることができれば効果も感じやすいでしょう
- できることから始めましょう度：★★★★★

同じ食事でも食べ方を変えると変わります

こんな状況

- どうしてもガツガツ食べてしまう
- 食事量や食事の内容を変えたくない
- 血糖値が高いと言われた
- 甘いものが好き
- 濃い味付けが好き

試してみよう

　食事を取る際、メニューの中からサラダやおひたし、味噌汁・スープなど野菜の料理を先に食べ、次に魚や肉・豆類などのたんぱく質を食べるようにしましょう。

　野菜に多く含まれる水溶性食物繊維を先に摂ることで、炭水化物の吸収をゆるやかにし、食後の血糖値上昇を抑えることができます[※2]。

　また近年の研究では、たんぱく質や脂質を炭水化物の前に摂ることで、消化管ホルモンの分泌が増強するため、胃の運動抑制、食後の血糖値上昇を抑えることができることがわかってきており、野菜以上に血糖値の上昇を抑える効果があることがわかっています[※3][※4]。

　「野菜とたんぱく質のどちらが血糖値上昇を防げるのか」「どちらが先のほうがよいのか」という点については今後さらに研究が進むはずです。い

※2：Imai, S., Fukui, M. & Kajiyama, S. Effect of eating vegetables before carbohydrates on glucose excursions in patients with type 2 diabetes. _J Clin Biochem Nutr_ **54**, 7–11 (2014)

※3：Kuwata, H. _et al._ Meal sequence and glucose excursion, gastric emptying and incretin secretion in type 2 diabetes: a randomised, controlled crossover, exploratory trial. _Diabetologia_ **59**, 453–461 (2016)

※4：元弘藍場 _et al._ 食べる順番による血糖値および尿中インスリン量の変動に関する研究. 徳島文理大学研究紀要 **96**, 45–56 (2018)

ずれにせよ、野菜や海藻などの食物繊維を含む食材や、たんぱく質を含む
お肉・魚・卵、脂質を含む食材を先に食べ、その後に炭水化物を食べるこ
とで、食後血糖値を抑えて、脂肪の蓄積を防ぐ効果があると言えそうです。

注意点

■ 食べる順番で食後血糖が抑制されるからと言って、絶対量が多いと意味
　がありません。食べる量も意識しましょう

【食べすぎ・早食い防止】
食事中の会話

　もし、食べるのが早く、食べた気がしない場合は、なるべく人と一緒に
食事を取り、会話を楽しみながら食べてみましょう。話に耳を傾けたり、
会話を楽しむことで、自然とゆっくり食事をできることにつながります。

プロパティ

■ 始めやすさ：★★★☆☆
　　1人暮らしの人にとってはハードルが高いかもしれません。また、オ
　ンラインだと食べた気がしなかったりもします……
■ 続けやすさ：★★★★★
　　楽しく会話をしながら、なので続けられそうです
■ 効果の出やすさ：★★★★☆
　　会話しながらだと、時間をかけて食べられます
■ 話が弾むと食事が楽しくなる度：★★★★★
　　気の合う仲間、家族など、話が弾むと食事が楽しくなります

こんな状況

- 気がついたら食べ終わっていて食べた気がしない
- 満腹感がなく、つい食べすぎてしまう

試してみよう

　みんなでワイワイおしゃべりしながら取る食事はおいしく、満足度も上がりやすいものです。家庭のある方は食事の時間を合わせて一緒に食べ、会話を楽しみながら食べるようにしてみましょう。

　1人暮らしの方は、友人や遠方の家族とオンラインで会話をしながら食べることを試してみるのもおすすめです。

注意点

- オンラインで食事をするときは、食事が気がそれすぎて食べた気がしないなんてことになる可能性もあるため、あらかじめ食事を一緒に取ることも合意しておき、味わいながら話せるようにしましょう
- 食事をともにする人が少ない場合は、これを機に食事友達を探してみるのもいいですね

【栄養バランスを整える】
具だくさんスープ

　バランスよく食べられるメニューを毎回考えたり作ったりするのが難しい場合、たっぷり野菜と、肉や魚を入れたスープの作り置きがおすすめで

す。一度にたくさん作れば、そのつど温めて食べるだけでお手軽です。

> **プロパティ**
>
> ■ 始めやすさ：★★★★☆
>
> 　　具材を買ってきて煮込むだけなので、簡単に始められます
>
> ■ 続けやすさ：★★★★☆
>
> 　　具材のバリエーションや調味料を変えることで、飽きずに続けられます
>
> ■ 効果の出やすさ：★★★★☆
>
> 　　バランス重視で作ったり、脂肪燃焼に特化したりと、さまざまな用途
> 　　に合わせられます
>
> ■ 作り置きの簡単さ：★★★★★
>
> 　　大鍋で一度作ったら、1週間食べ続けることもできます

こんな状況

■ 野菜は嫌いじゃないけど、野菜豊富なメニューを考えたり、複数のおか
　ずを料理するのが億劫

■ 野菜や肉・魚を切って煮ることはできる

試してみよう

　野菜や肉・魚をたくさん入れたスープを、一度にたくさん作っておいて、
食事のたびに温めるだけで食べられるようにしておく方法です。

　野菜を取りたいけれどサラダは苦手といった方やバランスよく食べたい
けど、複数のおかずを作るのが大変・食べきれないという方におすすめです。

例えばこんなこと

　出汁やコンソメで煮たスープに、味噌や牛乳・脱脂粉乳・豆乳、トマト

ピューレ、キムチを入れたりすることで味を変えることができます。味噌は食べるときに入れると風味が消えずに楽しめます。

　野菜は定番野菜に加え、旬の野菜を取り入れたり、肉や魚、貝類はさまざまな種類を試すことで飽きを防ぐことができます。

注意点

- 同じものしか食べないでいると、栄養バランスが偏るリスクがあるため、同じスープでも具材を変えるなどして工夫しましょう

【栄養バランスを整える】
一物全体

　皮や葉、根など食材丸ごと食べることで、自然と食事のバランスが整えられていきます。そのために食べ物は、できるだけその土地の、その時期に取れたものを食べるほうが安全です。

プロパティ

- **始めやすさ：★★★★★**
  食材の選択や、調理・食べ方の工夫をすればすぐに始められます
- **続けやすさ：★★★☆☆**
  味や風味などが気に入るかはその人次第です
- **成果の出やすさ：★★★★☆**
  少量ですが、廃棄部分の栄養素を無駄なく摂ることができます
- **続けやすさ：★★★☆☆**
  廃棄する部分が減るので生ゴミも減ります

こんな状況

- 栄養バランスを整えたいのが、細かい栄養管理は難しい
- 食物繊維を増やしたいが、食材にそこまで気をつかえない
- 普段の料理では、野菜や果物の皮や種は捨てている

試してみよう

　普通の調理で皮を剥いて捨てている食材については、できる限り皮も食べてみましょう。できる範囲で、廃棄部分を減らして、食べることで栄養素や食物繊維を多く摂ることができます。葉っぱ付きの根菜は、葉の部分も残さず食べることで、食物繊維・ミネラル・ビタミン類を多く摂ることができます。

　果物は皮と実の部分に栄養素が集まっている食材が多くありますし、直接食べることができない種や芯、わたのような部分もスープにして食べることができます。

　一物全体※5や、身土不二※6という言葉があります。これらは、マクロビオティック※7の考えのもとになっています。

　例えば、暖かい地域の食べものは身体を冷やす作用があったり、寒い地域の食べものは身体を温める作用があったりします。また、日本では四季があるため、季節に応じた旬のものを食べることはその季節に必要な栄養素を取り入れやすいと言われます。また、住まう土地のものは、新鮮な食材を手に入れやすく、栄養素が劣化しないうちに食べることができます。

※5：食べものは皮も葉っぱも根っこも、丸ごと食べることで栄養バランスが整うこと。
※6：人間も植物もすべて生まれた環境と一体であるため、地産地消として、住まう土地のものを旬のときに食べることで、身体のバランスが整うという考え方。
※7：日本古来の食養生に、中国の易の陰陽を融合した哲学にもとづき提唱された考え方。

例えばこんなこと

　だいこん、にんじんは皮ごと調理したり、皮をきんぴらにしたりして食べることもできます。ぶどうは皮ごと食べやすい果物です。りんご・なし・かきなども皮を剥かずに食べることで（可能なら芯も）無駄なく栄養を摂れます。干し柿、干しぶどうなどの乾燥果実は、手軽に皮ごと食べることができます。

食材	皮あり時の食物繊維割合
だいこん	107%
じゃがいも	110%
にんじん	116%
さつまいも	127%
りんご	135%
ぶどう	180%

※『日本食品標準成分表 2020 年度版（八訂）』中、「食品成分表2021」に表記されている数値から算出

　柑橘類の皮は、生食には向きませんが、砂糖漬けや、乾燥させて陳皮（ちんぴ）などにして食べることができます。直接食べることが難しい野菜くずをもとにした出汁を**ベジブロス**と呼びます。

注意点

- 市販の野菜や果物の中には、農薬や抗菌剤、カビ防止剤を使用している食材があるため、丸ごと食べる際にはしっかり洗いましょう
- 信頼できる農家の知り合いを作って直接購入すると安心して丸ごと食べることができます
- 《土いじり》（第14章）で自分で作った野菜を丸ごと食べると安心です

【栄養バランスを整える】
全粒穀物（未精製穀類）

　全粒穀物を使った食事を取ることで、本来の精製過程で失われる食物繊維やビタミン・ミネラルなどを豊富に摂ることができます。

プロパティ

- 始めやすさ：★★★★☆

　　最近の健康志向で、全粒穀物は比較的入手しやすくなっています

- 続けやすさ：★★★☆☆

　　調理の手間、風味や食感などが好みに合えば継続できます

- 効果の出やすさ：★★★★☆

　　主食として毎日食べることで効果が出やすいです

- 効果が立証されている度：★★★★★

　　有効なエビデンスが多数あります

こんな状況

- あまり考えずに白米や白いパンばかり食べている
- 栄養バランスが気になるが、考えるのが大変だ
- 野菜を増やすハードルが高く感じる

試してみよう

　全粒穀物とは、精白の過程で失われるぬか・胚乳・胚芽などが含まれた玄米や、栄養価を残した分つき米・雑穀・ライ麦パン・全粒粉パンなどを指します。精白された穀物と比べ、ミネラルやビタミン、食物性繊維が豊

富なため、ご飯やパンを全粒穀物にすることで簡単に栄養バランスがアップします。

欧米の研究では、全粒穀物を摂取することで糖尿病や冠動脈性心疾患の予防効果があるという結果がいくつもあります[8][9]。

アメリカ農務省の食事バランスガイド[10]では、全粒穀物を取ることを推奨していますが、日本の食事バランスガイドには全粒穀物については触れられていません[11]。

近年増えてきた全粒穀物の有効性の研究を考えると、食事に全粒穀物を含めていくのは非常に有効だと言えるでしょう。

例えばこんなこと

主食である白米を玄米に、精製小麦パンを全粒粉パンに置き換えるのは、食事全体のバランスを考えるよりも簡単でしょう。

調理の手間や入手性などを考慮して、すべてを置き換えることは難しくても、白米に押麦やもち麦などの雑穀を混ぜて炊いたり、分づき米を代わりに取り入れることもできます。

朝食シリアルとして、オートミール（えん麦）、玄米、雑穀などの全粒穀物を含んだものが入手しやすくなっているので、そちらを食べてもよいでしょう。皆さんのできる範囲で取り組んでみてはいかがでしょうか。

※ 8： Aune, D., Norat, T., Romundstad, P. & Vatten, L. J. Whole grain and refined grain consumption and the risk of type 2 diabetes: a systematic review and dose-response meta-analysis of cohort studies. Eur J Epidemiol 28, 845–58 (2013)

※ 9： Aune, D. et al. Whole grain consumption and risk of cardiovascular disease, cancer, and all cause and cause specific mortality: systematic review and dose-response meta-analysis of prospective studies. Bmj 353, i2716 (2016)

※10：「Grains」（https://www.myplate.gov/eat-healthy/grains）

※11：農林水産省「「食事バランスガイド」について」（https://www.maff.go.jp/j/balance_guide/index.html）

注意点

- 玄米には無機ヒ素やカドミウムが多く含まれています[12]。健康被害のリスクはゼロではないものの、上記のメリットもあるため、バランスを見て摂取することを検討してみてください
- 玄米の残留農薬が心配な場合は、無農薬栽培のお米を入手しましょう

【栄養バランスを整える】
私のミックス食品

　自分の食べたい食材を購入して自分でミックスすることで、栄養バランスや味をコントロールできます。

プロパティ

- 始めやすさ：★★★☆☆
  気に入ったプレーンな食材を見つけられるかがポイントになります
- 続けやすさ：★★★☆☆
  複数の食材を買う場合、一度の出費は市販品を買うより高くなりがちです
- 効果の出やすさ：★★★☆☆
  余計な添加物を取る必要がなくなります
- 自分のこだわり度：★★★★★
  とにかく自分の好きなように組み合わせることができます

※12：『佐々木敏のデータ栄養学のすすめ』佐々木敏 著、女子栄養大学出版部 刊

こんな状況

- 砂糖、塩を含む添加物はあまり取りたくない
- バランスを考えてさまざまな材料をミックスした市販の食品が気に入っている
- ミックスされた食品を食べたいが、砂糖や塩などの添加物が多く入っていて満足できない
- 市販の食品の配合割合が気に入らない

試してみよう

　ミックスされた食品を購入して食べるのではなく、自分の食べたい食材をそれぞれ購入して自分でミックスしてみましょう。プレーンな食材を単体で購入したり、自分の庭で作った野菜を入れたりして、組み合わせて自分の好みのミックス食品を作って食べてみましょう。そうすることで、栄養素のバランスや、味などを自分好みに調整しておいしく食べることができます。

　市販のミックス製品のメリットは「個別に購入して自分で混ぜ合わせる」手間を省くことです。事前にミックスされたものの内容が、手間と比べて気になるのであれば、自分でミックスしてみるのがよいでしょう。

例えばこんなもの

　例えば、市販のミックスシリアルなどには砂糖やチョコレートなどの味付けがされていることが多いですが、自分で配合すれば、無添加製品だけを組み合わせて、自分オリジナルのシリアルミックスを配合して食べることができます。

無印良品の米びつ※13が、ミックス食材を保存したり振って混ぜ合わせるのに大変便利です。

　また、市販のミックスナッツには塩分、油分が多く含まれていることがあります。プレーンのアーモンド・ピーナッツ・クルミなどのナッツ類をそれぞれ購入して組み合わせてみるのもいいでしょう。

　他にも例えば、ミックスサラダを買うのではなく、市販の玉レタスと、家庭菜園で手軽にできるルッコラ・スイスチャード・リーフレタスのような自分の好きな葉物野菜をミックスすることで、ちょっとおしゃれで新鮮なミックスサラダを作ることもできます。

注意点

- つい安くてたくさん入っている食材を買ってしまいがちですが、食べきる前に劣化が進んでしまい栄養素が失われる恐れがあります
- ミックスにすると一度に多種の食材を購入することになりますが、すべて食べきるまでに時間がかかります。きちんと封をして保存しておきましょう
- 「手間やコスト」と、「自分好みの食材を組み合わせる満足度」のどちらを優先するかは人によって異なります

※13：無印良品「冷蔵庫用米保存容器 約2kg用」
　　（https://www.muji.com/jp/ja/store/cmdty/detail/4550182047363）

【手軽で良質な食事】
忙しいときの鉄板メニュー

　忙しくなるなど余裕がないとき、つい手軽なもの・簡単なもので済ませ、食事のバランスが偏りやすくなります。このパターンは、そんなときも手軽に良質な食事を取る工夫です。

　普段はバランスよく食べることができても、忙しくなると難しいという方や、バランスよく食べるためにもう1品おかずを増やしたいが手間に感じているという方におすすめの方法です。余裕があるときに、市販の食品で栄養バランスを満たせる商品やセットを見つけておきましょう。

プロパティ

- 始めやすさ：★★★★☆
  自分の気に入った食品セットがあれば、簡単に始められます
- 続けやすさ：★★★★☆
  お気に入り食品セットが店頭からなくなったり、飽きたりしなければ大丈夫！
- 効果の出やすさ：★★★★☆
  バランスが取れそうな食品セットを見つけておきましょう
- 忙しくても安心度：★★★★★
  忙しくても安心できる食品セットがあると、心にゆとりが生まれます

こんな状況

- 日頃はバランスよい食事を心がけているが、気持ちや時間に余裕がなくなると難しくなる
- いろいろメニューを考えたり、複数種類のおかずを用意するのが面倒

試してみよう

　バランスの取れたメニューの食事を手軽に取るため、ネット通販やコンビニ・スーパーで購入できるお弁当やお総菜、食品でお気に入りのものを見つけておきましょう。気持ちや時間に余裕があるときに、なるべく1食セットを数種類考えておくことをおすすめします。普段のメニューにプラス1品として取り入れるのもよいですね。

　自分の食事のこだわりに合った、パウチにされて冷凍や保存の効くお総菜やお弁当セットをネットで探しておいたり、コンビニでしか買えないときは「ほうれん草のおひたしと豚汁、シャケおにぎり」にするなどと決めておいたり、近くのお店のテイクアウトの中でバランスよく食事ができるところを探しておいたりすることで、忙しくなったときも大きく栄養バランスを乱すことなく過ごすことができます。

注意点

　想定していたメニューが突然手に入らなくなる可能性を踏まえ、複数パターン考えておけるといいですね。

【食物繊維を摂る】
プラスファイバー

　最近の食品には食物繊維が添加されているものもありますが、日々の食事でも工夫することでプラスすることができます。

　もし献立に食物繊維が不足していたら、あとから食物繊維の食材を追加することで、食物繊維の量を調整して十分な量を摂りやすくなります。

- 始めやすさ：★★★★☆

  普段の食事に追加するだけです

- 続けやすさ：★★★☆☆

  味などが好みが合えば続けられそうです

- 効果の出やすさ：★★★☆☆

  劇的な効果はありませんが食物繊維を追加できます

- お手軽さ：★★★★★

  あまり考えていなくても追加するだけで済むのはお手軽ですね

こんな状況

- 普段の食事に食物繊維が足りない
- 忙しいため外食やレトルト食品が多い
- 食物繊維をしっかり摂りたいが、食事だけでは難しい
- 食事のメニューを考える余裕がない

試してみよう

　普段の食事に、追加で食物繊維が豊富な食べものを追加してみましょう。

　既存の食事に簡単に追加できるものとしては、乾物の海藻類や野菜類（切り干し大根など）、寒天（パウダーを含む）、高野豆腐、雑穀、ナッツ類などがあります。

　ご飯を炊くときに混ぜたり、味噌汁に入れたりと、普段の食事に加えるだけで食物繊維の調整ができます。

例えばこんなこと

- 白米に玄米やもち麦などの雑穀を混ぜて炊く

- 白米に寒天を追加して炊く
- シリアルに雑穀やナッツを追加する
- 味噌汁にとろろ昆布や寒天を追加する
- おやつに昆布（おつまみ昆布として市販されています）、サツマイモ、豆、ドライフルーツを摂る
- ラーメンやカップラーメンにドライ海藻やドライ野菜を追加する

　普段の食事にちょっと追加したり置き換えたりすることで、食物繊維がぐんと摂りやすくなります。

注意点

- 便秘は食物繊維だけではなく、水分や身体活動、消化機能などさまざまな要素が関係しているため、食物繊維が足りないせいだと決めつけないようにしましょう

【どうしても食べたい！　飲みたい！】ヘルシースナック

　「どうしても、今食べたい！　飲みたい！」そんなときもあります。
　もし、小腹が空いてしまって我慢ができないときは、より身体を考えたものを選び、低糖質・低カロリーのスナックをつまみましょう。自身の状態に合ったおやつを見つけてみましょう。

- 始めやすさ：★★★★☆

  市販でもいろいろ手に入りやすくなりました

- 続けやすさ：★★★★☆

  コンビニなどでも購入しやすくなっています

- 効果の出やすさ：★★★★☆

  食べすぎ注意！

- 入手しやすさ度：★★★★★

  昨今の健康ブームで選択肢が広がり入手しやすくなりました

こんな状況

- 口さみしくて何か食べたくなることがある
- 食事の前に小腹が空いて食べたくなる

試してみよう

　何かつまみたくなったら、低糖質・低カロリーのスナックを選びましょう。現在は市販で低糖質・低カロリーをうたったスナックが各種あります。そういったものを購入して食べてみたり、普段の食事で足りていなそうなものをつまんでみるのもおすすめです。

　その際、できれば自身の栄養バランスで不足しがちなものをおやつとして摂ることをおすすめします。

例えばこんなこと

　次のような食材は低糖質・低カロリーであったり、普段不足しがちなたんぱく質、食物繊維、カルシウム、ミネラル類などを含んでいます。

- プロテインバー
  - チキン、大豆タンパクなど
- サバ缶・イワシ缶などの魚の缶詰
  - 味付けがされていないもの
- 炭酸水（無糖）
  - フレーバー系炭酸水や果実酢を追加しても OK
- 大豆類
- ナッツ類
- 茎わかめ、昆布
- あたりめ、小魚など
- 自分好みにブレンドしたミックスシリアル
- 梅干し
- 野菜スティック

注意点

- いくら食べても OK というわけではありません。自身の身体や心の状態、栄養バランスなどと相談しながら選びましょう
- 市販の低糖質・ローカロリーのスナックや飲み物の中には、人工甘味料が多く使われているものもあるため注意が必要です
- 毎回同じものばかり食べていると栄養素が偏ります。適度に違う種類を食べるようにしてください

【どうしても食べたい！　飲みたい！】
運動リセット

　もし食べすぎたときは、その分運動をして食べすぎた分を消費しましょう。そうすれば、罪悪感なく好きなものを食べることができます。

　罪悪感を持たずに、気持ちよく食べるための知恵と言えます。

プロパティ

- 始めやすさ：★★☆☆☆

　　運動に抵抗がなければいいのですが……

- 続けやすさ：★★★☆☆

　　運動に抵抗がなければ継続できるかもしれません

- 効果の出やすさ：★★★★★

　　細かい積み重ねが脂肪の蓄積を抑制できます

- 罪悪感のなさ：★★★★★

　　「動けばいいかぁ〜」と軽く考えられるようになります

こんな状況

- 食べたいものがあるけど罪悪感が頭の片隅にあって楽しめない
- 外食でついつい食べすぎてしまう
- 食べてしまってから「食べすぎた」と後悔しがち

試してみよう

　「食べすぎた」と感じたら、その後に身体を動かしてエネルギーを使うよ

うにしましょう。具体的には、食後30分〜1時間の間に、適度な運動をしてみましょう。

　必要な運動時間を計算するには「食べすぎた分の食事」のカロリーと、それを消費するくらいの「運動」と「運動時間」を計算する必要があります。必要な運動時間は、以下の公式で求められます[14]。

■ 運動時間（時間）
　＝消費したいカロリー（kcal）÷体重（kg）÷メッツ（METs）

　この公式で求めた時間を運動に当てることで、食べすぎたカロリーを運動で消費することが可能になります。

　また食後の運動は、単にカロリー消費のためでなく、食後に上がった血糖値を下げる効果も期待できます。2021年の研究レビューによると、食後30分以内にウォーキングを最大1時間継続することで食後血糖を抑えることができるとされています[15]。「食後の血糖を抑える」ということは「余分なエネルギーを脂肪としてため込むことがない」ということです。

例えばこんなこと

　わかりやすい例で、体重70kgの人が、ご飯1杯（240kcal）をお代わりした分を、運動で消費するとしたときに、どれだけ動けばいいかを計算してみます。

　対象とする運動は、徒歩（3メッツ）、ジョギング（7メッツ）、通勤での自転車（4メッツ）で計算してみます[16]。

※14：正確にはさらに1.05の係数を掛けないといけませんが、簡便さを考慮して省略しました。

※15：Frampton, J. _et al._ The Effect of a Single Bout of Continuous Aerobic Exercise on Glucose, Insulin and Glucagon Concentrations Compared to Resting Conditions in Healthy Adults: A Systematic Review, Meta-Analysis and Meta-Regression. _Sports Med_ **51**, 1949−1966 (2021)

※16：メッツ値は厚生労働省の『健康づくりのための身体活動基準２０１３』をもとに算出しました。

■徒歩の場合
　- 240（kcal）÷ 70（kg）÷ 3（METs）≒ 1.14時間（約1時間8分）
■ジョギングの場合
　- 240（kcal）÷ 70（kg）÷ 7（METs）≒ 0.49時間（約30分）
■通勤自転車の場合
　- 240（kcal）÷ 70（kg）÷ 4（METs）≒ 0.85時間（約50分）

　消費カロリーは体重に比例するため、体重がもっと重い方はより短い時間で済み、軽いほうはより長い時間となります。

　あくまでもこれは概算の計算ですが「食べすぎた」や「罪悪感」にとらわれることなく、「運動して消費する」という考えを持っておくことで、実際に食べすぎてもなんとかできる、という心理的負荷への対処ができます。また、事前に「どの程度の運動をするとどれくらい消費できるのか」を知っておくことで、食べる量の調整も可能になります。

　消費カロリー分の運動はできなくとも、食後の運動によって血糖値を抑えることで脂肪の蓄積を抑制することもできます。「できる範囲」で身体を動かせるとよいですね。

　何より「我慢」や「罪悪感」ばかりだと気持ちがしんどくなってしまいます。せっかく好きなものを食べるなら罪悪感や後ろめたさなく食べたいですね。

注意点

■食後は身体は消化のために胃に血液を集めます。消化中に激しい運動を行うと、胃に十分な血液が行き渡らず消化不良を起こしたり気分が悪くなったりするため、激しい運動は控えましょう

第 14 章

身体を動かすカイゼンパターン

担当：懸田

本章では、運動が好きな方だけでなく、苦手な方にも役に立つ、身体活動のカイゼンパターンを紹介します。

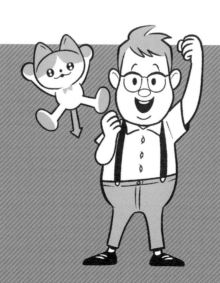

本章の内容

　第3章でも述べたように、身体を動かすというと時間がないという言葉が頭の片隅に浮かんでくるかもしれません。他にも、いろいろな運動をできない理由が浮かんでくるかもしれません。

　時間や場所に限らず、どんな状況でも身体を動かすことはできます。運動が嫌い、面倒くさいという方は自分に適度な負荷や自分の状況に合ったタイミングで、楽しみややりがいを見いだしていく必要があります。

　本章の運動に関するカイゼンパターン集は、これまで筆者自身が試してきたことを中心に運動を始めて楽しく続けるためのヒントとなるように、【始めよう】【見える化しよう】【続けよう】【生活の中で】【楽しもう】【成果を出そう】【仕事中でも】というカテゴリーに分けて、それぞれの工夫を紹介します。

　大事なのは、正しいことをするのではなく今の状況でなんとかうまくできる工夫を行うことです。そうすることで、次第に前向きに運動をすることができるようになります。皆さんの、気になった、これならできそうなカイゼンパターンがあれば、ぜひ試してみてください。

【始めよう】
位置ゲー

　もし、ただ運動するのが嫌なのであれば、スマートフォンアプリやビデオゲームを使って遊びのついでに身体を動かしてみましょう。そうすれば、歩くほどに強くなるキャラクターのように、自分もより健康になれる……かもしれません。

プ ロ パ テ ィ

■ 始めやすさ：★★★★☆
　　スマートフォンにアプリを入れるだけで始められます
■ 続けやすさ：★★★☆☆
　　ゲームに飽きが来なければ続けられるかもしれません
■ 効果の出やすさ：★★★☆☆
　　ゲームにハマったら効果も比例して期待できます
■ 町をウロウロしやすさ：★★★★★
　　ゲーム中のランドマークを探しているとつい街中をウロウロしてしまいます

こんな状況

■ とにかく身体を動かすのに苦手意識があり、「運動」と聞いただけで「面倒だなぁ」とやる気がなくなる
■ 楽しそうなことはやりたいけど、つらいことはしたくない
■「身体を動かさなきゃ」とはわかっているけれど、前向きになれない

試してみよう

　最も行動しづらく続かない運動や身体活動は、機会がないとなかなか始められません。でも、ちょっとしたきっかけで身体を動かすことが楽しくなる可能性があります。

　身体を動かすのではなく、ゲームをやるついでに身体を動かすという発想で、スマートフォンアプリの位置ゲーなどを試してみましょう。

例えばこんなことから

　それぞれの好みに合わせて、試してみてしっくりくるものを選んでみてください。

　スマートフォンのアプリなら、例えば以下のようなものがあります。

- ポケモンGO（https://www.pokemongo.jp/）
  フィールドを歩いて、ポケモンを探したり、アイテムを集めたり、ジムでのポケモンバトル、巨大ポケモンとのレイドバトルで楽しむことができます
- ドラゴンクエストウォーク（https://www.dragonquest.jp/walk/）
  フィールドを歩いて、モンスターと戦い、レベルを上げたり、アイテムをゲットしたり、イベントをクリアしたりとやることが盛りだくさんです
- テクテクライフ（https://www.tekutekulife.com/）
  自分のいる場所の街区を塗りつぶしていくゲームです。自分の塗りつぶした割合が表示されるため、エリア100％の目標を目指して取り組むのも楽しいです
- ジオキャッシング（https://www.geocaching.com/play）
  フィールドに実際に隠されている宝物（ジオキャッシュ）を探し当てるリアル宝探しゲームです。スマートフォンアプリで大まかな場所を

特定したら自分で現地で探し当てます

- Pikmin Bloom（https://pikminbloom.com/ja/）
  フィールドを歩いて苗やフルーツを集めてピクミンや花びらを増やして、歩きながら花を咲かせます。場所によって拾える苗が異なるなど、いろいろな場所を巡る動機づけがよくデザインされています

注意点

- スマートフォンゲームの場合、課金をすることでゲームを有利に進めることができますが、このあたりは財政状況と相談してください
- 画面を見ながら歩いたり走ったりする「ながらスマートフォン」はとても危険です。必ず移動中モードにして、移動時に画面を凝視しないようにしましょう
- 深夜に歩き回っていると職務質問されることがあります。不審者に間違われないよう注意しましょう
- スマートフォンの位置情報記録を有効にしているとバッテリーの減りが早くなります。モバイルバッテリーを携帯しておきましょう
- ゲームに飽きてしまって身体を動かす習慣がなくなってしまう前に、別途身体を動かす楽しみを見つけられるようにするのがよいでしょう

【始めよう】
イベント駆動の運動

もし、日々の運動に明確な目標やきっかけが欲しくなったらスポーツイベントに申し込んで参加してみましょう。そうすることで、イベントに向けて目標をたてて準備したり、当日お祭り感を楽しんだりすることができ

ます。「一度決めたらあとはやるしかない」、そんな方法です。

- 始めやすさ：★★★☆☆

    大会に参加すると決めてから運動するという方法もあります
- 続けやすさ：★★★☆☆

    大会の雰囲気が気に入る方は、毎年参加したくなるかもしれません
- 成果の出やすさ：★★★★☆

    大会に向けて身体を作っていくという目標ができるので、成果は得やすいでしょう
- 仕方ないからやるか度：★★★★★

    イベントに申し込んだり、抽選に当たった瞬間に「やらなきゃいけない」の気持ちが湧いてきます

こんな状況

- 運動しなくちゃ、という気持ちはあるがなかなかきっかけがない
- 日々の運動はモチベーションが続かない
- 運動のきっかけとなる何かの後押しが欲しい

試してみよう

　最初に、ピンとくるスポーツイベントへの参加を申し込んで、そこに向けて運動を頑張ってみる、という「イベント駆動」を実践してみましょう。イベント参加というきっかけを作り、そこに向けてまずは動くのがポイントです。

　さまざまなスポーツイベントが行われるようになってきています。自分の気になるスポーツイベントに参加してみましょう。スポーツイベントを探すサービスもいろいろあるので、そこから探してみるのがとっつきやす

いでしょう。

- スポーツエントリー：https://www.sportsentry.ne.jp/
- モシコム：https://moshicom.com/
- スポーツワン：https://sportsone.jp/taikai/
- ランネット：https://runnet.jp/

コ ラ ム

ノータイムポチリ

　IT企業経営者の小野裕史さんは「取りあえずできるかできないかは考えずにレースに申し込んで行くことを決めてから、その後レースに向けて準備する」というスタイルを**ノータイムポチリ**と呼んでいます[※1]。

　筆者の周りにも、「普段は積極的に運動はしていないけれど、人気のフルマラソン大会の抽選にあたったら完走に向けて練習を始めよう」というノータイムポチリを実践する方もいます。

例えばこんなことから

　歩くのが好きな人は、**ウォーキングイベント**に参加してみるといいでしょう。マラソン大会と併設されてウォーキングイベントが開催されることもあります。

　ジョギングを始めたばかりの方は、5キロのランニングイベントなどから参加してみるといいでしょう。5キロであれば、ゆっくり進んでも60分以内でゴールできます。

※1：『マラソン中毒者 北極、南極、砂漠マラソン世界一のビジネスマン』小野裕史 著、文藝春秋 刊より

第14章　身体を動かすカイゼンパターン

【始めよう】イベント駆動の運動　295

もし、10キロ程度を普段走れているのであれば、ハーフマラソンも十分完走が可能です。フルマラソンは継続的な練習をしないと完走は難しいので、参加を決めてから割り切って練習しましょう。

家族で参加できる大会もあるので、家族でそういったイベントに参加するのもおすすめです。

他にも、自転車の大会にもゆっくり進むことが前提の種目がある場合があります。雰囲気を感じるためにそういった初心者向けから参加してみるのも1つの方法です。

注意点

- 新型コロナウィルス蔓延下の状況ということもあり、大きな大会は2020年以降は大部分が自粛・延期されています。まずは、小規模で安全に開催される大会から始めてみましょう
- 練習なしに本番に臨むのは、せっかくの機会を十分に楽しめないことになります。どんな競技でも参加が決まったら、自分のできる範囲でイベント当日に向けて練習をしてみましょう

【始めよう】
プログレッシブトレーニング

もし、ジョギングや筋トレを始めようとしてキツいと感じるなら、楽にできる軽い運動から始めて徐々に強度を上げていきましょう。そうすることで、身体の発達に適応しながら鍛えていくことができます。

小さなステップを刻むことが成功の秘訣です。

■始めやすさ：★★★★★

　　自分の筋力に合った動きをすることから始めることができます
■続けやすさ：★★★★☆

　　自分の身体に適合した内容であればなんとか続けられるはずです
■効果の出やすさ：★★★★☆

　　継続すれば少しずつ身体は変わっていきます
■自分に適したトレーニング度：★★★★★

　　自分の身体でなんとかできるくらいから始めることができます

こんな状況

■雑誌や動画で紹介されている筋トレのメニューが、自分にはキツくて挫折して続かない
■自分の身体に合ったメニューが見つからない
■あまりに自分のレベルが低すぎて絶望してしまう

試してみよう

　今の状態に適した強度の運動メニューから始めて、少しずつ強度を上げていきましょう。

　ウェイトトレーニングでは、自分に合った重さを持ち上げることが重要です。同じように、自重トレーニングにおいても、自分の身体に合ったフォームから始める必要があります。

　プログレッシブとは「**徐々に変化していく**」という意味です。トレーニング内容は、自分の身体に適した負荷のメニューから始めていき、徐々に身体の発達に応じた内容に変えていきます。

　今の自分の身体で可能なメニュー・回数で始め、少しずつ負荷を上げていきます。ウェイトトレーニングなら重さを増やしていきますが、自重ト

レーニングではフォームを変えていきます。

　例えば、腕立て伏せの最も簡単なメニューは壁に手をついての曲げ伸ばしです。これなら誰でも始めることが可能です。この体勢で10回、20回となったら、次のステップでは壁ではなく机などに手をついて斜めに腕立て伏せを実施します。同じように回数がこなせるようになったら、膝をついた通常の腕立て伏せに移行します。このように、常に**段階的にメニューを刻んで**トレーニングしていきます。

　ウォーキングやジョギングの場合も、距離や時間を徐々に増やしていきます。増分量は元の量の**0.8～1.3倍**の間が安全ゾーンで、**1.5倍を超えるとケガのリスクが高くなる**という研究があります。ケガのリスクは被験者の年齢にも関係し、年齢が上がるとケガのリスクも上がるのでさらに注意が必要です[※2]。

　もし1kmのジョギングを無理なくできているのなら、次のステップは1.3kmに伸ばす、あるいは、走る時間を1.3倍にしてみましょう。身体の変化は徐々に現れるので、変化量は**身体の変化に寄り添って少しずつ上げていく**ことが重要です。

例えばこんなことから

- 『プリズナートレーニング[※3]』では、上半身・下半身をさらに細かく分けて6つの部位に分けて、それぞれを段階的にトレーニングしていくメニューが紹介されています
- ウォーキング、ジョギングの距離を週ごとに1.3倍を上限に、少しずつ上げていきましょう。2kmで始めたら、2.6km → 3.4km → 4.4km → 5.7km → 7.4kmのように距離を増やしていきます

※2：Gabbett, T. J. The training — injury prevention paradox：should athletes be training smarter and harder? Brit J Sport Med 50, 273 (2016)

※3：『プリズナートレーニング 圧倒的な強さを手に入れる究極の自重筋トレ』ポール・ウェイド 著、山田雅久 訳、CCCメディアハウス 刊

注意点

- メニュー強度を上げたあとに、ひどい痛みが起きた場合は無理せずに休養しましょう。何度も同じ状況になる場合は強度を元に戻して様子を見ましょう
- メニューを増やしすぎたと感じたら、無理をして続けずに、元に戻す判断も重要です

【見える化しよう】
活動量モニタリング

　運動は、やっていること、そのときの結果など、さまざまなデータが存在します。今の活動量がわからなければ、どれくらい動けばいいのかもわかりませんが、そういったデータを記録して可視化することで新しい発見があったり、問題に気づいて次の行動に移せたりする「見える化」が実現できます。データだけ見えても仕方ありませんが、使えるデータ、見て楽しいデータを使わない手はありません。

　現在は、スマートフォン、スマートウォッチなどのさまざまなデバイスが存在するので、多種多様のデータを簡単に記録することが可能です。もし、自分の1日の活動量がわからないなら、スマホアプリで日々の活動量を記録し可視化しましょう。そうすれば、今の自分の活動量と目標値との差分がどの程度かが把握できます。

- 始めやすさ：★★★★☆

    スマートフォンを持っていさえすればアプリの設定で活動量トラッキングが簡単にできます

- 続けやすさ：★★★★★

    機器さえ装着・保持しておけば自動でモニタリングできます

- 効果の出やすさ：★★★☆☆

    直接何らかの効果が出る行為ではありませんが、間接的に行動を誘発する意味では効果はあると言えます

- 何もしなくていい度：★★★★★

    アプリを入れてしまえばあとは勝手に計測してくれるので見るだけです

こんな状況

- 自分が1日にどれくらい歩いてどれだけ動いているのか、逆に動いていないのかが自分でもよくわかっていない
- 漠然と「身体を動かしてないなぁ」という印象だけはあるものの、どのくらい動かしていないのか、基準と比べてどうなのか、というのもよくわかっていない
- とはいえ、困ってもいないので、わざわざ歩数計などのガジェットを買おうという気にもならない

試してみよう

　自分がどのくらい活動しているか・していないかを**自分で確認できる**ようにするために、自分の活動量を測定しましょう。

　活動量計の専用品もさまざまありますが、最初はスマートフォンアプリを使った活動量のモニタリングから始めるのが手軽です。アプリストアで「活動量」「歩数計」をキーワードに検索すると、さまざまなアプリが見つ

かります。

　スマートフォンには、3軸ジャイロセンサー・加速度センサー・近接セ
ンサー・環境光センサーといったセンサーが多数内蔵されており、これら
のセンサーを用いて活動量計として機能しています。身長や体重を設定し
ておけば、活動量計を持って移動しているだけで、歩いた歩数、距離、時
間などを記録してくれます。アプリを起動すると、それまでの測定値をグ
ラフなどでより視覚的に表示できます。

　基準値はアプリで設定してくれる場合もありますが、第9章で紹介した
「健康づくりのための身体活動基準２０１３」にもとづいた、**1日あたり
8,000〜10,000歩**が1つの目標値となります。

　アプリによっては、1日の達成歩数や、累計歩数のゴールを達成すると
通知してくれるのでモチベーションアップにもつながります。

例えばこんなことから

　「活動量　アプリ」で検索すると、さまざまな活動量を計測し管理するア
プリが見つかります。スマートフォンの場合は、iOSなら**ヘルスケア**、
Androidなら**Google Fit**が標準で提供されていて、単体でも計測や計測結
果を見ることもできます。他のアプリと連携をすることで、どのアプリで
も共通のデータを管理することができます。

注意点

- スマートフォンのセンサーを用いると消費電力が多めになることがあり
  ます。どの程度消費されるかを確認しておきましょう
- スマートフォンによっては測定値が実際の値と異なる場合があります。
  より正確なモニタリングを行う場合には専用の活動量計を利用してみま
  しょう

【見える化しよう】
体組成モニタリング

　もし、運動していても体重が変わっていないようなら、体組成計を入手して毎日計測してチェックしましょう。そうやって体重よりも身体の中身を見てみると、日々の変動や体組成の現状認識ができます。

プロパティ

- 始めやすさ：★★★☆☆

    体組成計を購入する必要があります
- 続けやすさ：★★★★★

    乗るだけなので特に手間はかかりません
- 成果の出やすさ：★★★★☆

    数値で把握すると行動しやすくなります
- 日々の意識のしやすさ：★★★★★

    毎日計測することで常に状態を意識しやすくなります

こんな状況

- 自分の体重がどのくらいかよくわかっていない。何となく「最近太ってきたかも？」という自覚はあるものの、数字としては理解していない
- 早速運動を始めたが、日々体重計に乗っていてもあまり変わっていないように見え、成果が出ているのか不安
- 仕事や日常に忙しくて、ファストフードやコンビニ弁当のようなてっとり早い食事を選んでしまいがち
- 日常的に身体のことを考える余裕がほとんどない

試してみよう

体組成計を入手して毎日計測してみましょう。体重だけを測る体重計よりも、体組成（身体の水分、脂肪、筋肉や骨などの要素がどの程度の割合で構成されているか）まで表示してくれる機器がおすすめです。最近は、家庭用で身体組成計が、国産、海外問わず多く入手できます。

もちろん、体重は大事な計測対象ですが、体重という指標だけでは大事なことを見落としてしまいます。身体は実際には脂肪以外に骨、筋肉、内臓などのさまざまな臓器から構成されています（除脂肪体重と呼びます）。体重を単に測るだけでは、これらの内訳を区別することはできないからです。

筋肉と脂肪は同じ重さでも比重が異なります。同じ体積あたりの脂肪と筋肉の重さの比率は「1：1.2」となります。同じ身長、体重の体格の人でも、筋肉と脂肪のどちらが多いかで、その身体の見た目も中身もまったく変わってしまうのです。

運動をしていても体重があまり変わっていない場合は、運動強度が低く効果が薄い、あるいは脂肪が減り、筋肉が増えて体重が変わっていない可能性があります。つまり、体重そのものだけでなく、**身体の中身（身体組成）も大事**なのです。

そのため運動や食事を変える際には、体重だけでなく体組成をモニタリングしていくことが重要です。体組成計の機種によっては、基礎代謝、筋肉量、水分量、体年齢、などのさまざまな細かいデータを表示してくれますが、最小限では「体重と体脂肪率」の2項目に着目しましょう。

注意点

日々の体重は、水分量や体内に滞留している食べものや排泄物の内容で増減します。そのため、できるだけ**同じ時間帯で計測する**ことで体重の振れ幅を少なくすることが重要です。

体重以外の体組成計の測定値は、身体の状態によって測定値が変動しが

ちです。今日は増えた／減った、といった日々の変動ではなく、1週間・1カ月・3カ月といった**より長い期間での変動に着目する**ようにしましょう。

　日本肥満学会のガイドラインでは、体重減少の目標の目安として「現体重の3〜5%（高度肥満症では現体重の5〜10%）」を3〜6カ月で減らすことを設定しています[4]。身体の変化としては、この程度の体重減でも十分改善効果があるのです。

　体組成計そのものだけでなく、スマートフォンなどとの連携ができたり、データが見やすかったりすることも重要なので、そういった面も重視して選択しましょう。

コラム

家庭用体組成計の使い方

　家庭用の体組成計では「生体電気インピーダンス法」という手法を使って体組成を計測します。これは手足に触れる電極部分から微弱電流を流して、その電気抵抗値から、脂肪や筋肉などを計測する方法です。

　この方法では身体の状態によって計測値が変動してしまう制約があります。一定条件のもとで計測してください。正確な計測のポイントは、以下の7つです[5]。

1. 食後2時間を経過していること
2. 計測前に排尿、排便を済ませる
3. 運動直後の計測は避ける
4. 脱水やむくみのある場合の計測は避ける
5. 気温低下時や低体温時での計測は避ける

※4：宮崎滋. 肥満症診療ガイドライン 2016. 日本内科学会雑誌 107, 262−268 (2018)
※5：参考：タニタ「正しい体組成計の使い方」(https://www.tanita.co.jp/health/detail/38)

6. 発熱時の計測は避ける

7. 原則として入浴直後の計測は避ける

【見える化しよう】
アクティビティ日記

　もし、毎日のアクティビティ（運動）をしているのに何も記録していないなら、行ったアクティビティの日記をつけてみましょう。そうすることで、日々の頑張りが記録蓄積され、過去と比較したり、自分の成長を実感することができます。

　時間がたてばたつほど味わいが出てきますよ。

プロパティ

- 始めやすさ：★★★☆☆

    まずは記録をつけるツールを決めないといけません

- 続けやすさ：★★☆☆☆

    記録をつける手間以上に意味を感じることができるかがポイントです

- 成果の出やすさ：★★★★☆

    自分の記録を見返すと、モチベーションにつながります

- 成長の実感しやすさ：★★★★★

    自分の過去の記録を見返すとことで、成長を実感できます

こんな状況

- 歩数や体重は記録しているが、それ以外の記録は残していない

- 自分の運動量が、先月や半年前と比べて増えているのか減っているのかがわからない
- 運動をしばらくやめていて、以前何をやっていたか覚えていない
- 過去の自分との比較ができない

試してみよう

　日々行っているアクティビティの記録をつけてみましょう。そして、そのとき感じたことも記録しておきましょう。

　自分でノートを作って手書きするのもよいですし、Excelなどの表計算ソフト、スマートフォンやスマートウォッチのアクティビティ記録サービスなど、やりやすく好きなものを使いましょう。

　運動の量や質の記録をつけておくことで、運動量が可視化され、週単位や月単位での比較が可能になります。感じたことなどを記録しておくと、そのときの心境や感情をあとで思い出すこともできます。

　記録をつけることの大きなメリットは、蓄積されたデータを通じて「自分がやってきたこと」を実感できることです。またデータから、次のレベルに必要な運動量を計算することもできます。例えば、週に2時間の運動をこなすことができたら、次の週は2時間半に増やしてみる、といった具合です。運動自体が「楽に感じた」のであれば翌週は少し負荷を上げることも検討できるでしょう。いずれもデータを記録しておくことで数字をもとに判断できます。

例えばこんなことから

　ノートやExcelなどの表計算ソフトで記録をつける場合は、例えば以下の項目を記録してみましょう。

- 日時
- 運動時間
- 距離・回数・セット数
- 種目
- その他具体的な内容
- RPE（主観的運動強度：第9章）
- 感想

　数字の項目は、週合計、月合計も算出するようにしておくと、見返すときに役立ちます。また、アクティビティを記録できるアプリを使ってアクティビティを記録すると、自動的に日時や時間、距離なども設定してくれます。アプリについては本書公式ブログ（ixページ）で詳しく見ていきます。

　第9章で紹介した主観的運動強度（RPE）を使う場合は、「きつさ量」（主観的運動強度×運動時間（分）＝RPE・分）という指標を作って管理すると、その日の身体活動の質と量を加味した数値として記録しておくことができます。

　RPE・分を使うことで、筋トレや有酸素運動に限らず、どんな身体活動・運動でもざっくりとした数値化ができます。

　例えば、次の表のように、1週間ごとに身体活動や運動をRPE・分で記録していき、その週の合計数値を計算するようにしてみるとわかりやすいですし、過去との比較もしやすくなります。ノートにつけるのもよいですし、表計算ソフトを使って記録しておけば計算が楽にできます[6]。

※6：RPE・分による運動管理はSokka.（https://www.sokka.jp/）の川上武則さんに教えていただきました。

	月	火	水	木	金	土	日	合計
内容	ウォーキング	買い物	ウォーキング	買い物		ウォーキング	ウォーキング	
時間	30分	60分	30分	60分		30分	60分	
RPE	4	3	4	3		6	3	
RPE・分	120	180	120	180		180	180	960

注意点

- 「記録をつける」ことは、どうしても忘れがちになってしまいます。几帳面に記録をつけられる方以外は、アクティビティを記録できるアプリを使うのがよいでしょう
- 筋トレや歩数などの種目を限定するアプリにするか、筋トレ、ランニングなどより広範囲のアクティビティを記録できるアプリにするかは、興味によって決めましょう

【見える化しよう】
経路レコーディング

　もし、ウォーキングなどの有酸素運動をしているなら、GPSを使って移動経路を記録してみましょう。そうすれば、移動距離や標高などのデータが記録され見返したり他人と共有して楽しむこともできます。

　自分の通った道をふりかえるのも楽しいものですよ。

プロパティ

- 始めやすさ：★★★★☆
  スマートフォンのアプリで始めると導入しやすいです
- 続けやすさ：★★★★☆
  記録に残すようになると出張先や旅先などでも記録するのが楽しくなってきます
- 成果の出やすさ：★★★☆☆
  記録すること自体は成果には結びつきませんが、間接的に成果につながる気がします
- 頑張りの見える化：★★★★★
  ルート、累積距離、累積標高などのデータがたまってくると、自分の頑張っている感が見えるためとても楽しいです

こんな状況

- 健康のためにと歩いたり、走ったりしていますが、今ひとつ楽しむことができず、ただいつも決まったルートを歩いているだけ
- 自分がどの程度歩いているかは、同じコースなので何となく把握はしているが、これまでどのくらいの距離を歩いたのか、走ったのかについてはよくわからない
- 自分でノートなどに手書きで記録するのは面倒で、忘れてしまう

試してみよう

　スマートフォンに搭載されているGPSを使って、自動で経路や時間を記録してくれるアプリを使ってみましょう。そのようなアプリは《アクティビティ日記》を兼ねているので、記録したデータは自動的に日々の履歴として格納されます。

　記録が蓄積されると、データを見たり分析したりする楽しみが増えます。

例えばこんなことから

　GPSで経路を記録してくれるアプリにはさまざまなものがあります。スマートフォン上で動作する定番アプリには、次のようなものがあります。Garmin、Fitbit、Apple Watch といったスマートウォッチを使っていれば、GPS を使って経路を記録してくれます。

- Nike Run Club：https://www.nike.com/jp/nrc-app
- ASICS Runkeeper（ランキーパー）：https://runkeeper.com/cms/ja/
- Strava（ストラバ）：https://www.strava.com/

　どのサービスを使っても、GPSをもとに経路を記録し、SNS的なデータの共有設定が可能です。記録を自分だけが見られるように非公開にするのもよし、他人が見られるようにしてSNSなどでシェアすることもできます。

【見える化しよう】
心拍モニタリング

　もし、有酸素運動をしているのに効果を感じないなら、心拍数を測って数値を見ながら適切な心拍数で活動してみましょう。バイオフィードバックを利用して運動をすることで、最も効果の出やすい運動強度に調整しやすくなります。

プロパティ

- 始めやすさ：★★★☆☆
　運動しながら確認するには、光学式・ベルト式の心拍計や、心拍計が

組み込まれているスマートウォッチを購入する必要があります
- 続けやすさ：★★★★☆
  心拍数を意識するようになると、それが普通になってきます
- 成果の出やすさ：★★★★★
  有酸素運動で脂肪燃焼しやすい強度がわかるようになります
- 科学的な取り組み度：★★★★★
  心拍計が身近になった今だからこそ、ぜひ試してみましょう！

こんな状況

- 自分なりに日々頑張ってランニングやウォーキングを一所懸命している
  けれど、減量効果をあまり感じない
- 運動の効果的な強度が自分でもよくわからない

試してみよう

　運動中に心拍数を計測してその数値を見ながら、目標の心拍数まで上げてみましょう。心拍を測る方法はいくつかありますが、最も簡単なのは手首に装着する心拍計つきのスマートウォッチを使うことです。ワークアウト（運動）モードでアクティビティを開始してみましょう。

　第9章を参考にして、自分の目標心拍数を計算してみましょう。スマートウォッチやアプリによっては適切な心拍数を自動的に計算してくれるものもあります。脂肪燃焼に最も適した心拍数の範囲を設定して、その心拍数をキープするように運動強度を調整します。スマートウォッチやアプリでは、一定間隔で現時点の心拍数を時計画面に表示してくれるので、その数値を参考にして心拍数が高すぎる場合は強度を落とし、心拍数が低すぎる場合は強度を上げていきます。

　例えば、Apple Watchの場合は、「ワークアウト」を選んで開始すると、自動的に心拍が計測されます。次の図の場合は「76拍／分」となっていま

すが、これを目標数値にまで上げます。

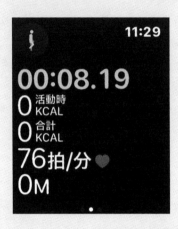

　どんな有酸素運動をする際にも、心拍数を意識することで、自分がその運動で得たい効果に最適な強度を設定することができます。

注意点

- 目標心拍数を設定しても、いきなりその目標値まで心拍数を高めてはいけません。必ずウォームアップとして10〜15分の時間をかけて少しずつ心拍数を上げていきます。ジョギングを行う場合は、最初の10分でウォーキングによって心拍数を上げて、その後ジョギングに移行していくのがおすすめです
- 心拍計の種類によっては精度があまりよくないものもあります。できるだけ正確な数値を計測したい場合は胸部のベルト型心拍計を利用しましょう
- 不整脈などの心血管系の疾患をお持ちの方は必ず医師に相談しましょう

【続けよう】
測れる短期目標

もし、どうしても運動を習慣にする前に挫折してしまうなら、短期的な計測可能な行動目標を設定しましょう。目標達成を繰り返すことで、少しづつ自己効力感が高まっていき、継続しやすくなります。

プロパティ

- 始めやすさ：★★★★☆
  目標は成果ではなく行動なので始めやすいです
- 続けやすさ：★★★★☆
  ゲーム感覚で目標達成を楽しめると続けやすくなります
- 効果の出やすさ：★★★★★
  目標に向かって取り組むことを継続すれば、結果は出やすくなります
- 取りあえず頑張ってみよう度：★★★★★
  取りあえず期間を決めて目標に向かって取り組むことを続けていれば、いつの間にか遠くに来たことを感じられます

こんな状況

- どうしても運動を継続できずにサボってしまう
- どうせ挫折するなら、最初からやらないほうがましだと思ってしまう
- 成果が出ていないとやる気が起きない

試してみよう

「続けられない」場合の対応については、第17章で詳しく取り上げてい

ます。しかし、習慣化をしようと試みても、どうしても飽きたり、だれた
りして続かなくなる場合があります。

「小さな目標達成の繰り返しが大きな成果を生み出す」という言葉どお
り、短期的な目標達成に向けて頑張ることで、少なくとも目標を達成する
までは継続しやすくなります。

継続はさておき、まずは週単位で、ささやかな目標を設定して、そこに
向けて何かやってみましょう。この目標は「体重」のような身体の変化（成
果目標）ではなく、「週3回走った」「毎日10回腕立て伏せした」というよ
うな、計測可能な行動目標にします。

目標を設定したら、目標に向かってどうにか達成できるように行動してみ
ましょう。習慣化の前に重要視すべきは行動です。結果はあとからついてく
るので、まずは行動が継続できるように目標達成に注力してみましょう。

大きな目標を実現するために逆算するような目標の立て方ではなく、目
標達成によって自己効力感を高め、行動に注力するための目的で設定しま
しょう。

例えばこんなことから

短期的な行動目標には、次のようなものがおすすめです。

- 週に運動する日数
  - 週に3回ウォーキング
  - 毎日ラジオ体操する
- 運動した回数、距離、時間、重さなどの累計の数字
  - 週に合計20km走る
  - 週に4時間歩く
  - 週に腕立て伏せを100回
- 週の日時目標達成の日数
  - 1万歩以上歩いた日数

注意点

■ 最初は達成が簡単な目標設定にしましょう。達成困難な目標では達成できず続けられません

■ 体力や自己効力感が高まるのに比例して、目標のハードルも少しづつ上げていきましょう。「次はこの目標にチャレンジしよう」と思えるようになればしめたものです

■ 最初は量だけに注目しましょう。質に目を向けるのは継続できるようになってからで充分です

コラム

ウルトラマラソンも短期的目標の積み重ね

　筆者（懸田）は100kmマラソン（ウルトラマラソン）に出走するのが好きです。100kmマラソンは早朝から夕方まで走りっぱなしの長時間のレースですが、この長距離レースも「直近のエイドステーションまで頑張って走る」という短期的目標の積み重ねが完走につながります。

　100kmマラソンの場合、エイドステーションは3〜5km間隔にあります。最初は元気ですが、時間がたつにつれ身体は疲れ、痛み、ボロボロになってきます。

　そんなとき「あと40km先のゴール」を目指すのではとてもモチベーションが続きません。そのため「次の数キロ先のエイドまで頑張ろう」という短期目標を設定し、まずはそこまで頑張って走ります。エイドステーションでは地元の食事などが振る舞われるので、それを食べてまた元気を取り戻し次のエイドステーションまで走ります。

　身体の変化も同じで、最初からずっと遠くの目標だけを見続け

て走りきることは困難です。まずは直近の目標を目指して、それを繰り返して遠くの目的地まで向かいましょう。

【続けよう】
やる気ゼロメニュー

　もし、やる気が出なかったり、時間が取れなかったり、サボりたいと思うなら、どんなときでもできる楽々メニューを選択肢に含めましょう。そうすることで、最悪の調子のときもそれなりに身体を動かせ成功体験を積むことができます。

　元気なときはそれなりに、やる気・時間がないときは最低限レベルのメニューとして、どんな形でも続けたら勝ちなのです！

プロパティ

- 始めやすさ：★★★★★
  サボりたいときの感情を思い出して考えてみましょう
- 続けやすさ：★★★★★
  ハードルが低いメニューができたら実行するのは簡単です
- 効果の出やすさ：★★★★☆
  直接的な効果よりも継続できたという自信が効果になります
- 私にもできた度：★★★★★
  継続するためならしょぼくても問題ありません！

こんな状況

- 自分なりの運動の計画を立てて実施しようとしても、仕事が忙しくてバタバタしたり、気分が乗らなかったり、体調が悪かったりすることが多い
- 疲れているときに、どうしても「今日は休もうかなぁ」と思いがち
- 一度休んでしまうと、「せっかくの習慣がなくなってしまうのでは？」という不安がある
- 気分が乗らないときに、元気なときを想定していたメニューをこなせる気がしない
- 「計画どおりにやるか、やめるか」のどちらかを選択しないといけないと思い込んでいる

試してみよう

　その日の**身体や心の調子のレベルに合ったメニューを事前に考えておき**ましょう。「元気なとき」「やや疲れているとき」「ものすごく疲れているとき」など、それぞれのレベルでできるメニューを事前に用意しておくのです。
　例えば、ランニングやウォーキングを習慣にしたい場合は、以下のようにレベルごとのメニューを考えておきます。

- 元気なとき：1時間歩く
- やや疲れている・忙しい：30分歩く
- とても疲れている・時間がない：15分歩く

　時間があるときや元気なときのために、1時間のコースを決めておいたとします。それほど時間がなかったり、体調があまりすぐれない場合は、お昼休みに30分以内で動ける程度のコースを決めておきます。そしてまったくやる気が起きなかったり、時間が全然ないときには、15分でも10分でも動けるコースを決めておきます。もっと時間がないなら5分でもいい

でしょう。

　筋トレの場合でも、調子がよいときのメニューを設定しておき、まった
くやる気が出ない場合ならその3分の1、5分の1の量の最低限のメニュー
を用意しておきます。セット数を減らしてもいいし、反復回数を減らして
もいいし、種目を減らしてもかまいません。何より「**どんなときでもこれ
くらいならできるだろう**」というレベルにまで落としておくことが大事です。

- 元気なとき：腕立て・腹筋・スクワット15回 × 3
- やや疲れている・忙しい：腕立て・スクワット15回 × 3
- とても疲れている・時間がない：スクワット15回 × 3

　そうすると、その日の調子によってメニューを選んでレベルを落としな
がらも継続することができます。

　同じように、天候の変化で屋外の運動をしている場合も影響を受けてし
まうので「雨天メニュー」というのを作っておくのもよいでしょう。

　不思議と、気が乗らないときでも、小さくても何か行動を起こすことで、
だんだん気分が上向きになってきます。「やる気は幻想にすぎない」という
言葉がありますが、行動が気分に影響を与えるのです。そのために、小さ
くて簡単でもいいので、自分なりに行動して継続できる最小セットのメ
ニューを設けておきましょう。

例えばこんなことから

　例えば、3段階の「松竹梅」メニューを考えておきましょう。以下の例
では、「松」（元気なとき）を100％としたときに、「竹」は50％、「梅」は
25％以下の量としています。これらの数字に特に理由はなく「どんなとき
でもなんとか続けられる」ことができればかまいません。

メニュー	松（100%）	竹（50%）	梅（25%以下）
有酸素運動	1時間ウォーキング	30分	5〜15分
筋トレ	腕立て15回×3セット	腕立て10回×2セット	腕立て10回1セットのみ
体操	ラジオ体操5分フル	ラジオ体操半分まで	1種目だけ

『力尽き筋トレ』（石本哲朗 著、光文社 刊）では、HP（ヒットポイント）が少ないときにでもできるメニューが紹介されています。**大事なのは「挫折体験」を「成功体験」に転化させる**ことです。

注意点

- 本当に身体が疲れているときにまで無理に運動をすると、オーバーユースだったり逆効果になる場合があります。最小メニューで始めてみたときの身体の感覚に注意しましょう
- 休むときはしっかり休みましょう。あくまでも「運動する予定なのにやる気が起きない」ときの代替プランであり「休まず常に何かを続ける」ためのものではありません

【続けよう】
30日間チャレンジ

もし、運動が習慣にできないないなら30日間だけ毎日少しずつ特定のメニューを続けましょう。そうすれば「1カ月続いた」という自信と身体の変化を得ることができます。

- 始めやすさ：★★★★☆

  運動を何か1つ決めることができれば、始めるのは簡単です

- 続けやすさ：★★★★☆

  メニューをできるだけ絞り込むことで継続しやすくなります

- 成果の出やすさ：★★★★☆

  30日間続けることができれば身体に変化は現れてきます

- 達成感：★★★★★

  30日間、毎日続けることができれば達成感はひとしおです

こんな状況

- どうしても運動が続けられず、週に何度かやろうと考えているもののつい忘れてしまう
- 週に3回と決めていても、仕事などで忙しくなるとつい後回しになりそのまま忘れてしまう

試してみよう

　シンプルなものを、1つだけ、疲れが残らず、何も考えずにできることを、毎日30日間続けてみましょう。疲れが残らない程度であれば「今日はやる日だっけ？　休む日だっけ？」と考える時間が不要になるので、実行しやすくなります。

　メニューを盛り込みすぎると、時間がかかって実施前に面倒だと感じるので、メニューは一度に1つに絞り込みます。メニューは有酸素運動・筋トレ・ストレッチなど何でもかまいません。自分が気になるところをよりよくするメニューを選んでみましょう。

　毎日、時間帯を決めて実施していきます。時間帯が不規則になると忘れてしまいがちです。

毎日、必ず行う日常生活の行動に無理なく組み込むために、次のいずれかのようなタイミングに含めてみましょう。他にも毎日の生活の中で必ず行う生活習慣があるなら、そこに組み込むのでもOKです（歯磨き前／後、など）。

- ■ 朝食前／後　　■ 昼食前／後　　■ 夕食前／後
- ■ 入浴前／後　　■ 就寝前／後

　メニューは**1種類**だけに絞り込んで行います。これは、面倒だという実行前の気持ちを少しでも減らすためです。回数や時間も継続できる範囲にとどめておきます。短期間で成果を出すよりも、**長期的に継続できる習慣を作る**こと、そして**継続できたという成功体験を作る**ことが目的です。

　第9章や第11章で述べたように、身体は休養することでより発達します。30日間チャレンジはその休養を含めませんので、必然的に**休養が不要なほど軽度の動き**にしなければなりません。筋トレを実施する場合は、週3回のメニューで提示されている強度の半分程度にしてみましょう。

　少しでも前向きに行えるように、自分の関心事に直結するメニュー（体重を減らしたい、筋肉をつけたい、身体を柔らかくしたい、肩こりをよくしたい、など）にします。

　かかる時間も、できるだけ短いほうがよいでしょう。1〜3分（目安を以下に示します）で終わると続けやすいはずです。

- ■ 上半身の筋トレなら、腕立て伏せを10回程度
- ■ 体重を減らしたいなら、最も大きい筋肉を使うスクワットを10回程度
- ■ 肩こり予防なら、肩甲骨ほぐしを10回程度

例えばこんなことから

- 朝食前に、スクワットを、10回3セット行う
- 入浴後に、ストレッチを、1分間行う
- 夕食前に、腕立て伏せを、10回3セット行う

コラム

筆者（懸田）の実践した30日間チャレンジ

　最初に行った30日間チャレンジは「公園の雲梯に30秒ぶら下がる」でした。途中で楽になったので60秒に延長しました。このチャレンジで懸垂ができるようになりました。

　次に行った30日間チャレンジは、「フルスクワット（肩幅に脚を広げ、かかとを上げずに完全にしゃがむ）を1分間実施する」でした。これは足首が固いのを柔らかくしたかったためです。

　ちょっと変わった30日間チャレンジは、「冷水シャワーを1分浴びる」というものです。おかげで冷たい水にも耐性ができるようになりました。水がもったいないので時間の延長はしませんでしたが（笑）。

　このように「取りあえず30日やってみる」ことで継続と成果が出ることを実感しています。

注意点

- 海外の30日間チャレンジでは、毎日負荷や時間を少しずつ上げていくというスタイルもあります。そちらのほうが負荷は高まり、30日後の成果も大きくなりますが、途中でキツくてやらなくなってしまう不安も

あります

- 継続の癖をつけるのであれば、毎日負荷を上げ続けるのでなく、以下の どちらかをおすすめします

1. 負荷は上げずに30日やりきる
2. 負荷の増減を1週間単位で行う

【生活の中で】
人力移動

　もし、わざわざ運動をする時間を取りたくなかったり、そのための時間 が取れなかったりするなら、どこに行くにも徒歩や自転車などの人力移動 を検討してみましょう。そうすれば、わざわざ運動の時間を取らなくても 移動が運動時間になり、一石二鳥です。

プロパティ

- 始めやすさ：★★★☆☆
  徒歩の場合は特に準備物はいりませんが、自転車は予算に応じたもの を入手しましょう
- 続けやすさ：★★★☆☆
  5km未満の近距離移動動が多い場合は続けやすいでしょう
- 効果の出やすさ：★★★★★
  毎日数kmの移動を徒歩や自転車にするだけで運動効果が得られます
- どこにでも人力で行けそう度：★★★★★
  慣れてくると「歩いて○○分」「自転車なら○○分」のように移動距離 と時間が計算できるようになり、どこでも行けそうな気がしてきます

こんな状況

- 近距離の移動にもつい自動車を使ってしまっている
- 日常生活の中で、さまざまな移動の必要があるが、自動車や公共交通機関の移動が中心になっている
- 移動距離は片道5km以内が多い

試してみよう

　できる限り、人力で移動してみましょう。徒歩の場合、賃貸物件の「徒歩〇〇分」の根拠となっている時速4.8kmを基準にしてみると計算しやすいでしょう。1kmを12〜13分、5kmは約1時間と覚えておけばよいでしょう。徒歩の移動速度はゆっくりですが、車よりも交通状況に影響しないため、経路さえわかっていれば移動時間の見積もりは簡単です。

　5kmを越える距離であれば、自転車移動により、さらに快適に移動することができます。5kmなら、自転車をゆっくりこぎつつ信号待ちなどもを含めても、30分程度で目的地に到着することができます。

　徒歩の運動強度はゆっくりと自転車に乗ることと同程度になりますが、上半身の動きも必要になり、自転車よりも全身運動に近くなります。

　また、徒歩と自転車では同じ人力でも見える景色が変わってくるため、同じルートでもその違いを楽しむことができます。

　より運動強度が高いのは**走って移動する**ことです。会社勤めのマラソン好きの方は、通勤ランをしてトレーニングを積んでいるケースが多いですが、ゆっくりとした《スロージョギング》で移動してみてもいいでしょう。

例えばこんなことから

　5km以内ならすべてを徒歩で移動してみましょう。景色を眺めながらの移動は気持ちいいものです。もし移動時間が無駄に感じるなら**目的の多重性**で考えて、音楽や電子書籍の読み上げを聞いたり《位置ゲー》を立ち上げておいたりするのもいいでしょう。慣れてくると走っての移動も可能になります。

　目的地が遠すぎたり、いきなり数キロ歩いたり自転車に乗ったりするのに抵抗がある場合は、途中まで公共交通機関を使い、途中下車して部分的に徒歩移動を組み込むこともできます。「雨が降っても雪が降っても人力移動する！」と覚悟する必要はありません。天気がいい日に限定して人力移動、としてもよいでしょう。

　いずれにせよ「できる・できない」ではなく**度合い思考**で考えましょう。自分のできる範囲で実施するところから始めてください。

注意点

- スマートフォンを見ながらや、音楽を聴きながらといった「ながら歩き／運転」では、周囲の状況が見えなかったり、自動車などの接近に気づかなかったりすることがあります。十分注意しましょう
- 夜間に移動する場合は、反射板（リフレクター）をつけておくと自動車のドライバーに視認されやすくなります
- 汗をかいたときのために、タオルや汗拭きシートを持参しておくと便利です
- 自転車には事故や盗難リスクがあるため、ヘルメット、自転車保険、盗難防止の鍵などは必ず準備しましょう
- 通勤時に自転車事故が発生した場合、労働災害とならず、各種保証がおりない場合があります

- 雨天は路面がぬれて滑りやすくなります。特にマンホールの上はスリップしやすいので、無理せず公共交通機関を使いましょう
- 徒歩であればウォーキングに適したシューズを、自転車であれば軽快に乗れるスポーツバイクをそろえることで、さらにスムーズな移動ができます

> ### コラム
> ### 激ヤセは出勤ウォーキングのせいだった
>
> 　筆者（懸田）の知人で、以前はバイクに乗っていてふくよかだった方が、久しぶりに会ったときに驚くほどやせていることに気づきました。何をしたのかと聞いたところ、その方は勤務地までの数キロを毎日歩いて通うようにしたそうです。それを1年続けたところ体重が20kgほど落ちて非常にスリムになりました。
> 　その方は、出勤以外でも8km程度なら普通に歩いて出掛けるようになったそうです。毎日のウォーキングの効果に驚かされました。

【生活の中で】
ウェアラブルおもり

　もし、わざわざ筋トレなど運動の時間を取るのが難しいのであれば、おもりを身につけて日常を過ごしましょう。そうすることで、日常生活を過ごすだけで無意識にトレーニングすることができます。
　知らぬ間に、鍛えられているかもしれませんよ。

- 始めやすさ：★★★★☆

    おもりを入手しておけばあとは身につけるだけでOKです
- 続けやすさ：★★★★☆

    道具を身につけるのを忘れなければ、続けることは難しくありません
- 効果の出やすさ：★★★★☆

    毎日続けることができれば効果は間違いなく出ます
- 無意識に鍛えられる度：★★★★★

    一度着けてしまえば、その間は意識しなくても鍛えることができます

こんな状況

- わざわざジムに通うのも億劫。でも家で筋トレをしようとしても、つい 忘れてしまう
- 「身体を動かす時間を取る」こと自体が億劫
- 運動したいとは思っていても、なかなか時間を取ることができない

試してみよう

　身につけることができるウェイト（おもり）を装着して日常を過ごして みましょう。ウェイトを装着して普段どおりの生活を送ることで、知らず 知らずに身体に負荷がかかり少しずつ身体が適応していきます。

　ウェイトの種類は主に手首、足首、ベスト型があります。腕に負荷をか けたいなら手首に、脚に負荷をかけたいなら足首に、体幹に負荷をかけた いならベスト型を選びます。

　エベレストに世界最高齢で登頂を果たした三浦雄一郎氏は、足首にウェ イトをつけて日常を過ごすことで身体を鍛えて登頂に成功したそうです[7]。

※7：『三浦雄一郎の「歩く技術」 ６０歳からの街歩き・山歩き』三浦雄一郎、三浦豪太 著、講談社 刊

ウェイトをわざわざ買わなくても、リュックサックにお米・2Lペットボトル・缶詰などの何らかのおもりになるものを入れて歩いたり走ったりするだけでも同様の効果を得ることができます。

筆者（懸田）のウェアラブルおもり事例

筆者は自宅から徒歩3分の作業場に毎日通っていますが、その移動の際にはケトルベル（ヤカン型のおもり）を片手で持って歩いて移動しています。これは体幹や持っている手を鍛えるためです。行きは右手、帰りは左手というように交互に入れ替えてバランスを取っています。最初は持つだけでもキツかったのですが、毎日往復しているとだんだん身体が慣れてきました。

また、ケガなどで一時的に走れなくなったときは、足首につけるウェイトを装着して日常を過ごすことにしています。

まとまった時間を取りづらいときには、ながらでできるウェアラブルおもりがおすすめです。

例えばこんなことから

- ウォーキングのときにリュックサックなどにペットボトル2Lの水を何本か入れて散歩をしてみましょう
- リストウェイト（手首）を購入して手首に装着して数時間〜1日過ごしてみましょう
- アンクルウェイト（足首）を購入して身につけて数時間〜1日過ごしてみましょう
- ウェイトを装着できるベストなども販売されています

注意点

- ウェイトが重すぎると身体に負担がかかってオーバーワークになってしまいます。まずは楽に身に着けられる重さから始めて、徐々に重さを増やしていきましょう
- 足首にウェイトをつける場合、脚が思うように上がらずに階段やちょっとした段差で転倒してしまう危険性があります。段差のときは意識して歩くか、段差を避けて平地のウォーキングのときのみに使うようにしましょう
- 上半身にウェイトを身に着けて歩いたり走ったりすると、通常よりも膝に負担がかかりケガの危険性が高まりますので注意しましょう
- 夏などはウェイトを身に着けていると、発汗によってあせもができてしまうかもしれません。こまめに汗を拭くか別のやり方を考慮しましょう

【生活の中で】
HIIPA

　もし、仕事や家事でなかなか時間が取れないなら、日常生活の中に少しずつ「ゼーハー」する強度の動きを織り交ぜてみましょう。そうすると、穏やかな長時間の運動と同じだけの効果を短時間で得ることができます。

プロパティ

- 始めやすさ：★★★★★
  特別な準備は必要ありません
- 続けやすさ：★★★☆☆
  生活にしっくりくれば続けることは難しくありません

- 効果の出やすさ：★★★★☆

  HIIPAは仮説段階ですが、もとになったHIITの効果は多くのエビデンスがあります

- 目立たなさ：★★★★★

  一見運動しているようには見えないので、「運動してます」とアピールしたくない人におすすめ

こんな状況

- 運動がいいと頭ではわかっていても、なかなか時間が確保できない
- ジムに通うのも億劫だし、家で筋トレするのも、わざわざ歩いたり走ったりする時間を確保することも、尻込みしてしまう
- 外出はしても、それほど遠くまで歩いていくわけでもなく、家と駅の往復や買い物に出掛けるくらい

試してみよう

日常的の動作をちょっとだけキツくしてみましょう。

高強度の日常的な偶発的な活動を、**HIIPA**（High Intensity Incidental Physical Activity）と呼びます。2019年にこのHIIPAが、高強度のインターバルトレーニングと同様の効果があるのではないか？という研究結果が発表されました[8]。

具体的には、日常生活で行っていることを、**ちょっとだけ「ゼーハー」する程度の強い負荷**に変えてみるということになります。

1日の日常生活の中で、短時間のHIIPAの機会を数回作ることで、身体活動が増えて、筋力や心肺活動が向上する可能性が高まるのです。

※8：Stamatakis, E. et al. Short and sporadic bouts in the 2018 US physical activity guidelines：is high-intensity incidental physical activity the new HIIT? Brit J Sport Med bjsports-2018-100397 (2019) doi:10.1136/bjsports-2018-100397

1回1～2分程度のちょっとキツめの動きを、1日3回やってみましょう。これは新しく何かをするというのではなく、普段の生活の中の身体活動（歩く、ものを運ぶ）などをちょっとだけキツめの動きに変えてみるということです。身体活動の時間をすべてキツめにする必要はなく部分的でかまいません。1～2週間継続できたら「ちょっとキツめ」の動きを少しずつ増やしていって身体を慣らしていきましょう。

例えばこんなこと

- ■ 一部の区間を走ってみる
  - 道を歩く機会があるなら、電柱2本分、3本分というように区間を決めて小走りしてみましょう
  - 電信柱は各電力会社の約款で20～60メートルと決まっています。もし近所に電信柱があれば、その区間だけを1～2分くらいで走ってみるとよいでしょう
- ■ 階段を上る
  - 自体重を上に持ち上げる動きは運動強度が高くなります。階段を見たら「HIIPAのチャンス！」ととらえて積極的に上りましょう
  - エスカレーターやエレベーターを使わずに階段を上り下りしてみましょう
  - 上る階数が多くてしんどい場合は、最初は1～2階分のみでかまいませんので始めてみましょう
  - 普通に上るのではキツくない場合は、1段飛ばしか、駆け上がってみるといいでしょう
  - 上り下りでは転ばないように注意しましょう
- ■ 平坦な道の代わりに坂道・歩道橋を歩く
  - 目的地に向かう際に坂道や歩道橋がある場合は、あえてそちらを歩いていきましょう
  - 歩道橋を見たら積極的に活用してみましょう

- 近くに小高いところにある神社や丘陵地などがあればそこに登ってみましょう
■ 重い荷物を持って移動する
 - 買い物に行くときは歩いていき、買ったものを自分で持ち帰ってみましょう
 - パソコン、本などをバックパックに入れて移動するだけで単に歩くよりも高強度の運動になります
■ 子どもと遊ぶ
 - 小さなお子さんがいる場合は、HIIPAのチャンスです。
 - だっこ、おんぶ、高い高い、すべてがHIIPAの機会と捉えてみましょう
 - 子どもが大きくなったらおんぶしてのスクワットなどもオススメです

コラム

買い物ランはHIIPA？

　筆者（懸田）はお店で買い物をするときに、荷物を入れる大型バックパックを背負って走ってお店まで行き荷物を背中に背負って持ち帰る、という買い物ランを行っています。

　主に書籍を購入することが多いのですが、たまに食料品でも買い物ランを実施します。

　食料品でも卵などの割れやすいもの、冷凍品、汁が多い肉や魚などの食品には注意しないといけませんが、買い物とランニングが両方済ませられて一挙両得です。

　これも一種のHIIPAと勝手に位置づけています。

注意点

- 最初から負荷を上げてしまうとキツすぎたり、ケガや体調を悪くしてしまうかもしれません。目安としては1週間単位、身体の感覚と相談して少しずつ負荷を上げていきましょう
- 特に重いものを持つときは、身体の使い方が悪いとすぐに腰を痛めてしまいます。決して腰を曲げず、脚を曲げて身体を立てたまま持ち上げるようにします
- 心臓に持病や疾患をお持ちの方は、かかりつけ医に相談しましょう

【生活の中で】
ステッパー

　もし、一日中デスクワークで運動不足になっていたら、ステッパーを机の下に忍ばせてステップをしながら仕事をしましょう。そうすることで、脳の血流を高めながら仕事ができ消費カロリーもアップします。

プロパティ

- 始めやすさ：★★☆☆☆

    ステッパーを購入しなければなりません。数千～数万円と幅があります
- 続けやすさ：★★★☆☆

    購入してしまえば、壊れない限りは続けるハードルは低いです。単純な動きなので飽きないような工夫が必要です
- 効果の出やすさ：★★★★☆

    普段歩いていない人ならば、運動効果が期待できます。高級品であれば心拍トレーニング的なことも行えます
- 部屋で完結できる度：★★★★★

家から一歩も出なくても有酸素運動ができるという点で、忙しい人に
おすすめです

こんな状況

- どうしても、外出したり運動したりする時間が取れない、作業場所から
移動できない
- 屋内でできることとして筋トレのようなウェイトトレーニングもあるが、
有酸素運動が必要
- 部屋のスペースに余裕がなく、屋内で運動するのが困難。アパートやマ
ンションでは、振動を与えるような運動は近隣の迷惑になる気がして抵
抗がある

試してみよう

自宅で有酸素運動をするためにステッパー（その場で足踏みをする器具）
を使ってその場でステップを踏んでみましょう。安価なもの（数千円）か
ら効果なもの（数万円）までありますが、高価なものほど耐久性が高く、
1回あたりの連続利用可能時間が長くなります。

トレッドミル（ルームランナー）と比べると場所も取らないため導入し
やすいのも魅力です。

高級機種であれば負荷を調整することもできます。重くするとゆっくり
負荷をかけて踏み込むことができ、軽くすると逆に素早く踏み込みを繰り
返して心肺に負荷をかけることもできます。

最上機種（Xiser）は5万円ほどする機種ですが、シンプルな構造と武骨
なデザインで耐久性はまったく問題ありません。

- https://xiser.com/product/pro-trainer/

注意点

　購入する場合は、**20分以上の耐久性**を持つかどうか、メンテナンスの仕方などを確認する必要があります。ステッパーは構造上、油圧シリンダーを長時間酷使するため、シリンダーの耐久性、メンテナンス方法、交換可能性が製品寿命に直結します。

　ゆっくり体幹を意識しながらステップすることで、バランス感覚を養うことができます。ステップする際にどうしてもフラつく場合は、何かにもたれかかってステップするようにしましょう。転倒してしまうと危険です。

　ただし、油圧シリンダーが熱を持ってしまうので、取扱説明書に書かれている時間以上の連続での長時間利用は避けたほうがよいでしょう。また、いくら運動ができても、人は日の光を浴びたり、新鮮な空気を吸うことがとても大事です。屋外での散歩と組み合わせて行ってください。

【楽しもう】
探検ウォーキング

　「楽しさ」は人によって異なるかもしれませんが、根源的な「身体を動かす楽しさ」は人間であれば共通です。

　もし、普通の散歩やジョギングが退屈と感じるなら、いつも通らない道を選び、まったく知らないところに行ってみましょう。そうすることで、新鮮な気持ちで、見慣れた町の知らない側面を発見できるかもしれません。

- 始めやすさ：★★★★☆

  始めるのに準備は特に必要ありません。スマートフォンの地図アプリ
  があれば道に迷う心配がなくなります

- 続けやすさ：★★★★☆

  新しい道を探すことが苦にならなければ継続への障害は少ないです。
  難関は「飽きる」ことだけでしょう

- 効果の出やすさ：★★★☆☆

  距離・時間・負荷を上げれば効果は期待できます

- 意外に知らなかった度：★★★★★

  住んでいる町でも、案外知らないところはあるものです

こんな状況

- いくら歩くのが身体によいとわかっていても、ただ歩くだけでは退屈
- 自分の意志の力だけで歩き続けるのがしんどい
- 単調で退屈な運動を、新鮮なものにしたい

試してみよう

　コツとして、**できるだけ知らない道を選んで歩きましょう**。歩くルート
を毎回趣向を凝らして変えてみましょう。できるだけ知らない道、行った
ことのない方面を選んでみましょう。行き当たりばったりで進んでもよい
ですし、あらかじめ地図を見てルートを考えてみるのも楽しいでしょう。

　1時間ウォーキングするのであれば、30分ブラブラと歩いて、30分かけ
て来た道を戻れば、迷うことはありません。

　歩く際には、周囲をよく見回して、どんな建物・お店・看板・植物があ
るかを観察しながら歩きましょう。見たことのない建物や初めて見るお店、
気になる看板、知らない木々などを見つけることができたら、あなたの脳

は新しい刺激が与えられて活性化します。

- 知らない道だけ進んでみる
  - 家から普段歩く道と反対の向きに時間を決めて15〜30分歩きましょう。分岐があれば必ず「知らないほう」を選んで歩いていきましょう。時間が来たら来た道を戻ってみましょう。それだけでも、まったく違う景色が見えるはずです
- 視線を変える
  - 普段は無意識に視線を正面に向けて歩いているはずです。この視線を意図的に下方向や上方向に変えてみると、それまでに見たことがない景色があることに気づきます
  - 知らない看板、今まで気づかなかった植物、オブジェなどがあることに気づけば、同じ道でも印象がガラっと変わります
- 道すがら気になるもの、初めて見るものがあれば、スマートフォン写真を撮影してみましょう。SNSに投稿していくのもよいでしょう

注意点

- 帰り道がわからなくなってしまわないように、必ずスマートフォンの地図アプリは携帯しておきましょう。電池の残量にも気をつけて！
- 知らない道に出ると、交通量が多かったり死角があって危ない場所などはわかりません。十分注意しながら歩きましょう
- 音楽を聴きながら歩く場合もあると思いますが、自動車の接近音（特に電気やハイブリッド自動車）に気づきにくくなります。十分注意しましょう

【楽しもう】
同レベルの仲間

　ともに切磋琢磨する仲間がいると勇気をもらえるものです。

　もし、1人で黙々と続けるのが難しいと感じたら、同じように頑張っている仲間を見つけましょう。そうすることで、互いの努力を励まし合いながら運動を続けることができます。

プロパティ

- 始めやすさ：★★★☆☆

    SNSや地域の同好会で仲間を募ると見つけやすいかもしれません

- 続けやすさ：★★★★☆

    知り合いができると、刺激し合って続けやすくなります

- 効果の出やすさ：★★★★★

    お互いの情報交換や、先達の方からのアドバイスなどがあります

- 皆で楽しめる度：★★★★★

    1人だけでは得られない楽しみがきっと見つかります

こんな状況

- 1人で淡々と運動を続けていて、今ひとつ面白みに欠ける
- 運動を続けたのはいいが、だんだんマンネリに感じている
- 自分のやっていることにふと自信がなくなってしまう

試してみよう

　自分と同じようなレベルで、似たような体験をしている人を探して交流

を持ちましょう。

　運動を始めたばかりなら、同じように始めたばかりの人を見つけてコメントをやりとりすることから始めましょう。始めはお互いの頑張りに対して「いいね」を交わすだけかもしれません。相手が悩んでいることに対して何かアドバイスできる経験があれば、その経験をコメントしてみましょう。

　逆に自分が悩んでいることあれば、SNSなどに投稿してみましょう。同じように悩んでいた仲間からコメントがくるかもしれません。それぞれ環境は違えども、同じ運動をしていることによって親近感が湧いてきますし、そこからより深いつながりが生まれます。

　アクティビティを記録するサービスでは、StravaのようにSNS機能を持つものもあります。知り合いのアカウントを探して友達としてつながっておくと、お互いのアクティビティ記録を見ることができ、お互いを励まし合うことができます。

　FacebookやTwitterなどの汎用SNSで運動についての投稿をすると、積極的に反応してくれる人がいるかもしれません。その場合、相手も同じように運動している人の可能性が高いので相互にやりとりしてみましょう。

【楽しもう】
ゆるふわアクティビティ

　もし、ただ走ったり自転車に乗るだけでは面白くないと感じるなら、自転車で移動したり、走ったりしながらお店や町を巡ってみましょう。そうすると、単に走るよりもずっと楽しく過ごすことができます。

　楽しみながら、ゆる〜くやってみましょう。

- 始めやすさ：★★☆☆☆

  ある程度運動に抵抗感がないことが必要です

- 続けやすさ：★★★☆☆

  友人たちと企画して実施できると楽しくて継続しやすいです

- 効果の出やすさ：★★★★☆

  走るだけでなく、途中でいろいろ食べるのでマラニック自体の効果は
  微妙（？）ですが、心肺機能は間違いなく高まります

- 町を楽しめる度：★★★★★

  歩くよりも速く移動でき、自転車よりもゆっくり景色を見ながら回る
  ことができます

こんな状況

- 運動として走ったり、自転車に乗ったりすることはしているが、今ひと
  つ楽しめない
- ストイックになりすぎるのはちょっと苦手
- おいしいものを食べるのが好きだが、カロリーが気になってつい控えて
  しまう。カロリーとか気にせずに食べられたらいいのに

試してみよう

　休日に河川敷や人通りの少ない道をゆっくり走りながら、途中に休憩を
入れつつ、1日かけて景色を眺めたり、町の各所を巡ってみましょう。ま
たはおいしいお店を探して、そこへの移動を走っていってみましょう。

　走って町やお店を巡ることを**マラニック**と呼び、自転車で散歩感覚でブ
ラブラ巡ることを**ポタリング**と呼びます。

　どちらも、ストイックに運動を行うのではなく、**楽しみのためにあくま
でも手段として運動する**という点がポイントです。途中に寄り道をしたり、

立ち止まって休憩したり、珍しいものを写真を撮ったりするように、苦しいことではなく、楽しいことを優先します。

　楽しみながら身体を動かすことができれば本来はそれだけで十分素晴らしいことなのです。

例えばこんなことから

　同じ運動の趣味を持つ友達を誘って、おいしいお店をリストアップして、町を一緒に巡ってみましょう。事前に回るルートを考えておくとさらに楽しみが増します。

　移動距離や時間から消費カロリーを概算で計算して、そのカロリー内で収まる食べ歩きを計画してみましょう。たくさん食べたいなら、よりたくさんカロリーを消費するようにルートを考えてみましょう。

注意点

- 運動経験者の友人とゆるアクティビティをするときには、「ゆるくいく」という言葉にだまされないようにしましょう。もしかすると、その人の「ゆるい」はあなたの「むちゃくちゃキツい」に該当するかもしれません！
- 友人と計画する際には、お互いの運動経験レベルを考慮してルートの距離や標高差などを計画しましょう

【楽しもう】
土いじり

　もし、健康のための運動に抵抗感を覚えるなら、畑や庭で野菜を作って

みましょう。そうすることで、日光のもとで身体を動かしてリフレッシュしたり癒やされるだけでなく野菜も収穫できます。

`プロパティ`

- 始めやすさ：★★☆☆☆
    近隣で畑を借りられるか、自宅の庭に菜園を作れるかは、住環境によるかもしれません
- 続けやすさ：★★★★☆
    野菜づくりが性に合うなら、継続できるでしょう
- 効果の出やすさ：★★★☆☆
    くわを使う以外は激しい運動ではありませんが、いい汗はかけます
- 心の癒やし：★★★★★
    農作業で汗をかいたあと、冷たい飲み物を飲んだときの爽快感は格別です

こんな状況

- 「運動」や「スポーツ」にどうも苦手意識がある
- 「身体を動かさなきゃ」と思うが、そのためにだけ動くのは気が乗らない
- 日々の仕事でストレスがだいぶたまっており、「何か癒やしが欲しい」と漠然と感じているが具体的には何もしていない

試してみよう

　屋外に出て園芸をしてみましょう。

　お庭がある方は庭の一部を菜園にしたり庭木を植えてみたり、マンションであればベランダでプランター栽培でもよいでしょう。貸し農園で畑を借りることができればさらによいです。地方であれば耕作放棄地を借りて畑として使うのもおすすめです。

一般に農作業は重労働と位置づけられていて、近代になってから機械化・効率化が促進されてきた分野です。しかし職業としてではなく趣味として農に携わるならば、人の手で行う労働を避けるのではなく「身体を動かすよい機会」ととらえます。身体を動かして、土に触れ、食べものも手に入れられるという一石多鳥の活動となります。

　菜園を始めるとやることがたくさんあります。ベランダ菜園では、スペースは狭いので全体の労働は少ないのですが、水やりは露地よりもさらに気を使わないといけません。狭い分、害虫の見回りや駆除も丁寧にすることができます。土を買ってきて運んだり、プランターを移動したりする作業もあります。

　日中に太陽光を浴びてこれらの活動を行うことで、ビタミンＤの分泌も促進されます。こういった農作業、ガーデニングが身体的、心理的、社会的な健康に対してさまざまなポジティブな効果があることが明らかになってきています[9][10][11]。

例えばこんなことから

- 自治体が貸し農園の利用者を募集していることがありますので、まずはそちらに応募してみましょう
- 有料の貸し農園サービスを行っている企業もあります
- 自宅近くに耕作放棄地（使っていない畑や田んぼ）があれば地主さんに相談してみましょう
- 自宅の庭の一角を菜園にしてみましょう。一坪家庭菜園でもかなりの収穫が期待できます

※ 9：Thompson, R. Gardening for health：a regular dose of gardening. Clin Med 18, 201–205 (2018)
※10：Soga, M., Gaston, K. J. & Yamaura, Y. Gardening is beneficial for health：A meta-analysis. Prev Medicine Reports 5, 92–99 (2017)
※11：稲木隆一, 岩垣穂大 & 扇原淳. 大学生における農作業が身体活動量及び気分に及ぼす影響. Jpn Assoc Rural Medicine 64, 819–826 (2016)

- 野菜づくりの勉強も兼ねてベランダにプランターを置いて野菜（レタス、トマトなどの手入れが簡単なもの）を育ててみましょう
- 農作業ボランティアを募集していたら参加してみましょう

注意点

- 農作業で注意すべきは腰痛です。これは主に身体の使い方がうまくできていないために起きます。地面の上での作業を長時間行う場合は、腰を曲げて行うのでなくしっかりと膝を曲げてしゃがみ、腰に負担がかからないようにします。思い切って膝を地面について作業してもよいでしょう
- 腰を痛めないようにするには、お腹にぐっと力を入れて腰に負担がかからないように身体をコントロールします。慣れが必要ですが意識してやるだけでも腰への負担が変わります
- 腰を支点にして重いものを持ち上げたり、草を抜こうとすると腰を痛めてしまいます。腰は曲げずに身体を立てたまま膝を曲げてしゃがみ、持ち上げるときには身体を立てたまま膝を伸ばして上に持ち上げるようにしましょう

【楽しもう】
ストリートワークアウト

　もし、近くにジムがなかったり、ジムに通うお金がもったいないと感じたら、近くの公園に行って公園の設備でトレーニングしましょう。そうやって「街中をジムにする」ことで、お金をかけずにじっくり身体を鍛えることができます。

- 始めやすさ：★★★★☆

    公園の遊具が使えれば簡単に始めることができます

- 続けやすさ：★★★☆☆

    使うのは無料ですが、雨の日や他の人が使っていると利用できないかもしれません

- 効果の出やすさ：★★★★☆

    自重トレーニングの一種ですが、遊具を使うとより強度の高い動きができるので筋トレの効果は出やすいです

- 工夫のしがい度：★★★★★

    遊具だけでなくさまざまなものをトレーニング器具に見立てる工夫が楽しくなります

こんな状況

- スポーツジムに通うのにはお金がかかるし、トレーニング器具をそろえるとお金も場所も必要
- スポーツジムと契約しても、通うのが億劫
- 地方に住んでいると、スポーツジムのある場所まで距離が離れていることがある
- 自宅で自重トレーニングという選択肢もあるが、部屋が狭くて十分なスペースが取れない
- 集合住宅だと、トレーニング中の声が隣に聞こえないか気になってしまう

試してみよう

近くの公園の遊具や設備を使ってトレーニングをしてみましょう。

高齢者の方が鉄棒などでストレッチを行っている光景を見たことがある人もいるかもしれません。ここ数年で日本でも有名になってきたのが公園

で自重トレーニングを行う**ストリートワークアウト**です※12。

　例えば、鉄棒はプル系（写真1枚目：懸垂などの身体を下から上に持ち上げる動き）やプッシュ系（写真2枚目：腕立て伏せのように身体を上に押し上げる動き）のワークアウトに適した道具になります。

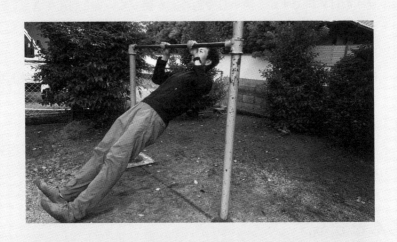

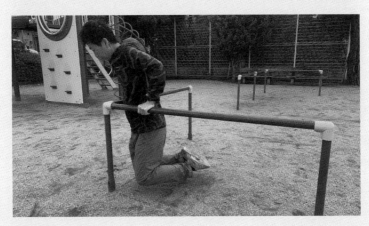

※12：『ストリートワークアウト　圧倒的なパフォーマンスで魅せる究極のエクササイズ200』アル・カバドロ、ダニー・カバドロ 著、山田雅久 訳、CCCメディアハウス 刊

他にも、子どもたちが遊ぶ雲梯や滑り台はぶら下がっての懸垂台として利用できます。ベンチはスクワットをするのに向いていますし、ブランコの周辺にある柵は、コーナーを使えば手ではプッシュ系のディップス、柵に立つとバランス系のトレーニング器具としても利用できます。

よく見てみると、公園だけでなく、**町のあらゆる設備は、何かのトレーニングに使える器具になる**可能性があります。壁、柵、椅子などは、すべてがトレーニング器具と言っても過言ではありません。

「**パルクール**」は現代の忍者と呼ばれることもあるアクロバティックなスポーツですが、パルクールは現代の都市を「森や山の障害物」と見立てて乗り越えていきます。同じように、ジムのような専用器具がなくとも、至るところにある設備を人間の想像力と工夫によってトレーニング器具にすることができるのです[13]。

例えばこんなことから

近くの公園に鉄棒、ベンチ、ブランコの柵、ブロック塀などがあれば次のようなワークアウトをやってみましょう。回数は10回程度できる負荷で行ってみます。できない場合はより簡単な段階から始めます。

- 雲梯がある場合：懸垂
  - できない場合：ぶら下がり30秒から
- 鉄棒がある場合：斜め懸垂
  - できない場合：ぶら下がり30秒
  - 楽にできる場合：片手斜め懸垂
- ベンチがある場合：ハーフ片脚スクワット（写真）
  - できない場合：立った状態でハーフスクワット

※13：Ford, R. & Musholt, B. Parkour Strength Training：Overcome Obstacles for Fun and Fitness.
(Createspace Independent Pub, 2016)

- ブランコの柵：コーナーディップス
  - できない場合：コーナーサポート（手を伸ばして身体を30秒支える）

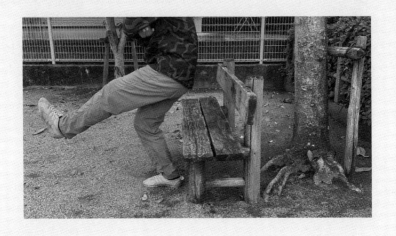

注意点

- ストリートワークアウト、特に公園は、設備を常連の方が利用している可能性も考えられます。日中は子どもたちが遊んでいる可能性も高くなります。空いている時間帯をチェックしておきましょう
- もし使いたい時間帯に他の方が利用している場合は、声をかけて使わせてもらうとよいでしょう
- 街中の設備を使う際には、壊したりしないように注意しましょう
- 雨の日は利用することができません。いっそお休みにするか、自宅で自重トレーニングをしましょう

【成果を出そう】
インターバル速歩

　運動はまずは習慣にすることが最優先と考えますが、習慣にするために成果が出ることも必要ですし、成果が出れば継続して習慣化するというのも事実です。

　もし、日常的にウォーキングしていてもなかなか体重や体形が変わらないのであれば、速歩きと普通に歩くのを交互に入れ替えて歩いてみましょう。そうすると、ただ歩くよりも運動強度が上がり効果が高まります。

プロパティ

- 始めやすさ：★★★★☆

  すでにウォーキングしている場合は、何の準備もなく開始できます
- 続けやすさ：★★★★★

  速歩きと普通の歩きを交互に入れ替えるので苦しいことはなく続けるのは難しくありません
- 効果の出やすさ：★★★★☆

  継続できれば、普通のウォーキングよりも効果が高まります
- やらなきゃ損度：★★★★★

  何の準備もいらないので、ウォーキングしているならやらないと損ですね！

こんな状況

- 歩数をベースにして毎日歩いているが、効果を感じることができない
- とはいえ、これ以上何かやるというのも時間的にも、費用的にも難しい
- 歩くのは習慣になってきたので、成果が出てほしい

試してみよう

　ただ歩くのでなく、**速歩（さっさか歩き）と緩歩（ゆっくり歩き）を交互に繰り返しながら歩く**ウォーキングをしてみましょう。

　1日速歩を15分（緩歩は含まない速歩のみの合計時間）、週4日以上を、5カ月継続することで、普通の歩行トレーニングと比べて、下半身の筋力や最高酸素摂取量が10%以上も向上するという結果が出ています[※14]。

　また、別の研究では中高年にインターバル速歩を実施してもらい、下半身の筋力や最高酸素摂取量が向上し、生活習慣病の改善効果もあることが明らかになっています[※15]。始めるハードルは低く、効果が高いアクティビティです。

　もしウォーキングをすでに始めているのであればやらないともったいないですね。

例えばこんなことから

■ ウォーキングを、3分単位で速歩と緩歩を切り替えて5セット行うことで、速歩が合計15分、全体で30分のウォーキングとなります

※14：Nemoto, K., Gen-no, H., Masuki, S., Okazaki, K. & Nose, H. Effects of High-Intensity Interval Walking Training on Physical Fitness and Blood Pressure in Middle-Aged and Older People. Mayo Clin Proc 82, 803–811 (2007)

※15：Morikawa, M. et al. Physical fitness and indices of lifestyle-related diseases before and after interval walking training in middle-aged and older males and females. Brit J Sport Med 45, 216 (2011)

【成果を出そう】
スロージョギング

　もし、脂肪を燃焼させたいなら、ゆっくりと歩くスピードでジョギングしてみましょう。身体に負担をかけずに効率的に脂肪を燃やせます。

プロパティ

- 始めやすさ：★★★☆☆
  無理ないペースで始めることができます。特に準備は必要ありませんが、運動しやすい服装はそろえたほうがよいでしょう
- 続けやすさ：★★★☆☆
  苦しくないペースなのでキツくてやめることはないでしょう。走る時間が取れるか、走ることが好きになれるかが継続のカギです
- 効果の出やすさ：★★★★★
  継続できれば、脂肪燃焼効果は高く、下半身の筋力もついてきます
- 頭がさえてくる効果：★★★★★
  ウォーキングよりも心拍が上がるので、脳の血流がよくなります

こんな状況

- 単にウォーキングをするだけでは、あまり効果を感じられない
- ウォーキングの負荷を上げようと速度を上げようとすると、自然に歩くのが難しくなり、走りに移行してしまう（個人差もありますが、時速6kmが歩き→走りの切り替わる速度です）
- ゼーハーするイメージもあって、走ることに抵抗を感じてしまう
- もう若くないからキツいことはしたくない、でも歩くだけではどうも成果が出にくい

試してみよう

　歩くのと同じくらいのスピードで、ゆっくりと走ってみましょう。笑顔ができるくらいの速度で走れるということで「ニコニコペース」とも呼ばれています[16]。

　一般的にランニングは時速10km以上、ジョギングは時速7km以上で走ることを指します。ランニングもジョギングも高強度運動に該当しますが、スロージョギング（時速6〜7km程度）はよりゆっくり走るため、強度は下がって中強度運動になります（ウォーキングは時速6km未満）。

　スロージョギングのスピードは、歩く速度でかまいません。ただし歩くのではなく走るため、ゆっくりでも必ず身体が**そのつど宙に浮く**状態になります。このため歩くよりも強度が高くなります。

　スロージョギングを普及している日本スロージョギング協会の定義では

　　隣の方と話ができるくらいの運動の強さで行うジョギングをスロージョギングと定義しました。

となっています。つまり「つらくて、ゼーハーし、話をすることもできない」のではなく、**隣の人と話をしながらゆっくりと走ることができる**のがスロージョギングです。

　スロージョギングは、スピードこそ歩く速度と変わりませんが、エネルギー消費量はウォーキングの倍になります。同じ距離を歩くのであれば、スロージョギングのほうがより効率的にエネルギーを消費することができるのです。

※16：田中宏暁：ニコニコペースの効用. 体力科学 54, 39-41 (2006)

抜かされても気にしない

筆者がジョギングを始めた当初は、スロージョギングをメインに行っていました。あるとき出張で大阪に行ったので、朝の大阪城の周りを走っていました。しかしスロージョギングなのでどんどん人に抜かされていきます。

普段は1人で走っていたので、こんなにも他の人と比較して遅いのかと驚きました。しかし競争ではないので抜かされても気にせず、脂肪燃焼効果だけを信じてスロージョギングしていたおかげでどんどん体脂肪率が下がっていきました。一時の「抜かされる！」感情に流されてはいけません。

注意点

スロージョギングを行う場合は、以下の点に注意しましょう。

- 歩幅を小さくする
  - 「歩く速さで走る」と自然と歩幅が小さくなります
- 前足部で着地する
  - 走るときにはかかとからではなく、前足部から着地するようにしましょう。もっとも意識しなくてもそうなると思いますが……

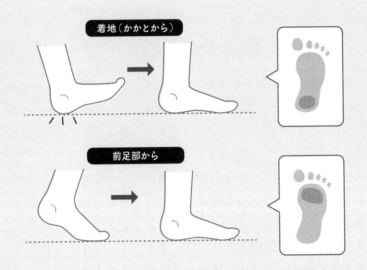

着地（かかとから）

前足部から

- 身体の真下に足を下ろす

  - 走るときは、足を身体の真下に下ろすようにしましょう。自然と歩幅は小さくなり、前足部ないしは足裏全面で着地することになります。着地のときに足が身体より前に出ているとケガをしやすくなります

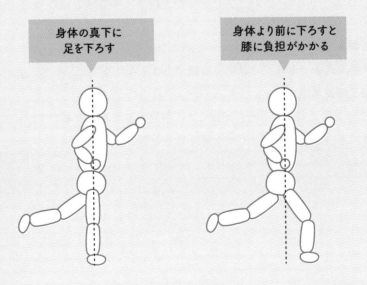

身体の真下に
足を下ろす

身体より前に下ろすと
膝に負担がかかる

【成果を出そう】
ゆるHIIT

　もし、身体を動かす時間がなかなか取れないなら、強度の高い動きと休憩を短時間で一気に行うHIITを実施しましょう。そうすると、短時間で効率的に運動効果を得ることができます。

プロパティ

- 始めやすさ：★★★★☆

    特に準備なしに始めることができます

- 続けやすさ：★★★☆☆

    短時間で済むので、続けることへの抵抗感は少ないです。あとは単純に楽しいと思えるかどうかがカギでしょう

- 効果の出やすさ：★★★★☆

    運動をしてない人への効果が認められています

- 時間のかからなさ：★★★★★

    1回あたりたったの4分、週3回程度で効果が期待できます

こんな状況

- 「身体を動かさなきゃ」と考えているが、運動にあまり時間をかけたくない
- なんとか効率がよいことをしたいが「キツいのは嫌」だ
- ジョギングやウォーキングは時間がかかるので気が乗らない
- てっとり早くジムに通うのもいいけれど、お金がかかるし億劫

試してみよう

　短時間で休憩を挟んで高強度の運動を行うHIIT（High Intensity Interval Training）を実施してみましょう。

　HIITのプロトコルはいくつかありますが、**20秒の運動、10秒の休憩**を1セットとして、8セットを繰り返す**タバタプロトコル**で、まずはHIITを実施してみましょう。

　本来のHIITは最大心拍数の80％以上を目指しますが、**ゆるHIIT**と呼ばれるやや強度を落としたメニューでは最大心拍数の60％程度にとどめる程度の運動でかまいません。これでも十分に健康効果が期待できるとされています。

　例えば、以下のメニューをワークアウト20秒、休憩10秒の1セットで8セット分行ってみましょう。回数は特に指定せずに、時間内で精いっぱいこなしてみてください。

- マウンテンクライマー（写真1枚目）
- ランジ（交互）
- バイシクルクランチ（写真2枚目）
- 腕立て伏せ

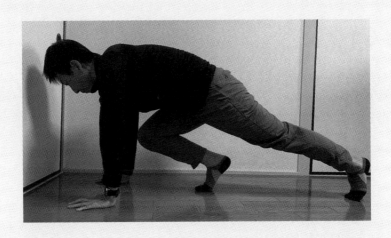

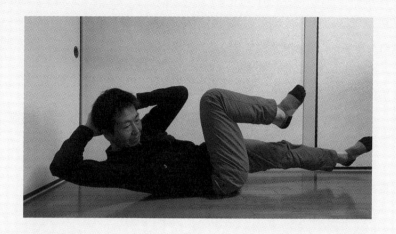

注意点

- 夏は、短時間であっても、室内で行う場合には換気、水分補給、熱射病に十分注意しましょう
- 室内で行う場合は、ヨガマットなどを敷いてその上で実施しましょう
- 実施前に《スキマ体操》でウォーミングアップを行っておきましょう

【仕事中でも】
バランスボールチェア

　特にデスクワークは、椅子に座って上半身をほとんど動かさないため、放っておくとどんどん上半身が凝り固まり、消費カロリーが減り、椅子に座り続けて腰痛がひどくなってしまいます。

　もし、椅子に座って仕事をしているのなら、バランスボールを椅子の代わりにして座ってみましょう。そうすれば、ボヨンボヨンと体幹を鍛えながら、腰が痛くならずに座位の作業を行うことができます。

■ 始めやすさ：★★★★☆

　　比較的安価で入手しやすいです

■ 続けやすさ：★★★☆☆

　　バランスボールの置ける場所、高さが合えば続けることは簡単です

■ 効果出やすさ：★★★★☆

　　座りながらトレーニングできるというのがいいですね

■ 気持ちよさ：★★★★★

　　ただボヨンボヨンやっているだけでも楽しくなります

こんな状況

■ ずっと座っているため、身体活動が減ってしまうだけでなく、腰に負担がかかり腰痛リスクが高まっている

■ とはいえ、机に向かって仕事をするためには座位の姿勢を保つしかない

試してみよう

　座りながら仕事をしたい場合には、**バランスボールを椅子代わりにして**みましょう[17]。バランスボールの利点は座っている間に微妙に体幹部を使ってバランスを取ることでインナーマッスルが鍛えられ、背もたれがないため椅子のように崩れた姿勢になりにくく背筋を伸ばしたまま姿勢を保ちやすくなります。

　何より、ボールに座りながら意味もなくボヨンボヨンと仕事をするのは、

※17：バランスボールを椅子代わりにすることについての効果は研究によって意見が分かれています。現時点ではエビデンスとしては弱いようです。
　　　(Gregory, D. E., Dunk, N. M. & Callaghan, J. P. Stability Ball Versus Office Chair: Comparison of Muscle Activation and Lumbar Spine Posture During Prolonged Sitting. Hum Factors J Hum Factors Ergonomics Soc 48, 142–153 (2006).Schult, T. M. et al. Sitting on Stability Balls: Biomechanics Evaluation in a Workplace Setting. J Occup Environ Hyg 10, 55–63 (2013)

案外楽しいものです。

注意点

- バランスボールはボールとの接地面が蒸れやすく、特に夏場の時期は室温によっては汗で太ももの裏がベタついてしまいます。汗対策を行いましょう

- バランスボールは高さの調整が椅子ほど柔軟にできません。バランスボールの大きさは規格化されて決まっています。机の高さ、背格好、空気圧によって座面の高さが決まるため、椅子のように微調整するのはやや困難です

- 机の高さによっては、バランスボールの直径が大きなものが必要となり、椅子よりも場所を必要とすることがあります。実際にバランスボールの直径や、座ったときの高さ（若干沈み込むので直径そのままにはなりません）を計算し、できれば店頭などで確認してから購入するのが理想的です

- 使い方によってはバランスボールが破裂する場合があります。購入する際はノンバースト（破裂しないで空気が抜けていくタイプ）を選びましょう

【仕事中でも】
スタンディングワーク

　もし、腰痛に悩まされているのなら、座ってだけでなく、スタンディング環境でもデスクワークをしてみましょう。そうすれば、腰痛の原因を減らすと同時に、立位で消費カロリーを増やすこともできます。

- 始めやすさ：★★☆☆☆

  スタンディングの作業環境の準備が必要です
- 続けやすさ：★★★★☆

  環境を作ったら、1日1〜2時間から始めることができ、慣れれば一日中でも立ち作業ができます
- 効果の出やすさ：★★★★☆

  カロリー消費量が増え、腰痛も軽減される効果があります
- 知らぬ間に燃焼度：★★★★★

  意識しなくても、座っているよりカロリーを消費するのでお得です

こんな状況

- オフィスでの机上での長時間の事務作業だけでなく、テレワークでの自宅作業が増えて、身体活動が減った
- 合わない椅子で腰などが痛くなってしまった
- 自宅でのテレワークで、作業空間として十分な環境を用意することが難しい

試してみよう

　椅子に長時間座り続けることは、第9章でも述べたようにさまざまなリスクが潜んでいます。そこで、立位（スタンディング）でパソコン作業をこなしてみましょう。

　とはいえ、いきなりフルタイムをスタンディングで過ごすのではなく、慣れるまでは1日1〜2時間から始めてみましょう。

　スタンディング環境は、さまざまな工夫によって構築することができます。一番始めやすいのは、**座り用の机の上に台を載せて立位の環境を作る**ことです。

コストをかければ**電動で昇降する**デスクを入手することもできます。場所とお金に余裕があれば検討してみてもよいかもしれません。

工夫次第では、自分に合ったスタンディング環境を自作することもできます。筆者は単管パイプや、2 x 4材を突っ張り棒にする冶具を使ってスタンディング環境を作っています[18]。

注意点

- 最初から一日中立ち続けていると疲れてしまうかもしれません。適度に休憩したり、座り作業と併用しましょう
- 立位を続けることも、身体的なリスクになる可能性もあります。適度に動いて血流をよくすることを意識しましょう
- スタンディングデスクは腰痛の不快感を軽減するのに役立つものの、生産性やそれ以外の健康的な効果は見られないという研究結果もあります[19]。過度な期待をせずに、自身に合うかどうかを含め試してみましょう

【仕事中でも】
こまめスイッチ

もし、座りっぱなし、立ちっぱなしで仕事をするのが苦痛ならば、座り→立ち→ストレッチをこまめに繰り返しましょう。そうすると、1日の仕事の中で適度に身体を動かすことができ、「〜しっぱなし」による痛みから

※18：note：tkskkd「リモートワーク時代の必需品(?) スタンディングデスクを手軽にDIY してみよう！」
　　　（https://note.com/kkd/n/n5715c9f91358）
※19：Chambers, A. J., Robertson, M. M. & Baker, N. A. The effect of sit-stand desks on office worker behavioral and health outcomes: A scoping review. Appl Ergon 78, 37–53 (2019)

も解放されるようになります。

- 始めやすさ：★★★★☆

    時間を計るタイマーが必要です（スマートフォンがあればアプリで代用できます）

- 続けやすさ：★★★☆☆

    自分の仕事のスタイルに合うかどうかはやってみないとわかりません。時間については自身で適度に調整する必要があるかもしれません

- 効果の出やすさ：★★★★☆

    こまめに動くので「〜っぱなし」から解放され血流がよくなります

- 気分転換のしやすさ：★★★★★

    時間で切り替えるので、強制的に気分転換することになります。ダラッとしてても切り替えられますね！

こんな状況

- 一念発起して立位（スタンディング）で仕事ができるようになっても、慣れるまではずっと立ちっぱなしでいるのは、やはり疲れる

試してみよう

　こんなときは、1日の作業時間の中で、座りと立ちを交互に繰り返して過ごしましょう。同じ体勢をずっと続けるのではなく、こまめに切り替えて行うことで、長時間姿勢を回避しながら、身体活動も増やすことができます。

　例えば、エルゴノミクス（人間工学）とオフィス環境の専門家であるアラン・ヘッジ氏は、パソコン作業における立ちと座りの比率を、30分の中で、座り（Sit）を20分、立ち（Stand）を8分、動いたりストレッチ

（Stretch）を2分で行い、1日を過ごすことを提案しています。

　このリズムで仕事をすると、30分ごとに座りと立ちが切り替わり、適度に身体を動かすことができます。このリズムで7.5時間作業をすると、座りが5時間、立ちが2時間、ストレッチが30分、座り→立ちの移行が16回となり、非常に活動的になります。立位での作業時間も1日合計で2時間なら、始めたばかりでもなんとかできる範囲でしょう。

　重要な点は**小刻みに切り替えていく**（適度に動く）ということです。作業時間として25分、休憩時間として5分を1セットとして行う**ポモドーロテクニック**という仕事のスタイルがありますが、ニートを増やすための3Sリズムで実施してみてもよいでしょう。

　必ずしも、20分→8分→2分という時間にこだわる必要はありません。大事なのは**1日を、座り、立ち、ストレッチの3つを交互に切り替えて行**うことです。

　最初は提唱どおりの20-8-2のリズムで始めて実験してみてください。人それぞれ集中力の続く時間が異なります。まずは実験してみて、自分なりのリズムを見つけて切り替えながら、休養も含めた作業リズムを作ってみましょう。

【仕事中でも】
スキマ体操

　もし、休憩時間、お湯を沸かす時間のようにちょっとしたスキマ時間ができたら、その時間内でちょっとだけ体操をして身体をほぐしてみましょう。こわばりがちな身体をほぐしてリフレッシュすることができます。

- 始めやすさ：★★★★★

    事前準備は特にいりませんが、体操を覚えるまでは動画サイトで動画
    を見る必要があります
- 続けやすさ：★★★★★

    スキマ時間は尽きることがありません。身体を動かすスペースさえあ
    ればいつでもできます
- 効果の出やすさ：★★★☆☆

    わずかな体操なので目に見える効果はありませんが、継続することで
    着実に身体をほぐし柔軟性を保つことに役立ちます
- 場所の選ばなさ：★★★★★

    手が広げられなくても、肩甲骨は動かすことができます。狭い場所な
    ら狭いなりの動きができます

こんな状況

- デスクワークで、上半身をほとんど動かさずに長時間作業をしているた
  め、肩甲骨周りの可動域が狭くなっている
- 上半身だけでなく下半身もあまり動かさないため関節の可動域が狭くな
  り、ちょっとしたことで転倒してしまう

試してみよう

　仕事の休憩時間、日常のちょっとしたスキマ時間に体操をしてみましょう。
　例えばお湯が沸くまでの待ち時間、カップラーメンができるまでの待ち
時間、仕事の合間のちょっとした休憩時間、仕事が煮詰まっているときの
息抜きの時間、ちょっとしたスキマ時間の3～5分に動画を見ながら体操し
てみましょう。
　インターネットにはいくつもの体操動画があるので、それを見ながら体

操するのが始めやすいです。一度覚えてしまえば毎回動画を見る必要もありません。

　動画よりも短い1分のスキマ時間でも体操は可能です。肩甲骨周りの動きだけ10回、スクワットだけ10回などとコツコツと積み重ねてみましょう。

　仕事の合間の休憩時間では、主に上半身特に肩甲骨周りのストレッチを目的とする体操が適しています。また下半身のストレッチも加えてみたり、全身をくまなく動かしてほぐす、さらには筋トレ的な動き、ちょっと息が上がるような動きも含めた体操もあります。

例えばこんなことから

　YouTubeなどのサイトを検索するとさまざまな動画が見つかりますが、筆者が実際にチェックしてこれはよかったという体操を以下に紹介します。

■ ラジオ体操
　- 所要時間：3分
　- 目的：上半身をほぐす

　体操と聞いて多くの人が思い浮かべるのは、おそらく**ラジオ体操**でしょう。国民のほぼ全員が子どもの頃から覚えさせられており、パッとできるという意味で実はものすごい財産と言えるかもしれません。

　ラジオ体操第一は主に全身をほぐす軽い強度の体操で（4メッツ）、時間も約3分でできるため、スキマ時間に行うのに適しています。ラジオ体操第二はやや運動強度が高く（4.5メッツ）、ジャンプや大きな動きが追加されているため、よりスペースが必要です。

　ラジオ体操はテンポが速いので、もっとじっくりと身体をほぐしたい場合には、テンポを落としてゆっくり行いましょう。動画であれば再生速度を変更することができ、**0.75倍**で再生するとかなり丁寧に動かすことができきます。

■ 超ラジオ体操
  - 所要時間：約3分
  - 目的：全身をほぐす

『筋肉体操』で有名になった近畿大学の谷本道哉准教授がガイドする、ラジオ体操をよりゆっくり丁寧にしたような体操です。ラジオ体操がキビキビテンポよく進むのに対し、超ラジオ体操は一つ一つの動きを丁寧にゆっくり伸ばしていくようにデザインされています。

運動強度は高くありませんが、**じっくり全身を伸ばしたい**場合におすすめです。動画自体の時間は3分30秒ほどですが、ゆっくりな動きを自分で気に入った回数行ってみてもよいでしょう[20]。

■ アクティブ体操
  - 所要時間：約5分
  - 目的：全身をほぐす、下半身の筋トレ、バランス

JEFスチール株式会社が、社員の肩・腰・膝の「整形外科的疾患予防」と転倒災害などの安全対策を目的に独自に開発した体操です。

硬化しがちな部位（肩甲骨、股関節、ハムストリング）に着目して効果的にほぐしながら、下半身の筋力トレーニング、片脚立ちなどバランス感覚に刺激を入れる動きが含まれています。それほど激しい動きもなく大きなスペースも必要ないのでとてもおすすめです。また動画の解説もとても丁寧です。Part1は上半身、Part2は下半身をじっくり動かしていくので、ともにおすすめです。

動画は5分程度で終わりますが、回数を自分なりに増やすことでより効果が高まります。

※20：「[あさイチ]超ラジオ体操～在宅でも出来る！運動不足解消！～NHK」（YouTube）

注意点

- 体操をするには、手を前後左右に大きく広げてもぶつからない程度のスペースが必要です。場所を確保して実施しましょう
- もし場所が確保できないなら、まずは部屋の掃除から始めたほうがいいかもしれません
- 動画の体操をすべてこなす必要はありません。時間の範囲内で部分的でよいのでスキマ時間に取り入れてみましょう

【仕事中でも】
散歩ミーティング

　もし、パソコンの操作が必要ないような会議なら、散歩しながら皆で会議をしましょう。そうすることで、新鮮な空気を吸い血流をよくしてより明晰な思考で会議を進めることができます。

　歩きながら話せば、きっとアイデアも広がるはずです。

プロパティ

- 始めやすさ：★★★☆☆
  最初は、パソコンがなくてもいい会議や雑談でやってみましょう
- 続けやすさ：★★★☆☆
  雨風の日を避ければ、続けること自体は難しくありません
- 成果の出やすさ：★★★★☆
  歩く時間を確保しやすくなります
- 気持ちよさ：★★★★★
  屋外で歩きながら話すのは、案外気分がよくなりますよ

こんな状況

- オフィスでは常に会議室で会議ばかり行っている。リモートワークになったら、オンラインミーティングを頻繁に行っている
- リモートワークでの会議はパソコンの画面をずっと見ながら話をしている。自分にあまり関係ないとつい眠くなってしまうことがある
- 会議が連続して続くと、何時間も座りっぱなしになってしまう

試してみよう

オフィスの外に出て、散歩しながら皆で議題について語りましょう。

資料を見ながら話さないといけない場合はスマートフォンにPDFを入れ、散歩しつつ立ち止まって資料を見たりして進行しましょう。

もしリモート会議であれば、おのおのが外で散歩しながら会議をしてみましょう。プレゼンテーションなどでパソコン操作が必要な人以外は、スマートフォンの画面だけ見ながら歩く、あるいは音声だけ聞きながら歩き、適時意見を言いましょう。

脳は歩くことで活性化されます。会議室や机の椅子に座りっぱなしよりも、歩きながらのほうがよい意見が浮かぶかもしれません。

例えばこんなことから

会議だけでなく、ウォーキングしながら雑談をしてみるとリラックスして会話が弾むこと請け合いです（散歩雑談）。

事前に共有したい情報を情報共有スペースに載せて周知しておけば、当日はその内容を見ながら歩きながら会話することができます。

注意点

- 歩きながらスマートフォンを見るのは非常に危険です。画面を見ないといけない場面では立ち止まりましょう
- 屋外で接続していると通信量（いわゆる「ギガ」）を使ってしまいます。通信量には気をつけましょう。ビデオチャットで有名なZoomの通信量は、音声のみで約50MB/時、動画つきで約540MB/時となります。もし散歩ミーティングを行うのであれば「音声のみ」で開催しましょう

第 15 章

休養にまつわる
カイゼンパターン

担当：懸田、福島

本章では、睡眠、運動後など、さまざまな休養のカイゼン
パターンを紹介します。

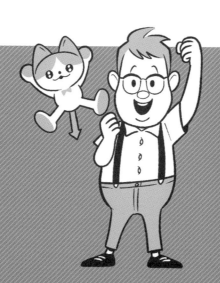

本章の内容

　本章では、休養、身体や心の疲れやストレスから回復するためのカイゼンパターンを取り上げます。基本は第10章や第11章で述べている対応策を実施していただきたいのですが、特にピンポイントですぐにできるものをカイゼンパターン としてご紹介します。

　これらの工夫を実施するよりも前に、あなたの**身体の声**をじっくり聞くことをまず第一にしてください。身体の不調や痛みは身体からの声です。無視をせずに、心当たりを探し適切な対応、身体や心をねぎらってあげることを心がけてください。

睡眠モニタリング

　もし、目覚めがスッキリしないなら、睡眠時間や質を記録してみましょう。そうすると、日々の睡眠の量・質と、そのときのできごととをひもづけて、自分に合うよりよい睡眠へとカイゼンしやすくなります。

プロパティ

■ 始めやすさ：★★★★☆

　　アプリを使うと簡単です

■ 続けやすさ：★★★★★

　　寝る前の習慣にするのは比較的簡単です

■ 効果の出やすさ：★★★☆☆

　　自分の睡眠の量と質に目を向けカイゼンしやすくなります

■ 睡眠状況の理解：★★★★★

　　自分の眠りについての理解が高まります

こんな状況

■ 自分が何時間寝ているのかあまり把握していない

■ ついつい夜遅くまで起きている

■ 自分の最適な睡眠時間を把握していない

試してみよう

　毎日、寝る前と起きたときに、就寝時間・起床時間・睡眠時間・目覚め時点の気分を記録しておきましょう。

手書きでつけるのは大変なので、できればスマホアプリやスマートウォッチの睡眠記録用のアプリを使ってみましょう。スマートウォッチを使っている方は、そちらで睡眠時間、睡眠の質を記録できているはずです。

　アプリで睡眠時間を記録するだけでなく、目覚めたときの気分も入力しておきましょう。スッキリ目覚めたのか、ぼんやりしているのか、その起床時の違いを記録しておくことで、自分の最適な睡眠時間がどのくらいかを把握する目安となります。

例えばこんなこと

　スマホアプリでは、Sleep Meister、Somnus、Sleep Cycle、Pillowといったアプリが有名です。いくつか試してみて自分の好みに合ったものを利用してみてください。スマートウォッチには、睡眠管理の機能もあるので、スマートウォッチの管理アプリで睡眠記録を確認するのもよいでしょう。

　記録したデータは、次の観点でチェックしてみて、カイゼンしましょう。

■ 就寝時間・起床時間が一定か？
- もしバラバラであれば、できるだけ毎日（平日・土日にかかわらず）同じ時間帯に寝て、目覚めるようにしましょう

■ 目覚めの気分と、睡眠時間の関係から、どの程度の睡眠時間が適しているか？
- スッキリ目覚めることができる睡眠時間を把握しましょう

■ 深い眠りが確保されているか？
- 睡眠アプリでは、眠りの質を評価してくれるものがあります。深い眠り（ノンレム睡眠）が十分取れているか確認しましょう。もし深い眠りが少ないのであれば眠りの質を高めたほうがよいかもしれません

■ 睡眠の質はどの程度か？
- アプリによっては睡眠の質を総合的に点数化してくれるものがあります。その点数をもとに、思い当たる点を改善して質を高めてみましょう

注意点

- 携帯のアラームを切ってから二度寝をしてしまうと、アラームを切った時点が起床時間になります。寝たい場合はスヌーズ設定（いったん音を止めても再度アラームが鳴る仕組み）をして寝ましょう
- スマートウォッチで睡眠を計測する際には、記録中に電池が切れないように十分充電してから睡眠に向かうようにしましょう

ストレスモニタリング

　もし、何となく疲れやストレスを感じているなら、心拍変動を用いたストレスチェックをしてみましょう。そうすると、自分のストレスが見える化されて認知しやすくなります。

プロパティ

- 始めやすさ：★★★★☆
  スマートフォンさえあればアプリを使って簡単に計測できます
- 続けやすさ：★★★★★
  計測自体は2分程度で終わるので簡単です
- 成果の出やすさ：★★★★☆
  計測した結果をもとに自分でアクションを起こすことで、調子を整えることができます
- ストレスの見える化度：★★★★★
  客観的にストレスを数値化するのに役立ちます

こんな状況

- 何となく疲れていても、あまり気にしないで過ごしている
- 常に調子が悪い気がするが、常態化しているので諦めている

試してみよう

　第11章でも紹介した心拍変動（HRV）を日々計測してストレス値をチェックしてマネジメントしましょう。

　HRVはスマートウォッチやスマートフォンアプリなどで計測することができます。日々の計測結果をもとに数値の変動をモニタリングすることができます。激しい運動のあとや、ストレス疲労が高いときには、交感神経活動が活発になり、自律神経活動が低下します。このような場合、HRVの計測では心拍の変動が低下してきます。この心拍のゆらぎを**心拍標準偏差**（SDNN：Standard Deviation of all NN intervals）と呼びます。SDNNは健康な人で高く、病気や慢性的に疲労している人は低くなります。計測アプリによっては、独自の指標で計測結果のSDNNを始めとする計測値をもとに、ストレス度を評価してくれるものもあります。

　HRVを測定することで、自覚的な疲労感だけではない、客観的な疲労度を可視化できるようになります。ひどい自覚症状がない場合でも、身体にストレスがかかっている可能性があります。運動、仕事など無理しないようにしましょう。

例えばこんなこと

　スマートフォンで使えるアプリでは、**ストレススキャン**、**COCOLOLO**、**CARTE**などがあります。いずれもスマートフォンのカメラに指を当てることで心拍変動を測定しその結果を点数化して表示してくれます。スマートウォッチでは手首の光学式心拍計を利用して心拍変動を計測します。

おすすめは**毎朝、目が覚めてすぐにHRVを計測する**ことです。身体を動かす前に寝たままで測定することで、その日の身体のストレス値がわかり、その日1日をどのように過ごすかの目安となります。HRVスコアが低い場合は、その日は軽い運動を含めたストレス解消を行って、仕事も無理をせず、激しい運動は控えて、早めに休むようにしましょう。

HRVスコアが悪いからといって、すぐに「病院に行かなければならない」というものではありません。測定値が低いということは身体の自律神経機能が低下し疲労がたまっているという兆候です。睡眠や仕事量などを調整し、心身の休養・リラックス手段を使い回復を待ちましょう。

注意点

- HRVアプリによっては計測誤差が生じる場合があります。「おかしいかも？」と思ったら何度か計測してみましょう
- アプリの測定結果と自分の感覚が合わないのが気になる場合は、複数のチェックアプリで計測してみて、その日の調子を判断してみてください。すべてのアプリの測定結果が悪い場合は、自覚症状がなくても疲労がたまっているのかもしれません
- スマートウォッチの光学式心拍計を使って正しく測定するためには、手首へしっかり装着しなくてはなりません。お持ちのスマートウォッチの心拍計測のための正しい装着方法を調べておきましょう
- 医療用機器での計測ではないため、計測値の正確さについては保証はされません。あくまでも自覚症状と照らし合わせてストレス・疲れの目安として利用しましょう

心拍計を使って計測できるアプリ

　海外製の測定アプリでは、胸部ベルト式の心拍計、指先を挟んで使用する心拍計を使って計測できるものもあります（Welltory、Elite HRV、HRV4Training など）。筆者（懸田）はこちらを2年ほど継続使用しています。

　これらのアプリは主にアスリートのトレーニング管理の一環として利用されることが多いですが興味がある方は調べてみるとよいでしょう（英語のみです）。

アクティブレスト

　もし、仕事でとても疲れてしまったり激しい運動をしたあとは、あえて軽い運動をしてみましょう。そうすると疲労物質を減らして回復しやすくなります。

プロパティ

- 始めやすさ：★★★☆☆
  準備は必要ありませんが、身体動かすことの抵抗感がなくなれば……
- 続けやすさ：★★★☆☆
  身体を動かすことに抵抗感がなければ継続できるでしょう
- 効果の出やすさ：★★★★☆
  スッキリするので、疲れが取れやすくなります

■ 休養と運動のお得度：★★★★★
　運動しながら回復できるなんて一石二鳥ですね

こんな状況

■ いつも仕事のあとに疲れがたまっているように感じる
■ 脚が動かないくらいの激しい運動をしてしまった
■ つい、「もう疲れた！」と倒れて寝てしまいたくなる

試してみよう

　「疲れてただ休みたい」「ちょっと、と何もしたくないなぁ」という気持ちがあるときに「疲れた～」とバタンキューする前に、簡単に身体をほぐしたり、ストレッチ、ウォーキングなど負荷の軽い運動で身体を動かしてみましょう。

　激しい運動をしたあとには、身体に疲労物質である**乳酸**がたまっています。またストレスで疲れている状態では、ストレスホルモンと呼ばれる**コルチゾール**が体内に多く分泌されています。

　ソファなどで休息すると、身体を動かさないため、身体を部分的に圧迫し、血流が低下・停滞します。同じ姿勢のままでなく、身体を動かすことで血流がよくなります。その結果として単に休むだけよりも、効果的に老廃物を排出することができます。

　また、軽い運動をすると、体内に男性ホルモンであるテストステロンが分泌されます。体内はテストステロンと、コルチゾールの量を均衡に保とうとするため、結果的にコルチゾールを低下させることができるのです。

　身体的な疲れ、精神的な疲れ、どちらにおいても、軽い運動が、回復を促進してくれるのです。

例えばこんなこと

　最もいいのは30分程度のゆったりとした散歩です。体操やストレッチなどをしてみてもいいでしょう。ヨガもアクティブレストに最適です。
　ポイントは「激しすぎない運動」で身体の血流がよくなる動きです。

注意点

- 激しい運動は、逆にコルチゾールを増やしてしまう恐れがありますので控えましょう
- 夜寝る直前に運動をしてしまうと体温が上がり、交感神経優位になってしまって寝付きが悪くなる恐れがあります。入眠前の運動は控えてください
- まったく動けないような疲労困憊の状態のときは無理せずに休みましょう

パワーナップ

　もし、仕事中に頭がぼんやりしたり、疲れが取れないなら、休憩時間に短時間の睡眠を取りましょう。そうすると、疲労を効果的に回復することができます。

プロパティ

- 始めやすさ：★★★★★
　　ちょっとの時間を取るだけで実施できます
- 続けやすさ：★★★★★
　　昼休みのちょっとした時間でできます

- 効果の出やすさ：★★★★★

  午後を快適に過ごすことができますよ！
- 時間の有効活用度：★★★★★

  やらない手はない！

こんな状況

- 寝不足のとき、食事のあとで眠気が襲ってくるときがある
- 仕事中にウトウト……
- 一生懸命睡魔と戦いながら仕事をしてもなかなか集中できない
- コーヒーなどでカフェインを摂って頑張っても、脳の記憶力は逆に低下してしまう[※1]

試してみよう

　眠気にあらがうのでなく、いっそ短い仮眠を取りましょう。パワーナップとは、コーネル大学のジェームス・マース氏が作った造語で、短い昼寝によって素早い活性化を得ることを指します。

　仮眠は時間が肝心です。15〜20分の時間で仮眠を取りましょう。眠気にあらがうよりもずっとスッキリして、クリアな頭で活動ができます。

例えばこんなこと

　「スッキリ目覚めるコツ」として、**仮眠の直前にコーヒーを飲んでから仮眠を取ってみましょう。**カフェインが効き始めるまで30分かかるため、起きてすぐにカフェイン効果が出て覚醒しやすいという効果があるためです。

※1：Mednick, S. C., Cai, D. J., Kanady, J. & Drummond, S. P. A. Comparing the benefits of caffeine, naps and placebo on verbal, motor and perceptual memory. _Behav Brain Res_ 193, 79–86 (2008)

一部の職業では、勤務時間内の睡眠が許されない職種もあるかもしれません。もちろん運転中に居眠りをしてしまうのはとても危険ですし、「勤務中に寝るとはけしからん」という考えの方もいるかもしれません。

　一方で、仕事を効率的にこなすために、心身の活性化は不可欠です。パワーナップは短時間でその効果をもたらすことができます。

注意点

- パワーナップは午後1〜3時までに取るようにしましょう。そうしないと今度は夜眠れなくなってしまう可能性があります[※2]
- 30分以上寝てしまうと、浅いノンレム睡眠から深いノンレム睡眠に移行してしまい目覚めるのが難しくなり、覚醒後もぐずつきや疲労感を伴うとされています
- 明るくて眠れない場合はアイマスクをしたり、電気を消したりしましょう
- 寝ている間は体温が下がるので毛布などをかけておきましょう

入眠儀式

　もし、なかなか夜寝付けないのであれば、副交感神経に切り替えるための入眠までのルーティンを作り、滑らかに眠れるようにしましょう。そうすると、普段よりも眠りにつきやすくなります。

※2：Soong, J. The Secret (and Surprising) Power of Naps. https://www.webmd.com/balance/features/the-secret-and-surprising-power-of-naps (2011)

プロパティ

- 始めやすさ：★★★★★

   ちょっと考えてみるだけで今日から始められます
- 続けやすさ：★★★★☆

   毎日、儀式どおりにできればいいのですが……
- 効果の出やすさ：★★★★☆

   副交感神経優位にできればすっと眠れるようになります
- お好みに合わせて度：★★★★★

   正解はなく、自分で自由に組み合わせることで自分らしい入眠プロセスをデザインできます

こんな状況

- ついつい寝る寸前までスマートフォンを見続けてしまう
- 寝ようとしても、なかなか寝付けない、または、夜中に目が覚めてしまう

試してみよう

　入眠までのルーティンを作って、徐々に眠りに誘導するようにしていきましょう。第11章で紹介したよい睡眠を取るポイントを組み合わせながら、就寝までのプロセスをルーティン化してみましょう。

　ポイントは交感神経優位の活動的な時間帯から、徐々にリラックスした副交感神経優位にしていき、体温を下げて就寝するスムーズな流れを作ることです。

例えばこんなこと

　例えば、次のような入眠儀式などはいかがでしょうか。儀式の中身は、お好みでいろいろ変えてみてください。

- 就寝90分前に入浴する
  - 入浴後に深部体温が下がりきるまでが90分といわれており、そのタイミングで寝るのがベストです
- パジャマに着替える
  - できるだけゆったりとして、締め付けがない衣服に着替えましょう
- 水を1杯飲む
  - 睡眠中や入浴中の発汗分としてコップ1杯の水を飲みます
- ストレッチをする
  - 入浴で温まってから身体を伸ばすことで「痛気持ちよく」伸ばすことができます
- 読書をする
  - ちょっと難し目の本を読むと、すぐに眠くなってよいかもしれません。目に刺激がないように紙かEペーパーの電子書籍にしましょう
- 日記をつける
  - 手帳などに日記をつけてみます。1日の締めくくりとしてもおすすめします
- 音楽を聴く
  - リラックスできる音楽を流します。テンションが上がるような曲は避けるようにします

注意点

- 入眠儀式中には、飲食（食事、アルコール、カフェイン入り飲食）やパソコンやスマートフォンの操作、激しい運動など交感神経を優位にするような行為は含めないようにしましょう
- 入眠儀式の最中に仕事のメール、メッセージなどの通知が来ないようにスマートフォンの設定をしておきましょう

カイゼン継続 編

第 16 章

専門家と協調しよう

担当：福島、懸田

健康カイゼンには、支援してくれる専門家との協調も重要です。
本章では、健康に関するさまざまな専門家や環境へのアク
セス方法や特徴を解説します。

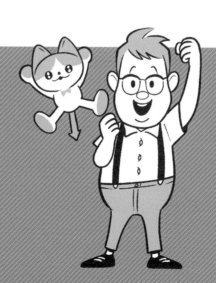

世の中には、健康や身体、心についてのさまざまな専門家がいます。

すぐに思いつくのは医師かもしれませんが、医師の他にもさまざまな専門家がいるので、ぜひ上手に活用してください。

前向きに健康を生み出すための首尾一貫感覚（SOC）の3つの感覚の1つに、処理可能感があります（第2章）。

処理可能感は、自分でどうにか乗り越えられるだろうという感覚だけではなく、自分以外の資源を利用して処理できそうだという感覚も含まれます。

さまざまな情報をネットで入手できる時代にはなりましたが、一般的なことはわかっても、それが自分に当てはまるのかなど、**個別的なことや専門的なことはネットの情報だけで判断するのは難しい**ことが多いのではないでしょうか。また、疾患があったり、極端なやり方などは、自己判断に危険が伴う場合もあります。そのような場合、専門家に相談するという選択肢を持っておきましょう。

相談できる人や場所

気になることや不調があっても、どこに相談したらいいかわからなかったり、利用するタイミングに悩んだりすることがあるかもしれません。

皆さんの住まいや勤め先などによって、利用可能なことに差異があるかもしれませんが、まずは利用できる可能性のある相談先を一部ご紹介します。

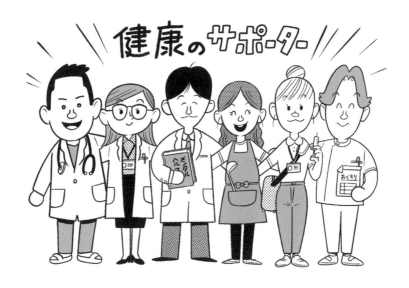

緊急の判断に迷ったら#7119

　救急車を呼んだ方がいいか、今すぐに病院に行った方がいいかなどの判断に迷うとき、医師や看護師などの専門家に相談できる電話相談窓口があります。#7119（救急安心センター事業）※1 に連絡してみてください。

自分に合ったかかりつけ医

　日本医師会では、かかりつけ医を「何でも相談できるうえ、最新の医療情報を熟知して、必要なときには専門医、専門医療機関を紹介でき、身近で頼りになる地域医療、保健、福祉を担う総合的な能力を有する医師」と定義し、医療や介護、福祉などのサービスを一体的に提供できる体制の構築に向け、かかりつけ医を持つことを推奨しています※2。かかりつけ医を持

※1：総務省消防庁「救急安心センター事業 (#7119) って何？」
　　（https://www.fdma.go.jp/mission/enrichment/appropriate/appropriate007.html）
※2：日本医師会「かかりつけ医を持ちましょう」（https://www.med.or.jp/people/kakari/）

つことで、相談しやすさが変わってくるかもしれませんね。

　また、「家庭医」という、臓器や年齢でへだてることなく、患者のさまざまな心配事に対して「何でも相談できる科」として、広く総合的な診療を行う専門医がいます。近所にプライマリ・ケアや家庭医療を掲げるクリニックがあれば、総合的に相談できる存在となるかもしれません[※3]。

勤め先の健康管理室

　産業医は、労働者の健康を保持するための管理・教育・相談・措置などに関する対応を行う医師であり、常時50人以上の労働者を使用する事業場は、産業医を選任しなければならないこととなっています[※4]。

　また、事業者は労働者の健康管理などを行うため、「必要な医学に関する知識を有する医師もしくは保健師に労働者の健康管理などを行い、労働者からの健康相談に応じ、適切に対応するために必要な体制の整備などに努めなければならない」と定められており、後述する保健師などの設置も推奨されています。

　他にも、同様に健康に関する相談相手として**産業保健師**や**心理士**、**栄養士**などが挙げられます。これらについては現在、設置義務は定められておらず、企業によって対応が異なっていますが、「産業医は相談のハードルが高い」と感じる人にとっては、比較的相談しやすい存在ではないでしょうか。

幅広く相談できる保健師

　保健師は人の身体の仕組みや医療・看護を学び、**健康教育・保健指導などを通じて健康増進・予防など公衆衛生活動に取り組む**専門家です。

※3：一般社団法人日本プライマリ・ケア連合学会「プライマリ・ケアとは（一般の方向け）」
　　（https://www.primary-care.or.jp/public/index.html）
※4：厚生労働省「産業医について」
　　（https://www.mhlw.go.jp/file/06-Seisakujouhou-11200000-Roudoukijunkyoku/0000103897.pdf）

保健師の多くは**自治体の保健所や保健センター**などに勤めており、市民に近い保健センターでは、乳幼児健診や子育て支援、成人の生活習慣病予防、介護予防活動など、地域に根ざした保健・福祉の総合的な相談や地域づくりを担っています。

　企業に勤める産業保健師は、働く人々の健康管理や職場の環境管理などを行っています。もしあなたの勤め先に在籍している場合は、**一次的な総合窓口的な存在としてピッタリ**なので、気になることがあるときは活用してみてはいかがでしょうか。

　例えばこんなときにおすすめです。

- 健康診断で気になる結果がある。どうしたらいい？
- 健康診断で要精密検査と言われたが、受診して何をするの？
- 夜眠れなくて困っている
- 最近仕事が辛い。誰かに話を聞いてほしい

　もしかしたら、病院に行けと言われるだけではないかと、相談を億劫に感じられる方がいるかもしれません。しかし、保健師は診断や処方はできないものの、話を聞いて、必要なセルフケアなど、まずできることを一緒に考えたり、受診時期の目安や受診時の相談の仕方、事前に整理しておくとよい情報などを教えてくれたりもします。

　もし、困りごとに保健師が直接役立てない場合でも、相談先など次のアクションにつなげられるよう手伝ってくれるはずです。

心の問題に強い心理士

　心理士は、臨床心理士や公認心理師などの資格を持つ**心の問題に取り組む専門家**です。

　活動の領域は学校の相談室や医療機関、企業等など多岐にわたり、心理検査や心理療法を用いたカウンセリングやメンタルヘルスにおける健康教

育などを担っています。

　勤め先に心理士が在籍していない場合でも、企業が、**EAP**（Employee Assistance Program：従業員支援プログラム）と呼ばれる社外の相談機関と契約していることもあるので、一度確認してみましょう。

　EAPは、勤め先に知られずに、規定回数内であれば福利厚生の範囲で利用できるため、社内の人に相談しにくいハラスメントやキャリアのこと、仕事に関連しない私生活の悩みなども相談しやすいという利点があります。

食事や栄養に強い栄養士

　管理栄養士や栄養士は、**個人や集団に合わせた献立の立案や食事の提供、栄養指導に取り組む**専門家です。

　活動の領域は、医療機関や教育機関、企業など多岐にわたりますが、一人ひとりの状態や目標に合った、より具体的なメニューや食事の工夫を教えてくれます。

　筆者（福島）も管理栄養士と連携し、個人で支援している方の食生活改善に向け、具体的なメニューを立ててもらったりしています。

コラム
みんな気軽に相談できる、身近な存在を求めてる？

　筆者（福島）は29歳で看護学部に入り直したのですが、周りの人とのかかわりの中で、ある変化を感じました。

　それは本当にいろいろな方から健康面の相談をされることが増え、心のうちをさらけ出して話してくださることが増えたということです。それまでも相談を受けるような機会はありましたが、関係性があるからというより、看護を学んでいる人だから、と感じるような内容や話し振りに感じられました。

例えばこのような内容です。

- こんなことに悩んでいるのだけど、どこに相談したらいい？
- 病院で医師にこんなふうに言われたがどうすればよいかわからない。言っている意味がわからないまま帰ってきてしまった
- 親の介護で悩んでいる
- とにかく辛い

　まだ何の資格もない、ただの看護学生なのにと戸惑いながらも、気軽に聞ける存在や場所が求められていると強く感じました。筆者自身も、看護学部に入学した動機の1つに「働く人が気軽に相談できる存在・場所をつくりたい」という思いがありましたが、世の皆さんも同じ思いなのかもしれません。
　筆者自身がかかわれるのはまだまだ小さな範囲ですが、ぜひ輪を広げて、つながっていければと思いますので、ぜひ気軽にお声がけください。

ドラッグストア・調剤薬局の薬剤師

　ドラッグストアにも**薬剤師**がいることはご存じでしょうか？
　ドラッグストアや薬局には、医師の処方せんがなくても購入できる医薬品（OTC）が販売されています。薬剤師には、そういった医薬品を購入するときや、ちょっとしたやけどやケガをしたとき、筋力をつけたいけれどどのサプリを選べばよいかわからないときなど、医療機関にかかるほどではない小さな困りごとの相談に乗ってもらうことができます。
　薬剤師と聞くと薬のことしかわからない、聞いてはいけないと思うかもしれませんが、その薬を利用する人の身体の仕組みも勉強している専門家

です。日頃から信頼できる薬剤師とつながっておくことをおすすめします。

　信頼できる薬剤師を見つけるのは容易ではないかもしれませんが、まずは**健康サポート薬局**から探してみると、出会いやすくなるかもしれません[5]。薬剤サポート薬局は、薬に関する相談はもちろん、薬以外の健康に関することや介護用品などに関する相談にも対応できる、厚生労働大臣の認可を受けた薬局です。

　また、**検体測定室**のある薬局もおすすめです。血糖値やコレステロールなどをワンコインで検査できるなど、セルフケアの支援に力を入れている薬局です。健康診断よりももっと手軽に検査ができるため利用してみてはいかがでしょうか[6]。

暮らしの保健室・コミュニティナース

　暮らしの保健室は、健康や介護など、暮らしの中でのさまざまな困りごとの相談ができる、まさに人々にとっての保健室です。ハードルが低く、気軽に相談でき、医師や保健師・看護師・薬剤師・栄養士などさまざまな医療の専門家がいるワンストップの相談窓口を目指しており、体操やヨガ、ランチ会などの学び、交流しながらつながれる場としても活動されています[7]。

　コミュニティナースは、暮らしの身近な場所で、地域の人や資源をつなぐさまざまな活動をする人材です。資格ではなく、コミュニティナーシング（地域看護）という考えをもとにした、コンセプト・あり方として広がっています[8]。かつては日本の各地域に保健婦がおり、各地域・家庭を訪問し、身近な相談できる存在として機能していましたが、時代とともに、人口あたりの配置人数が縮小されたり、役割・機能が細かく設定されたりし

※5：日本薬剤師協会「健康サポート薬局とは？」（https://www.nichiyaku.or.jp/kakaritsuke/support_pharmacy.html）

※6：検体測定室連携協議会「測定室を検索！ゆびさきナビ」（https://navi.yubisaki.org/map/）

※7：「暮らしの保健室」（https://kuraho.jp/）

※8：Community Nurse Company 株式会社「コミュニティナースとは」（https://community-nurse.jp/cn）

ていることもあり、今では日常的にかかわるような、身近な存在とは感じにくくなってしまいました。そこで、活躍が期待されるのがこのコミュニティナースです。

「(お住まいの地域名)　暮らしの保健室」「(お住まいの地域名)　コミュニティナース」などのキーワードで検索してみると実は近所にあるかもしれません。ところによっては、対象者が高齢者や子育て中の人、がんサバイバーなど、限定されているように見えるところもありますが、まずは一度覗いてみてはいかがでしょうか。

柔道整復師・きゅう師・はり師・あん摩マッサージ指圧師

痛みの部位や程度によっては、整骨院や接骨院、鍼灸治療院などで働く国家資格である柔道整復師、きゅう師・はり師、あん摩マッサージ指圧師に相談してみてもよいかもしれません。

柔道整復師は、骨折や脱臼、捻挫などのケガを、手術や薬を使わずに治療することができ、運動療法や運動指導を担います。

きゅう師・はり師は、東洋医学にもとづいた鍼・灸を使ってツボ（経穴）を刺激し、自然治癒力を高め、痛みの緩和・改善などを担います。副作用がほとんど見られない医療法ともいわれています。

あん摩マッサージ指圧師は、東洋医学にもとづいた指圧・マッサージにより身体のこりをほぐして血行をよくしたり、脊椎のゆがみを矯正することにより、痛みやこりの緩和・改善などを担います。働く人の健康管理・生産性向上を目的に企業内に配置されることもあるようです。

専門家との協調の利点

筆者（懸田）は定期的に鍼灸整骨院に通っています。最初は趣味の長距離レースに向けたハードなトレーニングをしたときの身体のメンテナンスのために通い始めたのですが、単なる治療だけでなく、痛みがどのような身体の構造や動きから生まれるのか、ということも教えてもらいました。

専門家に支援してもらう際には、単に指導・治療をしてもらうだけでなくその人から**身体についての知識を学ぶことも大事**だということに気づかされました。

具体的な困りごと

誰かに話を聞いてほしいとき

世の中には、たくさんの相談窓口があります。友人や家族以外の誰かに話を聞いてほしいとき、「（あなたの困りごと）　相談」と検索してみると、あなたにピッタリくるものがあるかもしれません。

例えば、「こころの健康相談統一ダイヤル」※9は、とにかく今すぐ話を聞いてほしいときなどにおすすめです。他にも、cotree※10など、さまざまな

※ 9：厚生労働省「こころの健康相談統一ダイヤル」（https://www.mhlw.go.jp/stf/seisakunitsuite/bunya/hukushi_kaigo/seikatsuhogo/jisatsu/kokoro_dial.html

※10：https://cotree.jp

専門家とつなぎ、オンラインカウンセリングを提供してくれるサービスも増えてきています。

健康カイゼンが続けられないとき

運動や食事など、何か生活習慣の改善などに取り組もうとしたとき、1人ではなかなか続けられないこともあるでしょう。

そんなときにおすすめしたいのが、専門家の活用や仲間づくりです。保健師や栄養士・カウンセラー・ジムのトレーナーなど、継続してモチベーターになってくれる相談相手を見つけましょう。最近はヘルスケアトレーナーという名前で活動されている方もいますが、そのバックグラウンドはさまざまです。

また、ジムやスクール、「みんチャレ」や「あすけん」などのアプリを使って、一緒に取り組む仲間を作ることで、励まし合ったり、ヒントを持ち寄って頑張れたりすることにつながるかもしれません。

運動を始めようと思ったとき

もし、これまでほとんど運動や筋トレをしていなかったけど、始めようかなと思ったら、ぜひ一度運動の専門家に相談してみましょう。例えば、スポーツジムにはトレーナーがいますし、パーソナルジムでは一対一で対応してくれる**パーソナルトレーナー**がいます。

1人でジムに通って淡々とトレーニングする場合でも、器具の使い方や注意点、筋トレのコツなどをジム所属のトレーナーに相談することができます。

パーソナルトレーナーは、個別に生活の様子や身体の状態から、筋力・持久力・バランス・柔軟性などの状態や目的に沿って、その人に適したトレーニングメニューを組み立てて指導してくれます。自分に合った負荷の運動を知ることで、継続しやすく、身体の故障を防ぐことにもつながります。

また、特定の運動・スポーツを始めたいときも、指導者レベルの資格を持っている人を探してみましょう。

例えばジョギング・ランニングのトレーナーは、ケガのない走り方やフォーム、走るためのトレーニングなどについての指導をしてくれます。グループでのトレーニングイベントなども開催してくれるので、仲間づくりのきっかけにもなります。仲間ができると、運動をする楽しみも増えて、継続しやすくなる利点もあります。

ヨガは大変人気のあるエクササイズです。最近では、オンラインでヨガなどのレッスンを提供する指導者やサービスも増えています[11]。

ぜひ自分に合った方法を探してみてください。

コ ラ ム

パーソナルトレーナーを利用するわけ

　筆者（福島）はパーソナルトレーニングのジムを利用しています。

　パーソナルを選ぶ理由として、トレーニングのメニューを自分の筋力や体力や可動域、その日の体調に合わせて考えてくれること、知識を補填し、モチベーションが落ちているときも鼓舞して励ましてくれること、約束することでトレーニングから逃げられないようにすることなどがあります！

　トレーナーさんとの会話も楽しく、なかなかひとり立ちできません（笑）。

※11：https://lp.soelu.com/ など

痛みや違和感がある、何となく調子が悪いとき

　痛みや違和感がある、何となく調子が悪いなど、心身の状態で気になることがあるときは、まずは身近な医療機関を受診し、必要に応じて専門医を紹介してもらいましょう。

　時には、医療機関で異常がない／治療不要といわれても、不調が続く場合があるかもしれません。そういった場合は、悩みや状態に合わせて、セカンドオピニオンや東洋医学、ペインクリニックなどの活用を検討してみてください。

自分の生活や身体の状態、性格に合わせて、うまく活用する

　世の中には、さまざまな専門家が存在し、先に挙げたケースも一例にすぎません。自分が求める専門性やスキルだけでなく、人間的に合う・合わないという相性もあります。また何を重視するのかというのは、その時々の状況によっても変わってきます。

　自分が求めるもの・大事にしたいところはどこかを考え、期待値のすり合わせをしながら、専門家や場を活用していきましょう。

　また、何か問題が起きてから／状態が悪くなってからだけでなく、毎日を健やかに元気に過ごすために、予防的な取り組みとしての活用も検討してみてください。

　最後に、最も大切なのは、**あなた自身が自分の専門家である**ということです。

　何となく専門家に任せるのではなく、心身の状態や変化に意識を傾け、自分自身と向き合うこと、できる範囲でできることに積極的に取り組むこ

とが大切です。必要に応じて専門家に支援してもらい、協調しながらより
よい方法を模索していきましょう。
　あなたにとって、よきサポーターに出会えますように。

第 17 章

カイゼンの落とし穴を知ろう

担当：懸田、福島

せっかく健康カイゼンを始めたのに、三日坊主で終わってしまったり、生活スタイルが変わったりすることもあることでしょう。
本章では、ここまでカイゼンを試みてきたものの、うまく続けられない場合の取り組み方や考え方を、いくつかのパターンに分けて紹介します。

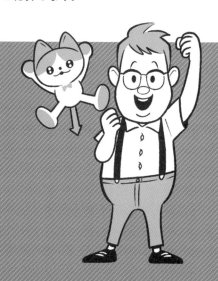

落とし穴の対処の仕方には
コツがある

　健康カイゼンを進めていく中で、継続できなくなってしまうリスクは常に存在しています。「飽きる」「ケガをする」「仕事が忙しくなる」などのリスクに、どう対応すればよいか不安な方もいることでしょう。

　運動の継続についての研究[1]では、次のような結果が明らかになっています。

　継続しようとしている行動（例えば屋外の運動）を妨げるような状況（雨が降るなど）に遭遇したとき、どのような対処を取るかによって、継続が途絶える停止の可能性が高まります。

　雨が降っていても「それなら屋内でできることをしよう」と適切な対応を取れると、自己効力感が高まって停止の可能性は下がります。言い換えれば、「そのときの状況に応じた対応ができている」、つまり処理可能感が高いとも言えます。

　一方、「雨が降ったから休みにしよう」という対応を取った場合はどうなるのでしょうか?

　1つ目は、できなかった自分に対して自己効力感が下がることになります。2つ目は「雨降ってるのに外に出て運動したら風邪を引いちゃうから、むしろやらないでよかった」と、一時停止に対する正当化を行います。この2つを繰り返していくと、できない自分に対しての自己効力感の低下や、できてないという罪悪感が増加して、結果的に長期間停止してしまうリスクが高まってしまうのです。

※1：Takenaka, K.,Fujisawa, Y. & Mitsuishi, H. Psychological burden of high-risk situations inducing slips and lapses in exercise programs. _Jpn J Heal Psychology_ 23, 61–74 (2010)

400

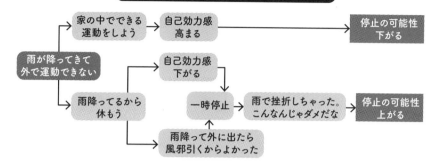

継続のポイントとプロセス

家の中でできる
運動をしよう → 自己効力感
高まる → 停止の可能性
下がる

雨が降ってきて
外で運動できない

自己効力感
下がる

雨降ってるから
休もう → 一時停止 → 雨で挫折しちゃった。
こんなんじゃダメだな → 停止の可能性
上がる

雨降って外に出たら
風邪引くからよかった

　このように、あなたの行動を妨げる状況に出会ったときどのような対処
をするか、そしてその積み重ねが、継続のカギを握るといえます。本章で
は、これらのポイントを押さえつつ、具体的な落とし穴への対処法を紹介
します。

「三日坊主」で終わってしまう

　「三日坊主」は「始めるんだけど、すぐにやめてしまう」という状況で
す。このような状況では、ついつい「あー、また続かなかった」という罪
悪感や諦めにとらわれてしまいます。

　もし、「三日坊主になりそう」と感じたら、次のようにしてみましょう。

自己否定しない

　三日坊主で続けられないとき、「たった1週間も続けられないなんて、自
分はダメだなぁ」のように思うかもしれません。しかし、そうやって自分

を否定する必要はまったくありません！

「三日坊主」は否定的なニュアンスが含まれている言葉ですが、もっと中立的な言葉にすると「すぐにやめた」となり、それ以上でもそれ以下でもありません。見方を変えれば「やってみて、すぐに合わない・思ったのと違うのでやめた」ととらえることができます。

むしろ、三日坊主ながらもトライしている自分を褒めてあげましょう。「何かを変えようとチャレンジしているあなたは素晴らしい！　すごい！」ということです。そんなあなたに贈る言葉は「**ナイストライ！**」です！

やってみて合わなかった

もし、やめてしまう理由が「何か合わない」というのであれば、次のように考えてみましょう。

第5章の実験原則で述べたように、カイゼンは日々実験です。すべては実験なので、**やってみて合わなければやめてもいいのです。** まずは無理して続けず、もし可能なら、次やれそうなことをやってみましょう。そして、やめたときには「どんなところが自分に合わなかったのかな？」と、立ち止まって考えてみてください。そこにあなたが続けるためのヒントが隠れています。

そうやっていろいろ試してみる中で、きっと楽しいな面白いなと思えたり、自然に続けられたりするやり方に出会えるはずです。

成果が出なかった

もし、やめてしまう理由が、「短期間で期待どおりの成果が出なかった」のであれば、第5章でも述べたように、**短期的成果と長期的継続のバランス** を考えてみてください。

そもそも「短い期間で成果を望む」のはなかなか難しいことではありますが、それでも短期的成果がなくて続けられない場合は、何か小さな変化

に気づいたり、行動したこと自体を成果としてとらえてみましょう。

　例えば、「おやつを3日間我慢したけど、体重がまったく変わらなかった」ときは、「本当に他に変化はないかな?」と探してみましょう。もしかしたら、むくみが改善したり、身体がいつもより軽く感じられたりするかもしれません。

ついやめてしまう

　もし運動しようとしても、「気が乗らないなぁ」と感じてやめてしまうのであれば、ぜひ「運動前のルーティン」を作ってみてください。

　取りあえず「着替えるだけ着替えてみる」「シューズを履くまでやってみる」「外に取りあえず出てみる」など、事前準備をやってみることで、実施可能性が高まることがわかっています。

　一方、「誰かと運動をする」「パーソナルトレーナーと約束する」など、ソーシャルサポートを利用するのも効果的です。これらもあわせて検討してみましょう。

筆者の思い出

　ちなみに筆者（福島）は、パーソナルトレーニングジムに通いだして、最初は、慣れないトレーナーさんに見られながら一対一で運動することに緊張感や抵抗感を持ち、不慣れな運動でクタクタになったのもあり「続けられるかな？」と心配でした。

　しかし、「11回の回数券がなくなるまでは通って、金銭的損失を回避しよう！」という外発的な動機のもと通い続け、そのうち、「できなかったことができるようになる喜び」や「トレーナーさんとの会話が楽しみ」といった内発的な動機につながるようになって、あまり無理せずに通い続けられるようになりました。

忙しくなってきて
時間が取れないときは

　初めのうちは意識して取り組み始めたことが徐々に定着し、日常に組み込まれてきた場合でも、仕事や家庭のイベントなどで一時的に忙しくなることは起こりえます。そうやって「できていたことができなくなった」場合はどうしたらよいのでしょうか？

　そんなときこそ、まずは、「いつものようにできなくても、忙しい状態で頑張っている自分を褒める」ことが重要です！

　頑張ってるね、えらい！　よくやっています！

　プランが実行できなくなっても、自分を許してあげましょう。何となく「やろうとしたことができない自分」に対して罪悪感を抱いていませんか？

その罪悪感は手放していいんです。そんなときもありますし、「今は他の
ことを頑張っている」自分を認めてあげましょう。

第3章でも述べたように、**あなたの環境に適応し続ける**ことこそが不可
欠であり、忙しいときにこれまでやってきたことを中断するのは自然なこ
とだと言えます。**忙しいのにもかかわらず、何も変えずに無理して続けて
いるほうがむしろ不自然**なのです。

繁忙期の変化に合わせて、やり方を変えていくのもアジャイル式のポイ
ントです。次のように状況に応じてやり方を変えてみましょう。

できる範囲で代わりにできることを探す

第14章の《やる気ゼロメニュー》《鉄板メニュー》で述べているように、
忙しいときでもなんとかできるメニューをあらかじめ用意しておきましょ
う。どんな状況でも、「自分でなんとかやりくりできている」と実感できる
ことで、自己効力感は増し、SOC（首尾一貫感覚）も向上できます。

例えば、こんなことはいかがでしょうか？

- いつもの運動はできなくても、ちょっとしたストレッチならできるかも
  しれません。
- 昼休み、公園までお散歩してランチを食べてみるのはどうでしょうか？
  活動量が増え、気分もリフレッシュできるかもしれません。
- いつもの食事が用意できなくても、外食やテイクアウト、宅配、通販、
  作り置きサービスなどの利用はいかがでしょうか？　いつものような食
  事に近づけることができるかもしれません。

絶対順位を考える

もしかしたら、忙しいときほど、食事や運動、休養をしっかり整えるこ
とで、あなたの持つパフォーマンスが最大限に発揮されて、結果的によい

仕事につながることもありえます。

　例えば、仕事で行き詰まったとき、散歩やジョギングでリフレッシュすることでアイデアが湧いてきます。「忙しいときほど、自分の身体や心に向き合ってみる」というのは一見、時間を浪費するように感じるかもしれませんが、逆にいったんリセットすることで効率が上がることにもつながるのです。

　そこで、忙しいときほど、身体や心について意識を向ける時間を設けてみるのはいかがでしょうか。またそのとき考えてほしいのは、あなたの譲れない「**絶対順位**」です。言い換えると「あなたは何を大事にして生活しているか」ということ（価値観）です[2][3]。

　仕事に追われると、身体や心のことがついつい後回しになってしまう方もいるはずです。これは、無意識に仕事の優先順位を上にしているためです。もしくはこのとき無意識に行っている優先順序づけとして、**周囲の人との関係性をより高くしている**のかもしれません。つまり優先順位とは「相対的に他と比較して上か下か」を決めていることに他なりません。

　一方で、どんな場面でもあなたにとって**譲れない**「**絶対**」とは何でしょうか？　仕事・家族・自分の健康・趣味・友人との約束など、いろいろあるかもしれませんが、あなたの中で「これだけは譲れないこと」はありますか？

　本来、健康とは**あなたの生存にかかわる大事な**ことです。もし自分の心身の健康の絶対順位が低いとするなら、あなたは無意識に自分の身体のことを大事に考えていないのかもしれません。例えば、睡眠の不足や質の低下は短い期間でも健康へ影響のある、生存にかかわる部分です。たった数日の睡眠不足がおよぼす影響は、第11章で述べたとおりです。

　趣味は、あなたがあなたらしくいきいきと日々を送るための大切な時間

[2]：『かたづけ学―もの、こと、時間、仕事、人生…ちらかっているのは何ですか?』加藤博司、世古真一 著、青春出版社 刊
[3]：ウレぴあ総研、木谷梨子「「優先順位」にこだわる人は仕事ができない!? ナースに学ぶ「絶対順位」の重要性」(https://ure.pia.co.jp/articles/-/51220)

です。ぜひ大切にしてください。もし疲れやストレスからぐったりして、趣味の時間を楽しめなくなっていたら、それは心身のアラートサインかもしれません。

　自分が大事にしていないことを、他人は大事にしてくれません。もし自分が自分の健康を大事にしていなければ、他者も尊重してくれなくなります。自分の「絶対順位」を考えたときに、自分の身体や心の健康維持の順位はどこに置きますか？

　例えば、次のような項目を絶対順位として高くしてみることから始めてはいかがでしょうか。

- 第六感・直観（理由はわからないが気になる違和感、身体感覚、虫の知らせも含む）
- 自分の生命を守ること
- 自分の心身を整えること
- 家族とのつながり

　仕事だけでなく、食べること・動くこと・楽しむこと・家族とのつながりなど、いろいろある中で、自分が人生を過ごす中での絶対順位を考えてみてください。

自分の意志で中断する

　どうしても、時間が取れない・考える余裕がないという状況は、思い切って「忙しい間は、期間限定で今までのトライをお休みする」という選択をしてみましょう。自分で「お休みする」と決めてしまえば不要なストレスは減りますし、「やらなきゃいけないのにできない」という罪悪感もなくなります。

　疲労やストレスで余裕がない中で、あれもこれも頑張るのは難しいことです。何となくできなくて「また続かなかった」と落ち込んだりすることで、自己効力感が下がってしまいます。しかし「今はやめておこう」と自

分の意志でやめるのならば自己効力感は下がりません。自分で意図してやめているということは、自分のコントロール下にあると考えることができ、SOC（首尾一貫感覚）で言うところの「処理可能感」つまり「なんとか乗り越えられるだろう」という気持ちにもつながります。

　ただし、この方法は、長期間の中断につながる「否定的対処」の「回避・引き延ばし行動」になります。無自覚に中断する正当化につながると、再開することが難しくなってしまう可能性もあるので、本当に余裕がない場合に限って選択するのが得策でしょう。「○○に再開する！」と期限を設定しておき、その期限がきたら再開することを**意志を持って計画する**ことが望ましいです。

育児や介護、転職などで生活が変わったときは

　人生の中で、今までの生活が「変わる」もしくは「変えざるを得ない」こともありますね。特に子どもができたり、日勤夜勤のシフトがある仕事に就いたりして、それまでと同じように運動や睡眠の時間が取れなくなったり、一緒に暮らす家族と価値観や好みが異なり食生活を自分に合った形にすることが難しくなったりします。

　そういった大きな生活の変化に合わせて、健康のために大切な行動を変えていくことは容易ではありません。でも、どうか諦めないでください。「自分には、もう前のような生活はできないんだ……」と決めつけたりせず、あなたのペースであなたらしい生活をまた作り上げていきましょう！

　環境が変われば、これまでやってきたことがそのまま当てはまらなくなります。「これまでやってきた」からといって、環境が変わってからも無理にやり続けようとするのは不自然です。状況が変わったら「新しい環境に

合わせて適応していく」ことが、アジャイル式では不可欠です。次のように考えて実践してみてはいかがでしょうか。

まず新たな生活に慣れることを優先する

「生活が変わる」ということで、初めてのことや、これまでと違うことがたくさん出てくることでしょう。第10章でも述べたように、うれしい変化であろうと**変化は負担になる**ものです。その変化に慣れるまでの間は、無理せず、まず新しい生活に慣れることを大切にして、できることからやっていきましょう。

現況に合わせて再構成する

せっかく手に入れた「あなたならではの生活リズム」を手放すのは惜しいかもしれませんが、新たな生活になったのなら、これまでのやり方にこだわるよりも、思い切って新しい生活に合わせてまた一から作り上げていきましょう。

大丈夫です。これまでの努力はムダではありません。今までの健康を作り支えてきた生活リズムですし、そこで培ってきた知恵はあなたのものです。新たな生活リズムを獲得するためにも大いに役立ってくれることでしょう。

また、人生において「優先すべきこと」が変わることもあります。そんなときは、先に紹介した**自分の絶対順位**を考えてみるよい機会です。

平日と休日の24時間を書き出してみて、その中でどのように習慣を組み込むか、考えてみるのもよいでしょう。そして本書で行ったワークを再度やってみてください。その際、ぜひ家族やサービスの手を借りるといった、社会的資源の活用もあわせて考えてみましょう。

あなたの今の環境にフィットするやり方を見いだしていきましょう。

停滞期？　飽きてきたときは

　始めは楽しくやっていて、ある程度続けられていたのに、「なんだか最近新鮮味がなくなって、以前のようなワクワク感がないなぁ」「モチベーションが上がらない」なんてこともありますよね。

　もしあなたがそんなとき、「なんで続けられないんだろう。せっかくここまでやったのに、ダメだなぁ」のように思っていたとしても、**自分を否定する必要なんてまったくありません**。同じことをずっとコツコツと続けたい人もいれば、色んな新しいことを試したい人もいるからです。

　あるとき熱中していたことも、時が過ぎれば熱が冷めることもあります。「飽きてしまった自分」を責めるのではなく「飽きたのは、それまで熱中していたことの役割が終わった」ととらえて「新しい好奇心が湧くこと」を見つけてチャレンジしてみましょう。

　例えば、次のような工夫をしてみてはいかがでしょうか。

楽しみ、ワクワク要素を追加する

　「これまで続けられていたのは、なぜだろう？」と、どこにポイントがあったのかふりかえってみてもいいかもしれません。例えば、第14章で紹介した《探検ウォーキング》のように、違うコースを探してみるのもいいですし、《イベント駆動の運動》のように、大会や試合に出るなどチャレンジできる目標や場を設定するのもいいかもしれません。

　いずれにせよ、自分の楽しいポイントを見つけ、ワクワク要素を追加することで飽きる前にどんどん内容を変えて、新鮮味と興味が持続するように変化させていくことをおすすめします。

思い切って一度離れてみる

　第5章の無理なし原則にもあるように、無理をしないことも続けるうえで大切な要素です。自覚はなくても、何となく無理していた部分があったのかもしれません。思い切って「やらない」ことを選択し、短期的にゼロにしてみて、どんな感情や欲求が湧き上がってくるか、自分の身体や心の声を聞いてみるのもよいでしょう。

他を探してみる

　必ずしも同じことを続けることが大事ではありません。他にやってみたいことや興味が湧くものを探してみるのもいいでしょう。自分に興味があるのものがないか探して試してみることが大事です。

　ボルダリング・パルクール・スラックラインのような比較的新しいスポーツもありますし、技術革新をもとにしたVR・ARデバイスも含めて、さまざまなテクノロジーを使ったアクティビティも誕生しています。

　自分がピンとくるものをとの出会いはいつ訪れるかわかりません。興味のアンテナを立てておきましょう。

本章の最後に

　本章では、さまざまな落とし穴を回避する方法を紹介してきました。日々の仕事や生活に追われている中で、状況に合わせて自分の心身の調和を取り続けようとすることは、それだけで大変なことです。始めようと思っただけでも素晴らしいことなのです。

第3章で述べたように、継続は、どんな人でもつまずく可能性がある大きな壁です。あなたが悪いわけでありません。

　なので、何かがうまくいかなくても、決して自分を責めたり、否定したりしないでください。途中で続かなくても、そこで終わりではありません。失敗と決めつける必要もありません。

　常にあなたは最善を尽くしています。

　成果が出なくても、飽きてしまっても、途中で中断してしまっても、すべてあなたの体験として糧になっています。体験から何かを学んでいるのです。学んだことを、次に活かし続けていけばよいのです。

　「この体験で、何を学んだのだろう？」と、ふりかえりのたびに、考える、というより感じてみてください。

　どんなことでも、何かを体験するたび、本書を手に取ってページをパラパラとめくってみてください。さまざまなヒントが見つかるはずです。

　そして、1人で悩まないでください。第16章で紹介したように、あなたを助けてくれる専門家もたくさんいます。

　あなたは、いつでも変わることができますし、あなたには変わる力があります。本書がその力を引き出す一助になれば幸いです。

おわりに

　本書は、皆さんが自分なりの健康観を持って、より自分らしく、毎日を
いきいきと過ごしていただける手がかりとなるように、自分にあったやり
方を探す第一歩の手がかりとなるようにという思いを持って書きました。

　この本は、皆さんの生活を大きく変えさせようと強いるものでは決して
ありません。本をパラパラめくっていただき、気になるところから読んで
みてください。

　変化の激しい日々の中で、時にはふと立ち止まり、自分らしくいきいき
と過ごせているかな、と考えてみませんか？

　そして、もし何かやってみようかなと思った際は、ぜひ大きな目標では
なく、ステップを刻み、小さな目標からトライしていきましょう！

　さらに、できることなら、周りも巻き込んでみてください。

　私は、個人がいきいきするために、その個人を取り巻く組織や社会がい
きいきしていることも欠かせない、互いに絡み合っているものだと考えて
います。

　そのため、個人の支援だけでなく、チームビルディングなど組織レベル
の支援も並行していければと思い、日々勉強・実践にまい進しています。

　実は、本書の取り組みに、懸田さんからお声がけいただいてから、こ
こまで1年以上、当初の予定よりもずいぶん遅くなり、長い道のりとなり
ました。

　個別性の高い健康というテーマを取り上げて多くの方に向けて本を書く
ことは、私にとってとても難しく、勇気のいるものでした。

　私はシステムエンジニア（SE）から保健師になり、今はコンサルタント
としても働いている変わった経歴なのですが、SEとして働いていた頃、た

くさんの人が身を粉にして働き、その積み重ねで心身の調子を崩す様子を目にしました。

　近年ようやく働き方改革が広がり、むちゃな働き方を強いられる環境は減りつつありますが、それでも、変化の激しいこの時代、働きながら仕事とプライベートのバランスを取り、自身の状態にも気を配ることはそう容易なことでないと思います。

　看護学を学ぶ中で、人間が健やかに、よりよく生きるために必要なことをたくさん教わりました。29歳で看護学部に入った私には、「もっと早く知りたかった！」と思う内容ばかりでした。

　また、保健師としてさまざまな企業の中で健康支援に携わり、自分自身と向き合うお手伝いをさせていただく中で、知識も大事だけれど、それを活かしつつ、「自身の身体や考え方、ライフスタイル、環境に合った自分なりのやり方を模索し、自分で選択していけること」が何より大切だと学びました。

　そして、これらの知識や気づきを、人を支援する立場の人だけでなく、もっと多くの人と共有したい、皆さん自身のために活用してもらい、みんなで一緒にいきいきと過ごせる世の中を作っていきたいと思うようになり、内心ワクワクドキドキしながら本書執筆のお誘いをお受けすることにしたのです。

　「自分らしく」と言いながら押しつけるような内容になっていないか？　個別性の高い内容を、どこまで扱い、どんな表現にするのか？　情報は誤っていないか？　最新の研究でアップデートされていないか？

　なんだかうさんくさい感じになっていないか？　などと、何度も自問自答し、時には懸田さんと意見が食い違うこともある中、ディスカッションを繰り返しながら、書き進めてきました。

　文字に残すということは、思った以上に難しく、今もこれでよいのかとドキドキしていますが、フィードバックを得ないままいつまでも悩んでい

ても仕方ないですよね。

　皆さんにとって、何かヒントが得られる本であれたらうれしいです。

　また、ぜひ本書の内容を読んで、試しながら、そのフィードバックをもとに、私たちと一緒に本書の内容を育てていっていただけると、とてもうれしいです。

　最後に、本書に参加する機会をくださった共著者の懸田さん、担当編集の山本さんに、心から感謝申し上げます。不安とのたまい、なかなか筆の進まない私を励まし支えてくださったおふたりの存在がなければ、出版までの道のりを越えてくることはできませんでした。

　懸田さんとの、製作中の脱線しまくりなおしゃべりは、とても楽しく学びの豊かな時間でした！

　また、執筆中苦しむ私を励まして鼓舞してくれた家族、友人の皆さん、ありがとうございました！　心の支えになりました。

　千葉大で出会ったたくさんの先生や先輩方にも感謝しています。

　そしてここまで読み進めてくださった読者の皆さまにも、感謝しかありません。ありがとうございます！

　もしよろしければ、wellbeing.azusa@gmail.com 宛てにメールください。感想など一言でもいただけるととってもうれしいです！

　　　　　2022年5月　旭山動物園のきりん舎かば館ベンチにて
　　　（締切ギリギリ、旅行中にあとがきを書き直しました 笑）
　　　　　　　　　　　　　　　　　　　　　　　　　福島 梓

参考となる書籍

　本文中で詳解できなかったものも含め、読者の皆さんが今後カイゼンを続けていく中で参考となる書籍をまとめました。

　専門的なものではなく、比較的手に取りやすい、わかりやすいものを挙げているので、気になったものからぜひ読んでみてください。

健康全般

- ■『脳を鍛えるには運動しかない！ 最新科学でわかった脳細胞の増やし方』
  ジョン J. レイティ、エリック ヘイガーマン 著、野中香方子 訳、NHK出版 刊

  脳の働き、心の状態と運動のつながりのさまざまな研究結果を紹介しています。身体を動かさないのがもったいないと思うようになります（懸田）。

- ■『からだとこころの健康学 NHK出版　学びのきほん』
  稲葉俊郎 著、NHK出版 刊

  西洋医学と東洋医学の両面から健康についての新しい見方をとても平易に提供してくれています（懸田）。

- ■『風邪の効用』
  野口晴哉 著、筑摩書房 刊

  「風邪は必要だからなる」という発想の転換が目からうろこです。身体を信頼することはどういうことかに気づかせてくれる良書です（懸田）。

- ■『GO WILD 野生の体を取り戻せ！　科学が教えるトレイルラン、低炭水化物食、マインドフルネス』
  ジョン J.レイティ、リチャード・マニング 著、野中香方子 訳、NHK出版 刊

  人の身体の本来の可能性に気づかせてくれる良書です。科学的根拠を踏まえてさまざまな観点から人の可能性を見せてくれます（懸田）。

- ■『「健康」から生活をまもる 最新医学と12の迷信』
  大脇幸志郎 著、生活の医療 刊

  医師の立場から「健康」のあり方に疑問を投げかけています。健康についての新たな視点をもらえます（懸田）。

■『オランダ発ポジティヴヘルス地域包括ケアの未来を拓く』
シャボット あかね 著、日本評論社 刊

ポジティヴヘルスについての一般向け読み物です。オランダでのヘルスケアの事情もわかり興味深いです（懸田）。

■『腸と森の「土」を育てる 微生物が健康にする人と環境』
桐村里紗 著、光文社 刊

プラネタリーヘルスという新しい概念を元に人の健康と地球環境の健康のつながりを考えさせられる刺激的な本です。『土と内臓』という同テーマの書籍もおすすめです（懸田）。

■『人体六〇〇万年史 上──科学が明かす進化・健康・疾病（上）／（下）』
ダニエル・E・リーバーマン 著、塩原通緒 訳、早川書房 刊

本書の根幹にある進化ミスマッチへの適応を膨大な事例から論じた良書です。私たちの生活について考えさせてくれます（懸田）。

■『癒す心、治る力』
アンドルー ワイル 著、上野圭一 訳、角川書店 刊

自己治癒力を高めるための方法を紹介しています。著者は西洋医学と伝統医学の両面から物事を見ています。心と身体の不可分な全体について考えさせられます（懸田）。

■『NATURE FIX 自然が最高の脳をつくる──最新科学でわかった創造性と幸福感の高め方』
フローレンス・ウィリアムズ 著、栗木さつき、森嶋 マリ 訳、NHK出版 刊

自然に触れるということは人間の根源的な癒やし・幸福につながります。キャンプ、釣り、登山、森林浴、散歩、手段は問わず自然に飛び込みたくなること間違いなし（懸田）。

■『働く女性と健康 –多様な視点からのヘルスケア』
武谷雄二 著、公益財団法人産業医学振興財団 刊

働く女性の視点から月経や妊娠・出産、更年期から職業に関連した疾患まで紹介されています。女性ならではの課題も多くあるため、性別問わず知っていただきたい内容です（福島）。

運動・身体

■『BORN TO RUN　走るために生まれた　──ウルトラランナーVS人類最強の"走る民族"』
クリストファー・マクドゥーガル 著、近藤隆文 訳、NHK出版 刊

　人間の可能性を信じて走ってみたくなる本です。私もここから走るのが楽しくなりました。続編の『ナチュラル・ボーン・ヒーローズ』もおすすめです（懸田）。

■『運動嫌いほどやせられる 最小の努力で最大の効果を得られるダイエットメソッド』坂詰真二 著、幻冬舎 刊

　運動嫌いの方が痩せられるという運動嫌いの福音みたいな書籍です。間違いなく伸びしろがあるのは実体験からも納得です（懸田）。

■『身体知性 医師が見つけた身体と感情の深いつながり』
佐藤友亮 著、朝日新聞出版 刊

　武道家で医師の著者による身体論です。身体と感情はつながっているということをさまざまな研究結果をもとに平易に説明しています。心と身体は不可分です（懸田）。

■『ランニングする前に読む本 最短で結果を出す科学的トレーニング』
田中宏暁 著、講談社 刊

　ニコニコペースの提唱者である田中教授が科学的なアプローチをもとに走るコツを紹介しています。脂肪燃焼のために走るなら必読です（懸田）。

■『プリズナートレーニング 圧倒的な強さを手に入れる究極の自重筋トレ』
ポール・ウエイド 著、山田雅久 訳、CCCメディアハウス 刊

　表紙はマッチョで敬遠してしまうかもしれませんが、実は自重筋トレのプログレッシブトレーニングを丁寧に説明している良書です（懸田）。

■『ストリートワークアウト 圧倒的なパフォーマンスで魅せる究極のエクササイズ200』
アル・カバドロ、ダニー・カバドロ 著、山田雅久 訳、CCCメディアハウス 刊

　カリステクニクスという自重トレーニングは街のどこでもトレーニングできることを気づかせてくれます（懸田）。

- ■『力尽き筋トレ』石本哲郎 著、光文社 刊

  どんなときでもゆるくトレーニングするヒントが紹介されています。小さなステップを刻むのに役立ちます（懸田）。

- ■『硬い体が驚くほど気持ち良く伸びる 自重ストレッチ』
  比嘉一雄 著、日本文芸社 刊

  自重を使って安全にストレッチしやすい姿勢が多数紹介されています。身体が硬くてストレッチが難しいと感じる方におすすめします（懸田）。

- ■『身体感覚をひらく―野口体操に学ぶ』
  羽鳥操、松尾哲矢 著、岩波書店 刊

  トレーニングとは違う「からだの心地よさ、気持ちよさ」を取り戻すための野口体操の入門書です。上体のぶら下げは毎日やっています（懸田）。

休養・睡眠

- ■『Newton別冊『睡眠の教科書 増補第2版』株式会社ニュートンプレス 刊

  睡眠の最新情報がわかりやすくまとめられて、定期的にアップデート版が刊行されています（福島）。

- ■『睡眠こそ最強の解決策である』
  マシュー・ウォーカー 著、桜田直美 訳、SBクリエイティブ 刊

  睡眠の重要性が近年大変話題になっていますので、睡眠について知識は不可欠です。本書を読んだ後にぜひ（懸田）。

- ■『眠れなくなるほど面白い 図解 自律神経の話』
  小林弘幸 著、日本文芸社 刊

  自律神経の機能や整え方がたくさん紹介されています。わかりやすくまとまっています（懸田）。

- ■『休養学基礎:疲労を防ぐ!健康指導に活かす』杉田正明、片野秀樹 編著、一般社団法人日本リカバリー協会 監修、メディカ出版 刊

  休養について、さまざまなアプローチが紹介されています（懸田）。

食事・栄養

■『ジムに通う人の栄養学』
　岡村浩嗣 著、講談社 刊

　　筋トレやスポーツをする人向けの栄養学の入門書です。筋トレを始めた方はぜひ読んでみてください（懸田）。

■『脳はバカ、腸はかしこい』
　藤田紘一郎 著、三笠書房 刊

　　腸や腸内細菌叢の書籍はさまざまですが、藤田先生の本はわかりやすいです。「腸すごい！」となること間違いないです（懸田）。

■『糖質制限の真実 日本人を救う革命的食事法ロカボのすべて』
　山田悟 著、幻冬舎 刊

　　糖質制限の書籍はさまざまですが、極端な制限ではなく糖質コントロールのロカボを紹介する本です。筆者も一時期糖質制限をやっていました（懸田）。

■『医者が教える食事術　最強の教科書──２０万人を診てわかった医学的に正しい食べ方６８』牧田善二 著、ダイヤモンド社 刊

　　『最強の○○』系の本はさまざまあるので、読み比べてみると面白いと思います。この本が参照している『日本の長寿村・短命村』の研究が興味深いです（懸田）。

■『佐々木敏の栄養データはこう読む！第2版』
　佐々木敏 著、女子栄養大学出版部 刊

　　疫学研究から食事や栄養についての疑問に答えてくれる良書です。続編の『データ栄養学のすすめ』もおすすめです（懸田）。

■『チャイナ・スタディー 葬られた「第二のマクガバン報告」（合本版）』
　Ｔ・コリン・キャンベル、トーマス・Ｍ・キャンベル 著、松田麻美子 訳、グスコー出版 刊

　　プラント（植物）ベースの食事の効果を中国の大規模調査の結果から読み解いています。現代の食生活について考えさせられる良書ですが、主流の栄養学とは異なる意見であることに注意しましょう（懸田）。

心理・ストレス

■『BRAIN DRIVEN (ブレインドリブン) パフォーマンスが高まる脳の状態とは』青砥瑞人 著、ディスカヴァー・トゥエンティワン 刊

脳・神経科学の観点から、ストレスやモチベーション、クリエイティビティを紐解いてくれる納得感のある一冊です（福島）。

■『感情の問題地図 ～「で、どう整える?」ストレスだらけ、モヤモヤばかりの仕事の心理』関屋裕希 著、技術評論社 刊

問題地図という名前だけあって、ストレスや感情との付き合い方が具体的にわかりやすく整理されています（福島）。

■『まんがでわかる自律神経の整え方「ゆっくり・にっこり・楽に」生きる方法』小林弘幸 著、イースト・プレス 刊

体調全般にかかわる自律神経の仕組みや整え方について、仕事術も含めて、わかりやすくまとめられています（福島）。

■『本当の自分とつながる瞑想』
山下良道 著、河出書房新社 刊

本書では十分に紹介できませんでしたが、マインドフルネス、瞑想は非常に重要です。本は多数出版されていますが、本書はコンパクトでわかりやすいです（懸田）。

■『NVC 人と人との関係にいのちを吹き込む法 新版』
マーシャル・B・ローゼンバーグ 著、安納献 監修、小川 敏子 訳、日経BP 刊

共感を持ってコミュニケーションをとる非暴力コミュニケーションの入門書。自分のニーズにつながるには自己共感することが一番の近道です。心が楽になります（懸田）。

■『ポリヴェーガル理論入門: 心身に変革をおこす「安全」と「絆」』
ステファン・W・ポージェス 著、花丘ちぐさ 訳、春秋社 刊

新しい自律神経の理論であるポリヴェーガル理論についての入門書です。少し難しいかもしれませんが興味深い内容です（懸田）。

■『からだのためのポリヴェーガル理論:迷走神経から不安・うつ・トラウマ・自閉症を癒すセルフ・エクササイズ』
スタンレー・ローゼンバーグ 著、花丘ちぐさ 訳、春秋社 刊

ポリヴェーガル理論を元にボディワークから癒やすセルフエクササイズが紹介されています（懸田）。

■『セルフケアの道具箱』
伊藤絵美 著、晶文社 刊

さまざまなアプローチで行うセルフケアのワークが紹介されています（懸田）。

■『「首尾一貫感覚」で心を強くする』
舟木彩乃 著、小学館 刊

首尾一貫感覚（SOC）の紹介と、高める方法について簡潔にまとまっています（懸田）。

■『無意識がわかれば人生が変わる -「現実」は４つのメンタルモデルからつくり出される -』前野隆司、由佐美加子 著、ワニブックス 刊

「不本意な現実は無意識が作っている」というメンタルモデルについての紹介です。自分の痛みに目を向けて自己共感することで繰り返される無意識のパターンに気づくことができます（懸田）。

アジャイル

■『アジャイル開発とスクラム 第2版 顧客・技術・経営をつなぐ協調的ソフトウェア開発マネジメント』
平鍋健児、野中郁次郎、及部敬雄 著、翔泳社 刊

源泉を日本に持つ、アジャイル開発の手法の1つ、スクラムを解説しています。世界的に有名な野中郁次郎先生の論文に触発されたのがアジャイルのきっかけのひとつです（懸田）。

■『みんなでアジャイル ─変化に対応できる顧客中心組織のつくりかた』
Matt LeMay 著、吉羽龍太郎、永瀬美穂、原田騎郎、有野雅士 訳、オライリージャパン 刊

平易にアジャイルのポイントを解説する入門書です。変化に対応することは顧客中心組織に変わるということでもあります（懸田）。

著者プロフィール

■ 懸田 剛（かけだ・たけし）

　日本にアジャイルが紹介された2000年からアジャイル開発の研究・実践を始め、現場への導入支援を行うようになる。40歳から始めたランニングをきっかけに身体へ目を向け、心身の統合・ウェルビーイングを探求しはじめる。いきいきとした個人、組織、環境づくりに携わる。

　認定スクラムマスター、日本スポーツ協会公認スポーツプログラマー。

■ 福島 梓（ふくしま・あずさ）

　保健師、看護師、産業カウンセラー。

　臨床心理学を学んだ後、SEとして働き始める。アジャイル開発やUXデザインの実践・支援に携わる中で、働く人の健康について問題意識を強くし、2014年千葉大学看護学部に入学。

　卒後、産業保健師として組織・個人の健康支援、組織開発支援に従事。

　現在は個人の健康相談や企業の組織開発や新価値創造支援に携わりながら「皆が自分らしくイキイキと働き続けられる社会」の実現に向け、日々模索している。

装　丁　萩原弦一郎（256）
ＤＴＰ　加藤陽子
編　集　山本智史

「アジャイル式」健康カイゼンガイド

2022年5月30日 初版第1刷発行

著　者　懸田 剛（かけだ たけし）
　　　　福島 梓（ふくしま あずさ）
発行人　佐々木 幹夫
発行所　株式会社 翔泳社（https://www.shoeisha.co.jp）
印刷・製本　中央精版印刷株式会社

ISBN 978-4-7981-7070-1
Printed in Japan